Ethics of Health Care: A Guide for Clinical Practice

THOMSON

卫生管理经典译丛·医院管理系列

卫生保健伦理学

——临床实践指南

（第2版）

雷蒙德·埃居（Raymond S.Edge）
约翰·兰德尔·格罗夫斯（John Randall Groves）著
应向华 译

北京大学医学出版社
北京大学出版社

Edge R. S. ,Groves J. R.
Ethics of Health Care: A Guide for Clinical Practice, 2nd Edition
ISBN: 0-7668-0518-2

北京市版权局著作权合同登记号 图字:01-2005-3198 号

卫生保健伦理学:临床实践指南/(美)埃居(Edge R. S.),(美)格罗夫斯(Groves J. R.)著;应向华译. —北京:北京大学医学出版社,2005.8
(卫生管理经典译丛·医院管理系列)
书名原文:Ethics of Health Care—A Guide for Clinical Practice
ISBN 7-81071-658-1
Ⅰ.卫… Ⅱ.①埃… ②格… ③应… Ⅲ.卫生保健—医学伦理学 Ⅳ.R-052
中国版本图书馆 CIP 数据核字(2005)第037885号

卫生保健伦理学:临床实践指南

译 者:应向华
出版发行:北京大学医学出版社(电话:010—82802230)
地 址:(100083)北京市海淀区学院路38号 北京大学医学部院内
网 址:http://www.pumpress.com.cn
E-mail:booksale@bjmu.edu.cn
印 刷:北京地泰德印刷有限公司
经 销:新华书店
责任编辑:白玲 曹霞 责任校对:蓝叶 责任印制:郭桂兰
开 本:787mm×1092mm 1/16 印张:26 字数:417千字
版 次:2005年10月第1版 2005年10月第1次印刷
书 号:ISBN 7-81071-658-1/R·658
定 价:[illegible]

丛书序言

随着我国经济体制的改革和发展，人民的生活水平有了极大的提高，人们对医院和医务人员提供服务的要求也日益提高，多数患者已不满足于仅仅得到及时、正确的诊断和治疗，还希望医务人员有良好的服务态度，便利、整洁的就医环境，良好的医患沟通以及合理的医疗服务价格。因此，现代化的医院除了必须具备良好的医疗设备及医术高超的医务人员外，还必须具备良好的就医环境、高效便捷的医疗流程以及优秀的医院文化和医院经营理念，把服务的着眼点从以单纯重视医疗技术为主的模式转变为“以患者为中心”的服务模式。

现代化的医院是一个集医学技术、高科技装备、医疗、科技人才于一体的服务机构。医院内部临床科室之间，临床科室与医技科室、医辅科室之间有着特定的分工协作关系。如果这种关系不协调或不配套，就会造成患者在就医过程中的不便和医院医疗资源的浪费，严重的甚至会危及患者的身心健康与生命安全。因此，医院内部的系统管理与协调，流程设计与重组就显得尤为重要。此外，随着我国从计划经济模式向社会主义市场经济模式的转变，现行医疗体制中与新的经济环境不相适应的因素也在严重制约着医院的发展。随着市场经济机制的逐步建立和完善，医院也将更多地运用市场经济的手段和方法来经营医疗服务。诸如：需求分析、市场调研、市场营销、竞争分析、兼并重组等企业常用的方法，也会逐步应用于医院的日常经营管理。然而，大多数医院管理者“业务是专家，管理是外行”的现状，已远远不能适应新形势下医院管理的需求，他们迫切需要学习经济学和管理学知识。

目前国内许多医学院校和一些商学院虽然开设了医院管理课程，但由于刚刚起步，尚缺少成熟的教材。北京大学医学出版社经过两年多的市场调研和选题论证，与国外著名的汤姆森学习集团、培生教育集团等出版公司进行版权合作，翻译出版了这套《卫生管理经典译丛·医院管理系列》，全面、系统地介绍了国际上医院管理方面先进的理念、有效的运作方法和成功的经验，希望本套丛书的引进出版能促进我国医院管理水平的提高，为深化卫生保健领域的改革，提高人民健康水平做出贡献。

韩启德
全国人大常委会副委员长
北京大学常务副校长
2004 年 4 月

译者前言

Raymond S. Edge 博士与 John Randall Groves 博士所著的这本书主要面对的对象是各个卫生专业的卫生保健服务提供者。卫生保健服务提供者在工作中经常会面临一些道德伦理困境，而对于如何处理这些困境他们往往没有受过相关的教育，也没有经验。虽然本书主要讨论的是在美国环境下的一些伦理道德选择和法律背景，不一定完全契合中国的情况，但是书中所介绍的伦理理论和分析讨论问题的思路则是非常具有参考价值的。特别是在我国卫生保健服务市场发生深刻改变、人民群众的权利意识日益增强的今天，这本书所介绍的理论和讨论的实际问题都是非常具有借鉴意义的。

病人权利意识的增强对整个卫生保健系统来说是非常有益的，但同时也是一个巨大的挑战。我国传统的医学伦理道德讲究“医者父母心”，这种传统在强调了对病人关怀的同时，也隐含着医患双方的不对等性，即医患关系很大程度上是一种“家长主义式”的关系。随着病人权利意识的增强，病人可能希望更多地参与到他们自己的治疗决策过程中。此外，随着生物医学技术的不断发展，新技术不断地挑战着我们的伦理道德、法律、文化和宗教传统，卫生保健工作者经常需要面对这些挑战；如何在遵守法律的同时，也能保持自身的道德完整性、尊重个体的权利，对每个卫生保健工作者而言都是现实面临的问题。

Raymond S. Edge 博士与 John Randall Groves 博士撰写的这本书对于卫

生保健服务工作者了解目前国际上主流的伦理理论体系，了解伦理决策的一般推理方式和目前尚存在的争论来说是非常有帮助的。本书的突出特点是理论和实践结合得非常紧密。本书详细介绍了各种不同的伦理理论和卫生保健伦理基本伦理准则，引导医务专业人员广泛浏览各种不同的伦理争论；讨论了很多现实生活中的案例，在每一章节都设计了很多复习思考题来帮助读者练习伦理决策。读者通过阅读本书，能够熟悉主要的伦理理论和卫生保健伦理的基本准则，了解目前各种伦理争论，并且通过复习思考题的练习，可以应用于自己的实践，做到伦理行医。

需要特别说明的是，译者和编者本着尊重原著作者的精神，对一些有争议的话题也进行了如实地翻译和编校，但这并不代表我们全盘赞同本书中的观点。

应向华

2005 年 4 月

英文版序言

作者在写作本书的时候，心中一直想着健康相关（allied health）专业人员和护士。在美国，超过80%的卫生保健服务是由这些专业人士提供的。他们在工作中经常面对一些困境，对于如何处理这些困境他们以前没有经验，也没有受过相关教育。他们不仅必须处理自己服务中碰到的伦理问题，同时作为卫生保健小组的成员，他们还需要提供意见、建议和领导作用。

在第二版中，作者新添加了跨文化卫生（第十四章）和权利（第四章）的内容。权利语言渗透在我们对卫生伦理进行讨论的各个地方，因此作者感到对权利性质（权利是什么，权利不是什么）进行分析是相当重要的。第十四章讨论了有关跨文化卫生方面的内容，集中考察了两个非常强有力的古代卫生保健传统，即中国和印度传统。这一章的目的是帮助读者思考这样一个事实，即在一个多元文化社会，比如美国，很多时候健康相关专业人员和病人对健康和卫生保健服务有着非常不同的观点。如果我们不能理解这些不同的世界观，则可能对服务提供过程是有害的。我们希望这一章的内容将使读者产生在未来继续研究这个非常重要领域的愿望。

本书的目的是引导医务专业人员广泛浏览各种不同的伦理争论。第一章至第四章是有关价值发展理论和伦理理论研究的介绍。希望读者借此对卫生保健伦理学的基本准则有所了解，同时也熟悉讨论这些问题所用的术语。这些章节评阅了用来分析这些问题的主要伦理体系。

第五章对保密原则进行了分析。当前的团队医学实践产生了这样一种情况，即平均来说，超过75％的卫生专业人员可以合法得到卫生保健记录资料。这其中许多人的主要任务是费用控制和报告，而不是病人保健。在这样一种环境中，保密成为一个非常难遵守的原则。

第六章分析了职责忠诚问题和职业实践的要求。我们专业的性质如何影响职业实践的要求？这一章将对诸如轻视同事、与病人发生性关系、执业范围和自我转诊等当前实践中出现的伦理问题进行分析。此外，这一章添加了有关机构伦理委员会的内容，因为作者认为这是健康相关专业和护理专业人士的一个真正的职业成长机会。

第七章讨论了病人自主权利的性质，以及它如何经常和医务人员为病人做决定的希望相冲突。这一章介绍了有关知情同意的要素、信息公开的标准、做出决定的能力等问题。此外还讨论了病人要求提供无效治疗的问题。

第八章分析了在我们社会中与卫生保健相关的公正和公平分配原则。快速上涨的费用、费用控制方面的徒劳无功以及卫生保健福利的分配不均现象日趋严重，所有这些结合在一起使公正原则可能成为当今卫生保健服务提供中最关键的问题。本章讨论了如何根据不同的分配模型，对稀缺资源进行宏观和微观分配。

第九章分析了有关撤销和取消生命支持的问题。第十章介绍了当前围绕现代安乐死运动的争论。这两章分析了消极安乐死的法律根据以及通过“临终关怀”运动实现消极安乐死的方案。这两章对那些参与重症监护和急诊工作的人来说可能是非常有用的。

第十一章试图对流产问题的争论双方都进行分析。作者认为这个问题主要还不是卫生保健的伦理问题，而是在卫生保健机构这个舞台上出现的一个社会问题。

第十二章分析了艾滋病问题及相关的伦理问题。这一章主要关注健康相关人员是否有义务治疗这种病人这样一些基本问题。这一章将对病人和医务人员是否应该进行强制检测的争论进行分析，同时对受感染的医务人员是否可以继续执业的问题进行了讨论。文中讨论了保密和尊重隐私的需要，同时也讨论了在哪些情况下这些原则可以被警告义务所推翻。

第十三章考察了有关基因研究进展的问题。这是一个将带来巨大变化的领域，是卫生保健工作者的前沿领域。潜在的进步和新技术的使用再次证明了 Pogo 是正确的："未来不是我们本来所想像的那样。"

全书各个章节的作者都为医务人员所面临的各种问题提供了例子。必要的地方，读者会看到有关问题的法律背景材料。我们的社会是一个爱打官司的社会，虽然好的法律有时可能会促进应该受到谴责的行为，但重要的是要了解当前会对卫生保健决策发生影响的法律立场。美国人对法律有极大的尊重，当出现不同意见时，他们经常会寻求法律的证据，即使对涉及个人价值的问题也是如此。

每章结束时都提供了复习题，以便让读者能够应用书中提到的理论，进行决策实践。复习题的设计目的首先是让读者确定题中的主人公是否面对着一个伦理问题。此外，这些习题能帮助读者用专业术语把问题表述出来。每章都有一些专业术语和概念列举。当你碰到黑体字的时候，可以去看看术语表，以获得对这些术语的更好理解。

彼得斯和沃特曼在他们的著作《寻找卓越，渴望卓越》（*In Search for Excellence and A Passion for Excellence*）中，指出走向卓越的第一步是关注。虽然预防和治愈方法是我们许多技术培训中的主要内容，但是本书主要讨论的则是卫生保健服务提供中的"关注"问题。作为当代医务人员，我们有发展和推进对我们的病人、我们的行业、我们自己关注的价值的很大需要。不过，仅仅有关注是不够的。关注必须转化为适当的语言和行动。本书的许多内容致力于教授生物医学伦理学的语言和处理伦理问题时所需的批判性思考技术，"澄清练习"将探索多种不同的决策模型。我们将引导读者通过这些练习帮助他们了解收集事实信息，记录发生的事情，界定所涉及的伦理问题和困境，探索基本可信性的不同选择，最后做出决定并做好捍卫自己决定的准备。

伦理决策是一件很复杂的任务。医务人员必须和事实、概念、基本准则及人打交道。他们必须在一个充满激情、偏见和模糊的领域做出决定。不过，无论有多么复杂，事实是，如果我们卫生保健服务提供者作为卫生保健队伍的一员，想发出自己的声音，那么我们首先要能支持我们自己的观点。在伦理问题上单单靠感情——即使能被强烈的感受到、能够强有力地表达出来——并不能说服持不同意见者。我们的建议和决定所具有的价值直接来自于我们在思考过程中所使用的推理方式。

目录

绪 论

“每个人都应该把他的主要思想和注意力放在他认为最重要的事情上。有些东西是不是被正确地放弃了？有些东西是不是被不正确地放弃了？当他对面临的事情进行适当地筛分之后，才可以谈到其他。”

苏格拉底（Socrates），古希腊哲学家（公元前496～399）

一个人可以有许多种职业选择，但是很少有职业能像卫生保健服务专业那样，同时具有丰厚回报、让人着迷、令人兴奋、富有意义、让人沮丧和不可抗拒的特点。卫生保健服务专业是科学中最精妙、人类艺术中最高贵的部分，永远不停地成长、充满挑战、对个人发展提供机遇。

如果对20世纪前的卫生保健服务进行回顾，我们会发现那时固定的卫生保健专业分类非常少。虽然那时还处在不断演变的过程中，但内科医生、牙科医生、护士和药师的职责已经被较好地建立起来了。19世纪，随着技术发展和治疗技术进步，在“健康相关专业”名下有超过100个专业新加入了卫生保健队伍。其中一些专业如理疗师和营养学家，公众都非常熟悉。而另外有一些专业如细胞学者、体外灌注师、运动培训师和音乐治疗师虽然也提供了很有意义的服务，但实际上除了本专业领域外，外界并不熟悉。健康相关专业的发展是美国卫生保健出现目前这种景象的一个重要方面，它与护理人员一起，提供了超过80%的直接病人医疗保健服务。

进入卫生保健服务提供行业就是进入了一个不仅充满了你所要服务的病人，也充满了其他医务人员和专业学会的社会圈子。这个社会圈子的荣誉感要求你有责任在临床实践中做出卓越表现，表现出适宜的**道德**(moral)、**伦理**(ethics)和社会行为。对那些能够满足上述义务和责任的人而言，卫生保健行业是一个个人能够获得很好经济报酬的行业。本书的目的就是从一个根本层面来帮助你获得对这个社会圈子里的一些重要伦理问题的理解，帮助你在职业生涯中取得进步。

通常在临床实践中，合适的答案来自于对科学信息的评价、理解和应用。许多临床问题都被简化成了公式，只要你收集到心搏量、潮气量、直肠温度或者其他相关资料，就可以得出一个可复制的答案。这是我们这个行业的科学。20世纪卫生和治疗技术取得的进步把卫生保健实践从“民间秘方”转变成了“魔法子弹”，正如谚语所说：“最好的还没有来到呢！”

20世纪之前，病人在医生那里受益甚少。早期的卫生保健服务者通常除了能提供一种关注的态度之外，也就没有其他什么东西可以提供了。他们坐在病人的床边，看着病人的病情按病程发展而无计可施。过去一百年中，许多在以前多个世代让人类处于灾难之中的可怕疾病已经得到了控制，有些甚至已被消灭。尽管19世纪取得了这么多进步，然而当我们进入新千年之际，前方似乎还有更大的奇迹在等待着我们。癌症之谜是否可以被解决？基因工程是否会让我们活得更长久更健康？克隆技术将来到底会如何发展？我们会发现衰老的机制、会像玛士撒拉（Methuselah，《圣经·创世记》中的人物，据传享年965岁）那样长寿吗？21世纪的卫生保健科学将把我们带向哪里？

科学进步的奇迹不仅是存在于真空中的有趣问题，对我们的行业、我们的病人、我们社区的健康以及我们整个人类社会的结构都会产生影响。科学技术在卫生保健领域的应用必须一直得到评估。我们不仅要问卫生保健科学将会把我们带向何方，也要问我们自己确实想要往那个方向去吗？

对于我们大多数人来说，克隆或不克隆并不是个问题。我们行业中充满着更多更世俗的伦理困境：

1. 从病人那里收取礼物或礼金是否允许？如果允许，什么时候从病人那里收取礼物或礼金是被允许的？

2. 什么时候侵犯病人的隐秘是合法的，甚至可能是强制的？

3. 如果为了病人的利益而向他撒谎，这种行为是否允许？

4. 如果我在一家医院工作，然后把病人介绍到一家与我有合同的医疗用品公司那里去寻求服务，我可以这样做吗？

5. 如果我开处方时犯了错误，但是没有其他人知道，而且对病人似乎没有产生害处，我应该怎么做呢？

6. 作为一个同事和医务人员，当我怀疑与我一起工作的治疗师在酗酒或者吸毒的时候，我有什么义务？

7. 如果我突然碰到一种合法、但对我个人来说是不合伦理的行为，我该怎么办？

与科学问题不同，科学方法通常可以揭示可复制的答案，而对价值问题的答案则不存在很舒服的公式，而且你得出的答案想要每个人都同意的可能性几乎不存在。卫生保健伦理学属于人类**价值**（value）、道德、文化、强烈的个人信念和信仰等领域。我们通常不是通过对外在事实的分析和证实来找到答案的，而是通过考察其是否符合自己特定的**世界观**（worldview）得到答案的。

涉及伦理立场的问题当事人通常会有强烈的感受。这些问题并非不切实际的讨论，而是深抵我们对个体的自我认识。医务人员很快就意识到他们意见的价值直接与他们得到意见所用的推理和根据有关。专业人士可能知道某些事情是错误的，但是不能清楚表达出他们得出这个结论的理由和方法，这确实是他们的一个劣势。他们不仅无法为他们的思想或向他们的病人做出合适的宣扬，同时也对他们自己和同事施加了难以置信的压力和不安。

对这些问题，令人沮丧的一面是，你所认识和尊敬的人经常会有不同的他们认为最佳的答案。由于价值问题无法进行科学分析，也很不容易进行量化，因此价值争论只是人们的感受，很少有一种观点能够完全取胜。正是由于这些性质，那些不认同你个人价值体系的人，你经常不仅认为他们是错的，甚至在某种程度上是邪恶的。从当前对流产问题的争论你就可以看到这一点。

我们所要从事的是一个每天都要处理大量价值问题的职业。作为专业人士，即使我们站在某观点的对立面，或者即使我们属于大多数者，很重要的一点是我们必须表现出建设性的、适宜的行为。

人们对伦理问题会得到不同的意见不是说所有意见都是一样的，都有相同的价值和可信度。卫生保健中有些不一定是非要做出决定的。虽然容忍一般被认为是一种美德，但是有些行为是不必容忍的。

我们社会中有些人赞同道德虚无主义（nihilism）的哲学。这种哲学立场的追随者认为世界上不存在真正的道德真理，不存在道德事实、道德知识或道德责任。对于持这种立场的人来说，在道德意义上没有什么事情是绝对的对

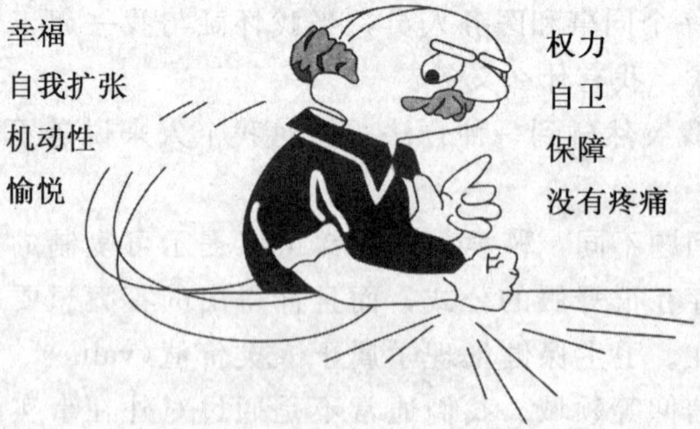

图序-1

或者错。道德虚无主义者认为，道德和宗教一样，只是一种幻想。如果你遵循这种推理，那么就会得出可耻的行为如强奸和折磨儿童也不一定是错的这样一种结论。幸运的是，大多数人认为不可接受这种立场。

虚无主义的一种温和形式是伦理相对主义(relativism)，它认为道德是相对人们所处的社会而言的。从这个角度出发，如果离开特定的文化或社会背景，没有什么事情是绝对的对或者错。伦理相对主义者不只认为文化间存在差异，还认为道德问题的对错总是相对其所处文化环境，由文化环境所决定。

我们社会中另外一些人的个人哲学来自于享乐主义(hedonism)世界观。持这种哲学的人其决策的主要路标是愿望和厌恶，除此之外没有什么对错。这种自私自利的态度体现在这样的标语中："带着最多玩具死去的人获胜。"插图一列出了与这种世界观相连的价值观。总的来说，在卫生保健领域，个人的私利不足以成为伦理决策的框架。在卫生保健服务提供领域，一种"让它去"的态度是不可接受的。

把我们自己卷入不合乎伦理的行为会伤害我们所服务的病人，也会伤害我们的同事。由于这种行为降低了人们对卫生保健服务提供者所持的信任和尊重，所以会伤害整个行业。一个经常使用的比喻是把卫生保健行业比喻成一个社区公共用地，所有的医务人员都使用这块地，都对其维系负有责任。把这块卫生保健用地看作是某些医务人员的责任是不可想像，也是不明智的。提供合乎伦理的保健服务，不断提高服务质量。提供社区服务的义务不是少数人的，而是多数人的。在这块社区公用地上劳动是我们的特权，维护这块用地以便我们可以下次再来是我们的义务。当我们最终离开这块土地时，让这块土地保持肥沃，因此后来者可以代替我们继续在这上面劳动。没有什么比不合乎伦理的行为对这块公用地的损害更大了。

作为卫生保健工作人员，我们对我们自己的伦理和我们同事的伦理都负有责任。作为一个专业团体的成员，我们要承担起监督其他同行的义务。这些义务可以被看作是"把门"职能，即关注整个职业和其他同行的利益。

职业的一项基本标准是它能够自我管理。其中一个重要内容是我们的职业伦理规范，这是管理专业内部医务人员行为的一种尝试。不过，大多数职业规范在责任和禁忌方面的表述是模糊、不完善的。当一个医务人员碰到卫生保健伦理困境的时候，他很少能从职业规范的文本中找到答案，虽然从职业规范中寻找并不是一个坏的开始。

卫生保健行业正在快速发展。一本对伦理问题提供了正确答案的书可能给读者的只是昨天的答案。更有甚者，事情改变的是如此之快，以至于即使我们知道昨天的答案，可是会发现原来的问题已经发生了改变。因此，本书并不是一本提供答案的书，而是致力于提出正确的问题。

卫生保健伦理问题鲜少有容易的答案，实际上，也并不存在容易的答案。如果答案很容易，那么这些问题也就不会被称为伦理困境。这本书将给你提供充分的背景材料，提出正确的问题，以便你能够对这些问题进行适当的分析。

本书的前几章给读者提供了分析卫生保健伦理问题所需的背景知识和技术，读者可以用这些知识和技术来形成自己的答案。本书的最后几个章节分析了当前医务人员正在考虑的几个主要问题，这些问题目前还没有找到答案。一个公正的国家如何分配稀缺的卫生保健资源才是最好的？是否存在一种获得卫生保健的权利？在讨论流产、死亡权利、遗传学以及用人体进行实验性研究等问题的时候，涉及哪些课题？作为卫生保健服务提供者，我们对这些问题做出的回答反映的是我们职业和我们自身的性质。

作为卫生保健队伍的成员，重要的是要记住，我们意见的价值不是由我们的声音有多么宏大、我们的感受有多么深切来决定的，而是由我们的推理过程和推理证据的质量决定的。伦理决策是一项非常复杂的工作。医务人员必须面对各种事实、概念、背景、基本准则以及人。他们必须在充满激情、偏见和模糊性的领域内做出决定。尽管问题非常复杂，但有一点是非常确定的，即如果我们作为卫生保健服务提供者要想发出声音，那么首先我们要能够支持我们自己的观点。在伦理问题上单单靠感情——即使能被强烈地感受到、能够强有力地表达出来——是不能说服持不同意见者的。我们的建议和决定所具有的价值直接来自于我们在思考过程中所使用的推理方式。

如果卫生保健队伍中所有人都被认为是同事，那么我们每个人都必须成为决策过程中的一部分。现代卫生保健是一种团队行为，像任何团队一样，要想获得真正成功，它必须让每个部分都参与进来、发挥最大的作用。卫生保健伦理学问题富有挑战性，作为卫生保健专业人士，我们需要做出代表我们病人、我们同事和我们整个行业的最佳利益的决定。

我们对现实的看法就像一张图，我们籍此商定生活版图。如果地图是真实精确的，我们一般就会知道我们在哪里；如果我们已经决定了要往哪里去，我们一般也会知道怎么到那里。如果地图是错误和不精确的，我们一般就会迷路。

斯科特·派克，《足迹罕至的路》(M. Scott Peck, *The Road Less Traveled*)

因此，本书的目的是帮助你获得一个精确的地图，你可以将其用于卫生保健伦理这个舞台。它的目的是给你提供这个重要领域的推理工具。本书并不打算对所讨论的任何问题提供明确的答案，而是提供一个起点。有幸的话，可以激励读者在他们的职业生涯中去继续探索这些问题。卫生保健行业是一个精彩的行业，而伦理行为是获得成功职业生涯的重要元素。我们祝愿读者好运。

复习题

1. 回顾你自己的专业伦理规范（许多规范已经收录在附录中），看看其中是否有回答下列问题的规定：

(1) 从病人那里收取礼物或礼金是否允许？如果允许，什么时候从病人那里收取礼物或礼金是允许的？

(2) 什么时候侵犯病人的隐秘是合法的，甚至可能是强制的？

(3) 如果为了病人的利益而向他撒谎，这种行为是否被允许？

(4) 如果我在一家医院工作，然后把病人介绍到一家与我有合同的医疗用品公司那里去寻求服务，我可以这样做吗？

(5) 如果我处方药物的时候犯了错误，但是没有其他人知道，而且对病人似乎没有产生害处，我应该怎么做呢？

(6) 作为一个同事和医务人员，当我怀疑与我一起工作的治疗师在酗酒或者吸毒的时候，我有什么义务？

(7) 如果我突然碰到一种合法的、但对我个人来说是不合伦理的行为，我该怎么办？

2. 由于你本专业的伦理规范不太可能对上述所有问题提供指导，所以请你设想一下，如果碰到一种你本专业伦理规范没有涉及的伦理困境，你自己将会怎么去做出正确的决定。

3. 许多专业伦理规范都有一条禁止医务人员从病人那里收受礼物或礼金的规定。除了规范禁止这么做以外，你认为这种做法有什么坏处？

关键词

伦理（ethics）
享乐主义（hedonism）
道德（moral）
虚无主义（nihilism）
相对主义（relativism）
价值（value）
世界观（worldview）

第 1 章

人类价值观的发展

目的

理解人类价值体系的性质，并将其与劳伦斯·科尔伯格（Lawrence Kohlberg)、让·皮亚杰（Jean Piaget)、莫里斯·梅西（Morris Massey）和卡罗·吉里根（Carol Gilligan）的发展理论相联系。

学习目标

阅读完本章后读者应该能够：

1. 区分需要和价值；
2. 描述并比较梅西、科尔伯格、吉里根和皮亚杰在价值观发展中的地位；
3. 概括介绍在科尔伯格和吉里根著作中就价值观发展问题争论的性质；
4. 描述科尔伯格概括的价值观发展的三个一般层次和六个阶段；
5. 列举科尔伯格和吉里根描述的最高价值层次，并将其与性别发展相联系；
6. 描述莫里斯·梅西概括的四个价值群；
7. 解释为何相对主义不是伦理决策的充分基础。

需要和价值

对政府的道德考验是看它如何对待那些处于生命中黎明时分的人——儿童，那些处于生命中黄昏时分的人——老年人，以及那些处于生命黑暗中的人——病人、穷人和残疾人。

哈姆弗瑞（Hubert H·Humphrey)，美国副总统（1965～1969)

历史上所有时代的智者、哲学家和社会科学家所忧心的一个重大问题是希望理解人类行为的本质。虽然可以很容易的看到人类行为是非随机，都是为了产生某些目的，但是确定我们行动的原因和效果则没有那么容易。一个有用的模型是把人类行为看作是我们对感知到的需要或价值的反应。

亚伯拉罕·马斯洛（Abraham Maslow）在他的经典著作《需要层次》（*Hierarchy of Needs*）一文[1]中，提出了行动的激励因素。根据他的理论，孤独感刺激人们采取参加教堂或加入保龄球队这种活动，而饥饿则可能刺激人们采取食物收集行为。在大多数情况下，我们的行动是可以解释的，可以被看作是试图满足给定的一系列需要。根据马斯洛理论，当每个需要层次得到满足之后，下一个层次的需要就成为我们行为的支配激励因素。如果需要层次理论正确，那么观测者如果可以确定被观察对象处于哪一个需要层次、就可以预测被观测者下一步行为的性质。(图 1-1)

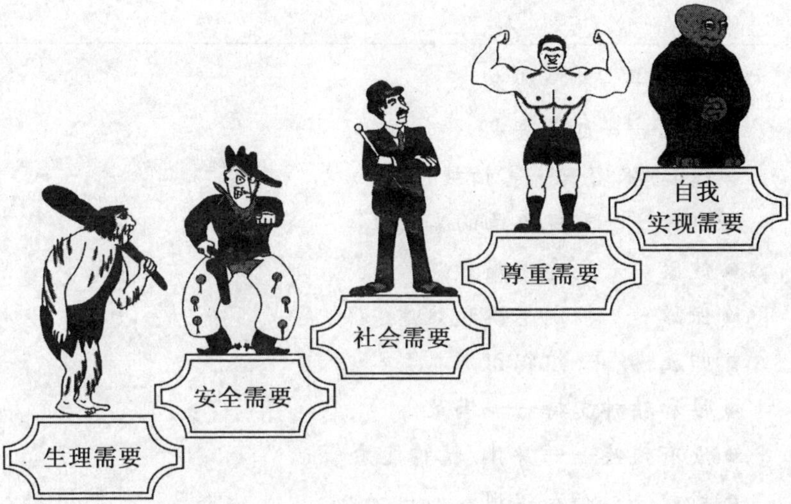

图 1-1

不过，有时候有些人似乎偏离基于需要的激励，转变到一系列内在的主观感觉、态度、信仰和观点，这些构成了他们的个人价值体系。在这些情况下，个体似乎不是在问自己将要做什么，而是自己应该做什么，因此他们的结果（采取什么行为）更难预测。从某种意义上说，这种差别就是《休谟法典》(Hume's Law) 所认为的在事实和价值之间存在不可逾越的鸿沟，或者就像经典的说法那样是“是”与“应该”之间的差别[2]。物理宇宙的事实可以告诉我们是什么，但是指导我们理解人类行为的则是我们的价值观。图 1-2 列举了在卫生保健领域中对我们日常选择很重要的价值观念。这个列表当然不可能完全，每个人的经历都会改变这些价值观念在个人决策中的地位。试考虑一个把个人独立、自我决定、个人隐私和身体健全看的很重要的人，当他面对一种让他瘫痪、需要由他人照顾的脊柱损伤时，他将会做出如何反应。可以想像，有些人可能会把失去这些“良好生活”的特征看得如此重要，以至于他们觉得结束生命可能是一个更好的选择。而如果一个拥有不同价值观的个体——例如把这种状况仅仅看作是一种考验，认为可以在以后生活中得到奖赏的人——也面临同样损伤的话，他的价值观可能会让他以极大的坚韧来坚持生命，永远也不会考虑以死亡来作为另外一种选择。

- 独立——不受约束
- 自主——自我决定
- 隐私/保密——害怕被侵犯
- 自尊——重视自己的需要
- 健康——免受疼痛和痛苦
- 保障——控制恐惧和焦虑
- 归属感——组织识别
- 性和精神支持——满足
- 没有残疾——身体/精神能力
- 成就——个人实现

图 1-2 常见影响决定的价值

想要了解一种价值观体系和一种需要体系存在何种不同，我们只需要考察一个男性乘客在逐渐下沉的泰坦尼克号上的行为。显然他们继续生存的需要可能会激励他们采取许多行动，诸如强行进入救生艇。不过，当时主流的价值观是男人应该保护女人和儿童。因此当轮船下沉时，乐队演奏音乐，男人们平静地站在一边面对生命危险。类似的，在某种程度上牺牲了个人安全为传染病人服务的卫生保健服务提供者也是基于某个价值立场做出行动，是基于一种一个人应该做什么的感觉而做出决策的。请考虑下述有关价值的案例研究，探索个人价值观对职业的影响。

案例研究：个人价值观与职业价值观

雷的父亲是一个酗酒者，虐待家人，直到他 43 岁时死于急性酒精中毒。受过去经历的影响，雷热心地反对酗酒，只要有机会就会解释他在这个问题上的观点。

雷是当地医院急诊室的医生助手。有一天晚上张先生被他的家属带进医院，当时处于酗酒后的精神错乱状态。雷想起了他自己的过去，开始向张先生宣讲关于酗酒和家庭责任的问题。

1. 雷向张先生宣讲这些东西是一种正确的做法吗？

2. 雷作为一个医生助手的角色如何影响他能够对或者应该对张说的内容？

价值观的发展

那么，我们是从哪里获得我们的价值观的呢？作为人类，我们天生就具有一系列的一致潜能。例如，我们有学习一门语言的能力，但是我们的遗传因素并没有指定是哪一门特定语言。同理，人类天生就有获得伦理信仰的能力，但是我们发展出来的价值体系则依赖于我们生活的特定文化氛围。成为伦理生物，遵守某些互相合作和**利他主义**（altruism）普遍准则的能力，似乎自我们种族存在起就出现了。目前为止所发现最古老的骨架遗体是一个尼安德特人的，他大约 50 岁左右，骨头显示他曾患有严重且不断加重的关节炎。这种疾病使得他不太可能去狩猎或者参与一些重体力活动，因此他需要族里其他人的照料才能继续生存。虽然尼安德特人可能还没有表达诸如爱、利他主义和个人尊敬的词汇，但是好像显示出了这些词汇所包含的行为。

在我们出生时，并没有一些与生俱来的规则指引我们在任何给定环境下应该如何去做，因此价值观的发展是我们在文化环境下互动的结果。在价值观发展领域中，最重要的理论家是让·皮亚杰[3]和劳伦斯·科尔伯格[4]。两者都强调价值观发展与个体的认知发展和精神运动发展紧密联系。在他们的模型中，他们把个体描述成按着几个阶段的价值取向成长的人。图 1-3 显示了科尔伯格模型的三个层次和价值取向的来源。

1935 年，皮亚杰的奠基式著作《儿童的道德发展》（*The Moral Development of the Child*），建立了许多关于价值和道德发展的现代思想。皮亚杰通

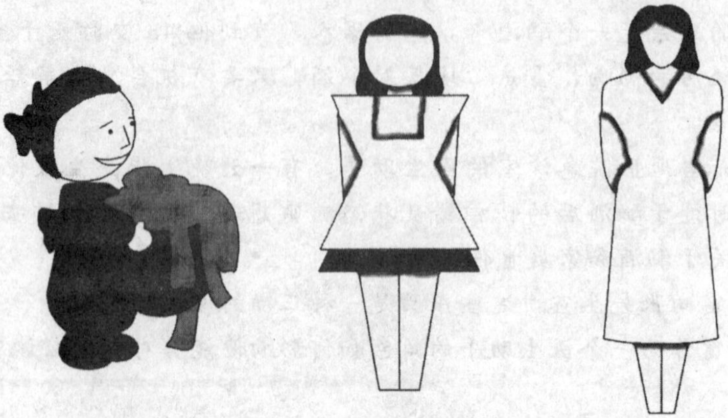

前习俗水平
2～7岁

习俗水平
7～12岁

后习俗水平
12岁以后

图 1-3 阶段论

过对玩耍中儿童的观察把道德发展描述成四个阶段。第一个阶段是所谓的**无道德**(amoral) 阶段，2 岁以前处于这个阶段。在这段时间里儿童完全是**自我为中心**(egocentric) 的。大约从 2 岁到 7 岁这个时间段的孩子处于利己主义阶段，在这个时间段里儿童没有对规则产生特别的兴趣或关注。在一个弹珠游戏中，3 岁的儿童会把弹珠移动到一个洞里，但是却不关注他们的手是否越过了弹珠圈。这个阶段的重点是在乐趣上，而不是在对规则的观察上。

皮亚杰所说的第三个阶段是所谓的**他律阶段**，大约发生在 7 岁到 12 岁左右。在这个阶段儿童进入了一个行为受道德约束的阶段。这个时段规则被看得非常重要和严肃，儿童们倾向于把行为分成是对的和错的。他们假定每个人用同样的方式看待某种行为，他们的信仰来自于他们对似乎是全知全能的成年人的敬佩和害怕。在这个阶段的后期，儿童进入了一个被描述为道德相对主义阶段，他们开始发展出一种要合作的道德。他们对惩罚的看法扩展了，认识到不同程度的错误需要有不同程度的惩罚。在这个阶段目的变得重要起来，儿童经常会在做出道德判断前思考一下他人的目的是什么。

青少年时期的最后一个阶段通常发生在 12 岁以后。在这个时间段里儿童开始能够设想不存在规则的场景，积极参与规则制订。这个过程引导孩子走向**自主的**(autonomous) 阶段。

科尔伯格的模型与皮亚杰的模型非常相似，唯一的差别是他的模型忽略了婴儿时期的无道德阶段，并把价值观发展分成三个一般层次（前习俗水平、习俗水平、后习俗水平），每个层次再细分成两个阶段。在这个模型中，个体沿着六个阶段成长成熟，从基于惩罚和服从的价值取向发展到最终以普遍伦理取向为特征的自主阶段。

科尔伯格的道德发展阶段论

前习俗水平（2～7 岁）。在这个时期，儿童主要是响应主流价值观对“对错”和“好坏”的区分。在这个层次的最早阶段，儿童自身并没有真正理解价值观，他们接受的是他人权威。行动的具体后果决定了行动正确与否，而不管行动的价值特征。在第二个阶段，儿童开始以满足个人需要来指导自己的行动，而不是他人的需要。儿童把人际关系看作是一种市场关系，以一种具体实际的方式进行解释，而不是以忠诚或正义来解释。一些利己主义者（egoist）理论认为这个阶段儿童关注的是个人满足，这就是他们的道德。

习俗水平（7～12 岁）。这个时期，儿童遵守来自于家庭、团体或者国家的社会期望，目的是获得权威人物的认可。这个层次的第一个阶段包括了一种好男孩/好女孩的取向，因为儿童们试图遵守人们期待他们遵守的社会传统。好的行为使他人感到愉悦或者帮助了他人，表现良好的人和有良好意图的人可以获得认可。在这个层次的第二个阶段，关注的焦点变成了规则、社会秩序和对权威的尊重。这个时期正确的行为是指完成自己的责任，遵守社会秩序和显示对权威的尊重。处于这个阶段的儿童已能理解“我的国家是对还是错”的含义。

后习俗水平（12 岁以后）。这个层次儿童关注的焦点是社会契约的发展和独立于外界权威的自主决定。在第一个阶段，儿童建立了一种社会契约取向，试图跟上社会不断变化的价值和要求。在价值观发展的最后阶段，抽象的特性如正义和对他人的权利和尊严的尊重变得重要起来，一个人的良心成为他处于伦理困境时的最终裁判。本质上来说，这个时候儿童接受了一系列抽象但也是普遍的准则，如正义、人道互助、尊重他人尊严以及平等。在这个阶段，个体实质上已经道德自主，能够通过个人良知来决定什么是对的。

近年来，科尔伯格的发展模型遭遇了一些批评，因为他研究工作中的大部分数据是从年轻男性的决策活动中收集到的。如果使用他的模型，年轻女性一般不会发展到价值取向的最终自主阶段（后习俗阶段），而似乎被束缚于习俗阶段中的第二个阶段。女性不能从本质上变得道德自主，似乎最高就停留在帮助或愉悦他人的价值取向阶段，而不能真正坚持自己的道德理解。

如果把男孩和女孩放在“海因茨困境”（Heinz Dilemma）中，通常这种差别会更明显。在这种困境中，当海因茨发现他不可能买得起妻子需要的药品，而药剂师也不可能在他付清全部价格前就把药品给他之后，他必须决定是否为他妻子去偷窃这些药品。年轻男性经常会为偷窃药品找出法律根据，而年轻女性却希望海因茨返回药剂师那里。她们相信如果他能够把情况更好地进行解释，药剂师将能够理解并提供这些药品。

对科尔伯格理论的挑战

卡罗·吉里根[5]对科尔伯格模型和模型中男性和女性从同样的角度看待价值的假设提出了挑战。她研究工作中一个很有趣的内容是研究玩耍中的男孩和女孩。与女孩相比，男孩一般倾向于玩更长、更复杂的游戏。在游戏中，男孩通常会讨论出一系列规则来解决争端，让游戏能够继续进行。而另一个方面，女孩似乎总是玩一些规则较少的游戏，当出现争端后就结束游戏。她认为这种差别的原因是男孩愿意臣服在规则和原则之下，而女孩则不然。吉里根为女孩提出了一套独立的价值观发展路径，这种路径最后会导致女性不同的最高价值观和个人责任感，以及男女性之间法律上的平等。

有趣的是，我们看到吉里根观察到的差别在某种程度上得到了由伊莎贝尔·迈尔斯（Isabel Myers）和凯瑟琳·布里格斯（Katherine Briggs）[6]所创立的人格类型定向测试的证实。这个测试考察正常的人类行为。根据这个工具，男人和女人几乎在所有的主要范畴都获得相等的分值，除了决策之外。在决策领域，男人绝大多数都落入决策的“思考”类别，觉得遵守规则、法律、程式以及其他类似事物，臣服于原则之下会更舒服一些。而另外一方面，女性则更可能落入“感觉”这个类别，决策基于关系和个人结果，而非法律条文和规则。至于这是男性和女性之间的真正差别、还只是我们文化培养结果的差别这一点并未得到确认。当传统性别角色变得越来越模糊时这一点会变得更加清晰（图 1-4 显示了男女双方是如何看待每个决策方法）。思考和感觉只是我们介绍的两种决策方法，但并不是在所有情况下都是最好的或有用的。不幸的是，作为一种文化我们直到最近才开始认可感觉决策方法的价值。每个人都使用这两种方法，不过女性大多数使用感觉路径而男性大多数使用思考路径。科尔伯格非常认真地考虑了吉里根的批评。在 1985 年以后的著作中，他修正了评分方法学，以解释可能存在的性别偏移。

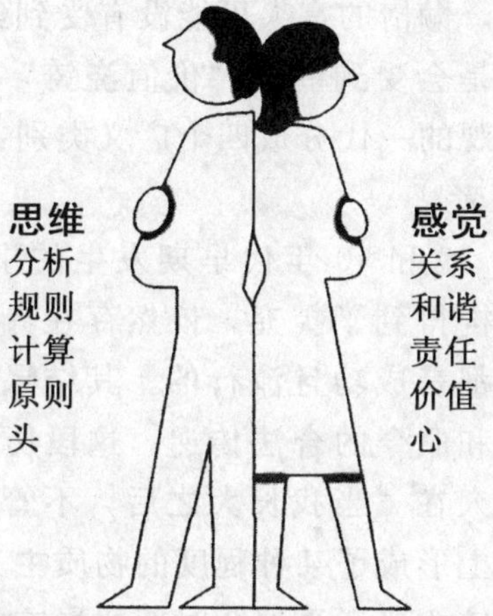

图 1-4　决策模式：男人和女人都用思维和感觉作为决策方法；不过，男性更喜欢用思维方法而女性更喜欢感觉

梅西的价值群

我们用来观察和判断所处世界的相当主观的感觉、态度、信仰和意见，是由我们早期所处的环境教导的。一些价值理论家认为，价值形成的关键时期是从出生到青少年时期，到 10 岁左右大约 90% 的价值体系就已经牢固树立。在此之后，我们的价值观一般很少发生改变，除非受到重大情感事件的影响。价值观理论家莫里斯·梅西[7]用“由于你那个时候在那个地方，所以你就是应该的你”这种表述来强调我们的价值体系是由我们成长环境中发生的事件所决定的。由于某些事件的发生会影响到一个群体，因此这些事件会让我们形成一代**价值群**(value cohort)。价值群形成的一个很好例子体现在美国 20 世纪 30 年代大萧条时期年轻一代人的身上。这批人作为一个整体属于我

们全部人口中非常关注保障的那一部分人。不管是真的付诸实践还是想像中的，这种“不用”的思想，或者“在雪中走5公里到学校”和“省一分钱就是赚一分钱”的思想对他们来说是重要的。然而，这些概念对那些20世纪40年代后出生的人来说几乎就像是神话一样。

在他的著作中，梅西描述了受近代国家历史事件影响形成的四个一般价值群。虽然有些人可能没有受到某个时代的影响（例如，隐居者可能没有受到城市化的影响，懒惰的富人可能没有受到经济衰退的影响），社会中大多数人的价值形成还是会受到周围“价值浇铸”事件的影响。梅西把当前具有不同世界观和价值观的一代分成四个广义类别：

1. 传统主义者

20世纪20、30和40年代早期发生的事件影响了这批人的价值观形成。那个时期家庭结构得到了扩充，依然存在界定明晰的角色定位。传统主义者参与的战争一般都是成功且流行的。其结果是这群人倾向于认同爱国主义精神，也认同权威和命令的合法传递。这段历史时期出现了几个时间段的经济稀缺期，让这群人在“当我长大之后，不管能不用什么、能免除什么都是好的”的思想基础上形成了某种程度的物质主义。

梅西认为传统主义者受那个时期的影响，他们相信一套决定个人在工作、家庭和社会中应该怎么做的行为规范是有价值的。对这群人来说，如果每个人都知道并处于自己合适的位置上，那么社会就处于最佳结构之中。从某种方面来说，他们把生活看作是一种团队运动，认为所有运动员应该支持这项行动，并对自己所被指派的角色感到高兴。即使非常流行的文化英雄，如派顿将军和麦克阿瑟将军也不能摆脱他们被指定的角色，当他们被认为不像团队运动员的时候，也会遭受社会指责。

过去几十年中的几种文化趋势——如工作伦理的衰退、失去既定的家庭角色、少数组群的出现——已经严重损害并挑战着传统主义者的价值观。当我们准备进入21世纪的时候，这一代价值群在某种意义上似乎已经不合时宜。不过，传统主义者将仍然是我们“当权机构”的主要力量，其所处位置做出的决策会影响到我们所有人。

2. 中间派

这个价值群共有的价值观是在20世纪40和50年代形成的。这群人处于40年代之前的传统价值观和60年代中期之后的高度个人价值表达之间，当时对组织和既定规则的概念正处于混乱状态。他们似乎处于这样两种价值观之间：一种是“我是一个公司人”；另一种则是“你可以接过这个工作，再推给别人去做”。处于这两极观点之间的社会力量让他们对每一种观点都觉得不舒服。这让中间派愿意认同并接受管理，同时也对个人需要进行精打细算的评估。在他们的工作生活中，他们通常显得更像是传统主义者，穿着标准服装，服从标准操作协议。而在私人生活中，他们则可能过着非常个性化的、非正式的生活方式。

试图在组织中保持个性，中间派通常在服从和尝试之间游弋。对个人位置的追求让这群人成为“如何成为某某”这类书的主要消费者。他们对社会的很大价值之一是他们同时理解 40 年代之前和 60 年代之后的“语言”的能力，因此他们构成了具有非常不同价值取向的两群人之间的理解桥梁。

3. 挑战者

这群人的价值观基本上是在 60 年代早期和 70 年代中期之间形成的。他们是一个充满财富和权力的时代的产物。就像稀缺性使得传统主义者形成了某种程度的物质主义一样，这群人似乎把一切都认为是理所当然，贬低物质丰富的价值。挑战权威和社会价值观、穿非正式的服装、尝试各种生活方式都是这群人的标志。

挑战者是极端自由主义时代的产物，个性被看得比团队精神更重要。其结果是，除非服从规则能够满足他们的个人要求，否则这群人就要挑战标准和规则。在组织中，他们期望并要求拥有参与性和考虑个人利益。这些考虑个人需要的要求成为倡导诸多个人福利的推动力，如弹性上班制、雇主建立日间托儿中心、妻子怀孕丈夫也可以休假以及其他一些类似的福利。

4. 综合者

这是梅西的著作中所描述的最晚出现的价值群，其价值观形成是在 70 年代后期以后。这个价值群从前述三个价值群中都借鉴了一些东西。他们比挑战者更保守，但是比传统主义者或中间派又更愤世嫉俗、更持怀疑态度。综合者认为世界是有限的、可能会不断萎缩，他们的未来从数量和质量上看可能都不如从前。

与他们之前的挑战者不同，综合者把制度既看作是问题也看作是解决办法。他们愿意接受根据变化调整之后的角色、愿意接受新体系的建立。

我们每个人都拥有一套有组织的思想、感觉、意见和信仰（世界观）体系，依靠它们我们可以筛选发生在我们周围的事件。基于我们的文化和生活经历，通过这种主观的"筛子"，我们来判断一个人处在一种给定的情况下应该做什么的对错问题。不管一个人对从工作单位拿笔回家、插队到队伍前面、购买超出自己需要的商品或者安静地听年长者说话这些行为是否觉得舒服，这都是他们特定的世界观和价值构成的反应。

小结

阿兰·布鲁姆（Allan Bloom）在他的著作《走向封闭的美国精神》（*The Closing of the American Mind*）[8]中，提出进入大学的学生在政治观点上可能分属左派或右派，但是几乎都持有"真理是相对的"这种立场。这种现象主要是来自于美国多元文化的相互适应和融合。在历史上，人们曾经认为自己拥有真理，在真理的名义下认为残忍迫害、战争、奴隶制、种族排外主义、甚至焚烧女巫的做法是正当的。学生们从这段历史中习得的观点是："真正的信徒"是一个危险的人，只有不把自己看作是唯一正确的人才能生存。在面对对真理和合适生活方式的不同主张的时候，坦率和容忍成为这些学生唯一可行的立场。带着这种相对主义的信念，理性的人们不会关注于纠正过去的错误，而宁可认为所有真理都是相对的，一种观点和其他所有观点是平等的。

从某种意义上看，梅西赞同伦理相对主义，即认为不存在约束人类的普遍或绝对原则，认为对错的标准总是相对于特定的社会或文化存在。据此，允许把老年人放在冰上冻死的习俗传统的对错只能放在北极爱斯基摩人的文化中来分析；一个男人娶回他死去兄弟的遗孀的义务也只能放在非洲文化里来分析其对错。相对主义者认为，脱离特定的文化框架，就没有根据说某种特定行为的对错。但不管我们如何看待相对主义和是否缺少完美真理这个问题，如果我们处于适当的位置，有适当的能力，那么阻止吃人族吃掉传教士以及阻止家庭成员把寡妇烧掉的做法还是合理的。

很少有卫生保健工作者会对价值的相对主义观点感到舒服。我们必须做出的决定都是很重要的，抛硬币则没有这种重要性。有些答案确实比另外一些答案更好，有些决定不必要做出。采取一种无道德的立场，认为某种程度上道德问题的所有答案都一样的做法在卫生保健行业是不可接受的。哲学家尼采关于我们是价值动物的声明是对的。不过，人类的价值观不像森林里的野兽那样是事先定好的一套正确行为，而是由生活的自由和选择所确定的。在卫生保健领域，“怎么样都行”的立场是不可接受的。在约翰·斯坦贝克（John Steinbeck）的著作《老鼠与人》（*Mice and Men*）中，一个人物说：“不再存在什么错误的事情了。”作者指出这句话反映了我们的道德价值观已经变得多么腐朽[9]。

本书是关于在充满价值问题的卫生保健领域如何进行选择。目的是给读者提供分析价值问题所需的理论框架、专业术语和技术，并介绍当前在做出这些困难决定的时候所用的一些伦理体系。现代卫生保健充满着各种必须做出选择的价值问题，而这种选择在很大程度上将决定我们的职业生涯和我们从职业中获得的愉悦。卫生保健领域有一个传统，即医务人员不应以一种自我中心主义的方式行医，而应考虑病人和职业的需要。我们的病人期待我们会以一种合乎伦理的方式提供服务，即使双方都不清楚要做到这一点必须怎么做。

价值理论家如劳伦斯·科尔伯格、让·皮亚杰、卡罗·吉里根研究了这些世界观的发展，提出了我们整个儿童时代价值观的成熟和获得。科尔伯格和皮亚杰描述的最成熟的价值观似乎是基于尊重法律平等前提下的自主决定体系。近年来，卡罗·吉里根提出了一种女性主义观点，认为男女应该有不同的发展轨迹，女性的最高价值观是个人责任。

本书并不是对这些困难问题提供答案，实际上这种很容易的答案也不存在。这是一本寻求为你提供正确问题的书，这样你至少觉得这些问题已经得到了适当的分析。

复习题

1. 梅西认为某些重大情感事件会促成一代价值群，让一代人拥有同一种世界观或价值模式。考察传统主义者，他们是价值观在 20 世纪 30 和 40 年代形成的一代人。当时的重大事件是大萧条、第二次世界大战、家庭结构扩充以及美国作为一种世界力量冉冉升起。你认为这些事件在下述价值领域可能创造出何种价值结构，并描述是如何创造出这种价值结构的：

a. 爱国主义

b. 工作的价值

c. 家庭成员角色

d. 合作行为

（1）注意：具有此价值群的人参与了一场流行的反抗邪恶集团的战争并获得了成功。其结果是他们产生了一种强烈的国家自豪感，认为建立足够好的国防是优先任务。

（2）挑选出一个你所知道参加过第二次世界大战的人，思考他或者她对爱国主义、工作、家庭角色和合作行为有什么感受。这个人的表述和你创建的那一代人相似吗？

（3）设想孩子在这样一个时代与环境中成长，当时社会中如下情况非常普遍：单亲家庭、贫穷、工作无意义、街头充满暴力、人们驱车呼啸而过、杀死陌生人、学校不够、学生进入学校还必须通过一个金属探测器的检测，流行媒体中充满性、暴力和拜金主义思潮的混合物。你认为这些事件在下述价值领域可能创造出何种价值结构，并描述是如何创造出这种价值结构的：

a. 爱国主义

b. 工作的价值

c. 家庭成员角色

d. 合作行为

2. 在这下面案例中，首先用尊重法律平等作为最高价值（男性发展轨迹），然后用责任和关系作为最高价值（女性发展轨迹）来做出决定。

这个案例涉及一个男人、他的妻子、他的母亲和他的儿子。这个家庭在外面坐着小艇玩，男人需要把握舵柄以保持小艇稳定。一阵大风吹过，小艇开始浸水。很显然，为了挽救其他人的生命，现在必须有人离开这个小艇，跳入水中。由于这个男人需要掌握舵柄，否则所有人都会处于危险之中，那么其他人（母亲、儿子、妻子）当中谁应该被牺牲？

用尊重法律平等作为最高价值来做出决定时，必须列出相关的原则或准则。而用另外一种发展轨迹时必须列出有关的责任，思考这些责任对上述人员生命的影响。

3. 用“一个人应该”作为每一句话的起始，写出一句表明你在下述领域价值观点的语句：

（1）家庭

(2) 工作

(3) 正直

(4) 流产

(5) 保密

4. 在科尔伯格的模型中有三个层次和六个阶段，分析下面六句话分别属于哪一个层次和阶段。

(1) 我不说坏话，因为我爸爸会对我发火的。

(2) 我投票不是因为我被期望这样做，而是因为这是正确的事情。

(3) 为了吃到冰激凌，我会撬门进我的房间。

(4) 我缴税，因为这是法律。

(5) 我帮助老年人过马路，因为这是一条童子军法则。

(6) 我在会堂里不跑步，因为我老师不喜欢那样。

5. 吉里根研究工作的应用之一是其提出了独立的《照料的伦理》(*Ethic of Caring*)，它不同并独立于《平等和正义的伦理》(*Ethic of Equality and Justice*)。如果没有平等和正义伦理，照料伦理可以存在并发挥作用吗?

关键词

利他主义 (altruism)

自主的 (autonomous)

无道德的 (amoral)

利己主义者 (egoist)

自我为中心的 (egocentric)

价值群 (value cohort)

参考文献

1. Abraham Maslow, *Motivation and Personality,* rev. R. Frager, J. Fadiman, C. McReynolds, and R. Cox (New York: Harper and Row, 1987).
2. David Hume, *A Treatise of Human Nature,* ed. L. A. Selby-Bigge (Oxford: Oxford University Press, 1988).

3. Jean Piaget, *The Moral Judgment of a Child,* Trans. M. Gabain (New York: The Free Press, 1964).
4. Lawrence Kohlberg, *Philosophy of Moral Development* (San Francisco: Harper and Row, 1981).
5. Carol Gilligan, *In a Different Voice* (Cambridge, MA: Harvard University Press, 1982).
6. Isabel Myers, *Gifts Differing* (Palo Alto, CA: Consulting Psychological Press, 1980).
7. Morris Massey, as cited in Michael O'Connor and S. Merwin, *Mysteries of Motivation* (Carlson Learning Company, 1988).
8. Allan Bloom, *The Closing of the American Mind* (New York: Simon and Schuster, 1987).
9. John Steinbeck, *Of Mice and Men* (New York: Modern Library, 1937).

第2章

价值观问题上的决策

目的

考察价值决策过程中共同的理论和方法。

学习目标

阅读完本章后读者应该能够：

1. 举出被认为是当代义务论、结果论和美德伦理学推理之父的理论学家；
2. 概括功利主义的理论立场，根据这种理论框架分析一个临床问题；
3. 概括康德的理论立场，根据他的义务论的推理过程分析一个临床问题；
4. 区分行为功利主义和规则功利主义，说出为何规则功利主义与义务论的推理过程是相似的；
5. 举出对义务论和结果论的主要批评意见；
6. 概括美德伦理学的理论立场；
7. 举出对美德伦理学立场的主要批评意见；
8. 举出义务论的理论家其基本理论的几个来源；
9. 给出神命伦理学理论立场的定义，根据这种推理过程分析一个临床问题。

美德伦理学：价值观的碰撞

这是一个医学伦理学家繁忙的时期。他要详细说明病人、试验对象、胎儿、母亲甚至是医生的权利。（与医学伦理学只是谴责不适当的经济行为，如费用分割和做广告那个时代相比，这是多么大的距离啊！）用完美的逻辑（只要给定某些基本假设）和优雅的语调，伦理学家提出各种论点……不过他提出的规则在本质上只是脱离实际的产物，在得到实践的检验之前，它们都是抽象并理想化的。

因吉尔芬格（F. J. Ingelfinger）医生

作为医生，我们受到的是本专业科学和技术的教育。关于药品准备、病情、和合适的疗法等问题，通常都有着直接并令人感觉舒服的答案。我们知道，如果我们应用正确的方式，或者遵循正确的程序，那么就会达到一个最佳答案。这些答案通常是可以被复制的，能够被验证的，一个医生只需陈述事实就能让每个人都达成共识。然而卫生保健中也存在一个价值观发挥指挥作用的领域，即对病人来说什么是对的、什么是好的这些问题。不幸的是，所有医生关于价值观问题经常存在不一致意见，答案也很少让他们都感觉舒服。

我们的价值观告诉我们对错与好坏，这隐含了我们对正确的行为有一种偏好。包裹在我们周身的这把相当主观的“筛子”通常会筛选出一些得到合理理由支持的强烈感觉或态度，并给予支持。虽然我们倾向于从“大伦理学”角度来思考价值问题，即那些涉及生死选择的问题，但我们也苦恼于一些需要我们根据对错观念来进行判断的日常问题。

如果一个医生不愿意改变药物处方，而这个处方显然不符合病人的最佳利益，那么药剂师是否应该批评这个医生？如果一个护士犯了一个错误，另外的护士有什么责任？如果一个病人向你询问某位医生提供的某项特定医疗保健服务的质量，而根据你的判断该医生的服务确实有些问题，那么你应该告诉病人吗？如果你把一项治疗方案用在本来不是接受这项方案的病人身上，但是在过程中并没有对病人造成伤害，那么你是否必须承认这个错误？作为一个理疗师，如果病人需要某项服务但付不起价钱，那么你假造保险单，从而可以向他提供适宜的服务的做法是否可以？作为一个呼吸科治疗师，你是否可以接受一家家庭健康设备公司向你支付的中介费、作为你指引你的住院病人到这个公司购买产品的酬劳？虽然上述问题没有一个是涉及生死决策的，但是也需要进行价值选择，而具有不同价值观结构的医生会有非常不同的答案。

可能在价值选择方面最让人感觉烦恼的是许多令人尊敬的人经常会根据自己的特定世界观得到极其不同的价值观立场。一些人把他们的意见建立在正式的哲学或宗教信仰之上，而另外一些人则试图考虑潜在后果的权重——寻求那些为最大多数人提供了最大多数益处的选择。还有一些人根本就没有用一个正式的体系来确定正确答案，而只是以当前的实践或过去的经验作指导。

由于价值无法进行科学分析，处理的也不是很容易定量化的问题，因此虽然价值观点通常能被深刻的感觉到，但却鲜少出现某种观点完全胜过另外一种观点的情形。由于我们对自己的价值观具有的强烈感情，因此我们通常会相信那些反对我们观点的人不仅错了，他们的错误甚至可能在某种程度上是邪恶的。在价值领域，我们经常看到个体会采取绝大多数人所持的立场，遵从大部分人的行为。作为专业人士，当我们个人价值观问题碰到不一致意见时，必须采用建设性而非破坏性的方法来解决这些问题，即使双方立场可能对立。例如，在流产问题的争论上，如果彼此不冠以对方“杀害胎儿的凶手”或“反妇女”这类头衔的话，达成互相包容会容易得多。

承认个体对价值问题会采取不同意见并不是说所有意见都具有同样的价值或可信度，也不是说一个答案比另外一个答案更好。当面对某些情形时，我们经常发现并没有“正确的”答案，或者有几个“正确的”答案。为了做出更好的价值决策，我们通常必须从对这些问题的初始想法和感情之外来建立一个考察问题的框架。本书介绍了几种理论立场，我们可以用此来考察充满价值选择的问题。

虽然世界观是属于个人的，不过理论家们已经总结出了一些特点。这些特点在不同个体、不同人群间都能适用。在不同的文化中存在各种不同的世界观和伦理体系。一种两极分类方法是把它们分成结果论和义务论的世界观和理论。

结果论

结果论基于结果或预测的结果来判断决策的对错。那些持结果论者认为对的东西也就是能够最大化某些利益的东西。因此，正确的事情也就是好的事情。这些理论家可能对“好的”由什么组成存在争论，但是一旦对此达成共识，则理论上他们在判定什么行动是“正确的”就不存在任何问题。在讨论卫生保健领域此类问题的著作中，比彻姆（T. L. Beauchamp）和麦卡拉（L. B. McCullough）把健康（疾病预防、消除疾病或控制疾病）、免受不必要的痛苦和疼痛、改善残疾状况，以及延长生命作为内在利益[1]。表 2-1 列举了许多被称为内在利益的“东西”。

表 2-1

内在利益
● 生命、意识和活动
● 健康和力量
● 各种形式的愉悦或满意
● 幸福、至福、满足
● 真理
● 不同形式的知识和真实的意见、智慧
● 美丽、和谐、匀称
● 审美经验
●（道德上良好的）性格倾向或美德
● 相互友爱、爱情、友谊、合作
● 好东西和坏东西的公正分配
● 个人生活中的协调和比例
● 权力和获得成就的经历
● 自我表达
● 自由
● 和平、保障
● 冒险和新奇事物
● 良好名誉、尊敬、自尊[2]

杰里米·本瑟姆（Jeremy Bentham，1748～1832）和约翰·斯图亚特·穆勒（John Stuart Mill，1806～1873）[3]被认为是功利主义之父，而功利主义则是结果论推理的最常见形式。对功利主义者来说，“好的东西”是指那些能够最大程度促进幸福或愉悦的事物。功利主义有可能被看作是“猪的哲学”——根据这个理论一只心满意足享受生活的猪要比不满的苏格拉底具有更高的道德状态。为了改进这个理论，避免出现上述情况，穆勒把幸福定义为一系列较高级的愉悦，如智力的、审美的和社会的享受，而不只是感官愉悦。这种推理过程的最纯粹形式是**行为功利主义**(act utilitarianism)，在这种理论下，决策过程是先把行动的各种可能选择列出来，然后根据每个行动所能带来的愉悦或功利数量加以权衡，选择能够最大化愉悦程度的行动。对此的批评意见认为，这种**享乐主义**(hedonism）形式的推理可能会导致这样一种

情况，即一群人把自己的愉悦建立在他人的痛苦之上，并且基于功利理论还觉得自己的行动是正当合理的。为了克服这种反对意见，一些较新的结果论理论认为应该加入利益的均等考量(equal consideration of interest) 这个原则，即不允许个体以牺牲他人的幸福为代价来增加自己的幸福。每个人的幸福必须得到平等考虑。行为功利主义的基本表述体现在如下原则中：在考虑每个人的幸福前提下，一个人的行动应该产生最大数量的净幸福（幸福减去不幸福)。但行为功利主义存在的一个实际问题是，个体必须能够在某种程度上预测和计算每个选择带来的不同水平的幸福。应用功利主义可能出现的最坏情况是，当个体权衡不同选择带来的不同水平的幸福和避免的痛苦时，他们可能需要不停地从一个立场转变到另外一个立场，而在这个过程中他们失去了自我。

功利主义体系也被称作为“目的论”，来自于希腊语“telos”，意指目的或终极。这个理论的基本概念是：正确的行为是那些带来最大产出的行为。人们经常会试图应用功利主义理论来对稀缺资源如卫生保健服务进行分配。根据这种理论，他们可以合理地拒绝给一个人支付心脏移植的钱，因为这些钱可以给数千人提供疫苗。图 2-1 是如何应用功利主义体系进行决策的流程图

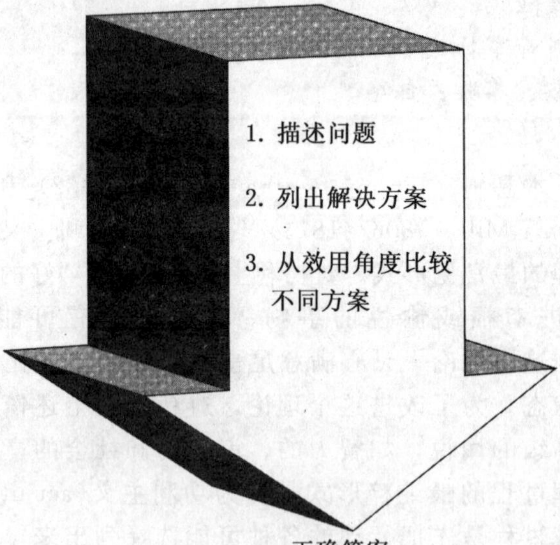

图 2-1 结果论推理

模型。

对功利主义的批评

1. 计算我们所有行动的可能后果，甚至要计算不行动的后果，这似乎是不可能的。

2. 功利主义可能会被用来支持不公平和对权利的侵犯。为了最大化一个人或一个群体的幸福，可能必然要侵害另外一个人或另外一个群体的幸福。

3. 功利主义对责任相对行为人不敏感。我们一般认为父母有义务养育儿童，医生伤害病人是错误的。但是在功利主义下，父母不养育儿童和医生伤害病人这两种情况都是允许的，只要这样做能够最大化全面功利。

4. 功利主义似乎没有给人以足够的尊重。在这种理论下，结果说明方法的正当合理性，因此把人作为达成目的的方式和工具也是合乎道德的。

5. 在功利主义下，预防其他人采取那些我们认为会损害他们自身利益的行动是正当的。在这样一种家长主义式的观点下，政府干预个人私生活同样也被认为正当，而这是我们无法接受的。

6. 功利主义自身并没有为我们的道德态度和假设提供基础。如果遵照功利主义观点，其行为可能会与个人的基本道德信念发生冲突，引起自我感丧失。

功利主义者对批评的回应

对功利主义提出批评的人通常基于这样一点，即功利主义似乎允许一个人把他人仅仅作为达成目的的方式而不是让他们自身成为目的。为了显示功利主义中存在的这个问题，批评者可能会假设下面所述的场景，其中使用他人作为工具似乎显示了很高的功利。

我们设想有一个人想要认识一个名叫朱迪的年轻女性。为了认识她，你与她的室友贝蒂成为了朋友，你是在工作场合偶然认识这个室友的。

功利主义者将从三个方面对批评者作出回应，捍卫自己的理论：

1. 功利主义者可以否认批评者提出的场景会达到所声称的结果。例如，当批评者声称功利主义允许用人作为工具时，功利主义者可以说用人作为工具所导致的结果总是比最优结果要差。如果我通过贝蒂来接近朱迪，那么最后我会使她们之间疏远，我自己的名誉也受到损害。

2. 功利主义者坚持认为，假定发生违反了直觉的结果，那么应该对我们的直觉进行修正，而不是改变或抵制理论本身。我们可以说，如果贝蒂不介意甚至对帮助你最终接触朱迪感到高兴，且朱迪也对结果感到高兴的话，那么实际上我们就是做了正确的事情。

3. 功利主义者可能会转向规则功利主义。虽然我们在某个特定环境下可以为使用他人来最大化功利的行为进行辩护，但是我们显然不能声称在所有情况下使用他人作为工具都是正当的。

可以避免行为功利主义中存在的要求进行精确定量化的问题的功利主义表述是**规则功利主义**(rule utilitarianism)。这种理论认为，如果一项行动符合已经得到功利原则认可的规则，那么这项行动注定是正确的。**效用原则**(principle of utility）要求规则在被普遍应用到广泛不同的情况下的时候都可以带来积极的结果。禁止妨碍言论自由的规则或强制性军事征用私人住宅的规则都可以被证明是适当的，尽管在某些非常罕见的情况下这些规则可能会带来幸福或愉悦的下降。

结果论观点经常是非常具有说服力的，因为在关于绝对真理这个问题上它们给现代犬儒主义以安慰；在容忍其他文化和观点方面坚持存在更好的自我。在近来约瑟夫·弗莱切尔（Joseph Fletcher）提出的**情境伦理学**(situation ethics)[4]等功利主义表述形式中，这一点尤其如此。他认为“好的行为”就是**大爱**(agape)，即定义为对人类的爱或普遍的良好意愿。在最后的分析中，他认为人类需要确定什么是合乎伦理的、什么是不合乎伦理的。如果一项行为帮助了他人，它就是一项好的行为；如果它伤害了他人，就是坏的行为。

在他的著作中，弗莱切尔提出了做出伦理选择的六个指南：

1. 同情人之为人；
2. 考虑后果；
3. 相称的益处；
4. 实际需要优先于理想化或潜在需要；
5. 扩大选择和减少偶然性的愿望；
6. 勇敢地接受作出决策的需要，同样勇敢地接受我们决策的后果。

正如我们可以从上面看到的，这六项指南没有呼吁建立一项绝对原则，没有呼吁建立人们可以依赖的权威机构；唯一可能对各竞争方案进行检验的是方案的结果。这个建议与医学临床模型相类似，在医学中最佳治疗方案选择就是最可能带来病人健康改进的方案。下述行为功利主义的案例研究考察了这种立场所面临的一些困难。

案例研究：行为功利主义——计算愉悦和痛苦

吉蒙内斯先生是一个 78 岁的慢性肺病患者（肺气肿），他有 40 年每天吸两包烟的吸烟史。他在吸烟中得到了很大的享受和满足，不想戒烟。

由于他的疾病状况因吸烟恶化，他的医生要求他戒烟。每次当他试图戒烟的时候，他就会变得易激惹和不高兴。他妻子和家人都憎恨他不吸烟，因为不吸烟的时候他就像变成了一头熊。

从行为功利主义的立场考虑这个案例，列出一个获得的愉悦和避免的痛苦的表，看看你是否可以确定吉蒙内斯先生是应该继续吸烟还是戒烟。

义务论

持义务论的伦理学家认为行为的基本对错取决于行动的内在性质，而不是所处的情况或行动的结果。这种立场通常被称为义务论，来自于希腊语中“义务”一词。一项行为要么是对的，要么是错的；它不可能同时两者得兼。这种世界观体现在好几种主要的伦理体系和宗教里。在康德[5]的经典著作《道德形而上学的基本原理》中，他认为行为的后果从本质上来说与行为的对错无关。康德的道德哲学基于这样一个重要事实，即我们都是理性生物，这种理性的核心特征是源自推理的准则普遍适用。他认为道德源自理性而不是经验，义务不是来自人性或所处环境，而是来自纯粹推理。这些普遍真理适用于所有人、所有时代和所有情况。康德认为人类思想以同样方式运作，不管你是谁、在哪里或者处在哪个时代。一项行为，如果符合一种规则，而这种规则又满足他称之为“绝对命令”的原则，则可以被认为是正确的行为。这里的“绝对”是指不存在例外情况，“命令”是指来自于原则的命令。这些“命令”可以被理解为普遍法则的公理表述。“命令”有三个要素：（1）普遍适用，即约束每个人；（2）无条件；（3）要求采取行动。例如，救生员有跳入水中拯救溺水者的无条件义务。救生员的思想过程可能是这样一系列的问题："所有拿工资的救生员都应该努力拯救溺水者吗?""这种拯救的义务是无条件的吗?""这次的情况是不是要求救生员采取拯救行动?"如果救生员对三个问题都回答"是"，那么根据康德的理论，救生员就有一种采取行动的强制道德义务。

与健康伦理学相关的公理是："我们必须总是把他人当作目的来对待，而不仅仅是手段。"康德认为人们具有做出理性选择的能力而且拥有一种绝对价值。因此，我们的尊严来自这种能力。不论何时，如果一个人仅被当作达成目的的手段而不是一个人的话，就侵犯了这种尊严。从这个公理可以衍生出其他卫生保健伦理学的原则。因此，即使对某种特定情况不了解，也可以通过确定某项行动与绝对命令的关系来判断其对错。图 2-2 显示了义务论推理过程的流程图。

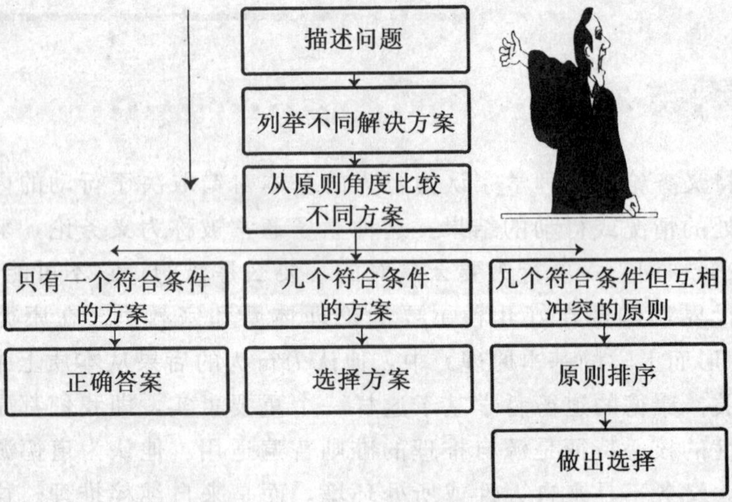

图 2-2 义务论推理

不久之前，媒体讲述了一个家庭不能为他们女儿找到一个合适的骨髓捐献者的故事。他们的女儿患了一种非常罕见的癌症，为了获得合适的骨髓，他们决定再要一个小孩，希望这个孩子能提供匹配的骨髓。康德一派的理论学家认为这种行为是不可接受的，因为这个孩子的出生只被当作方法和工具，而不是为他自己本身。

对康德的批判

1. 康德的道德哲学具有“不存在例外情况”的特征，这使得它过于严格，不适合现实生活。现实生活状况是如此变化多样，因此不可能创造出在所有情况下都可以指导我们行动的规则。

2. 道德不可能来自纯粹的推理。我们能感觉到痛苦和愉悦的事实对道德来说是很重要的，如果我们不能感觉到痛苦或愉悦，那么我们也不太可能会关心道德。

3. 不考虑我们行动后果的思想可能会导致灾难性的后果。我们都会被过分关心“遵守法律”的好心人所伤害。法律的精神通常不只是提供文字表述，而是提供理性决策的舞台。Robert Bland 谚语说：“过于坚持道德，就会变成邪恶。”这个谚语说的就是不考虑决定后果的思想的本质。

4. 即使是非人类动物也可以感觉到痛苦和愉悦，而康德以及其支持者则认为动物没有任何独立的道德立场，因为它们不是理性生物。

5. 有可能出现这样一种情况，即得到同一个“命令”支持的两种义务互相之间存在冲突（护士承诺不透露病人曾经问过她关于安乐死的问题，而家属又问护士病人是否和她讨论过这个问题）。

康德派对批判的回应

为了回应上述五种批判意见，遵从这种哲学立场的人们可能从以下理由做出辩解：

1. 相信一个人需要有例外情况就是把人的经验看作是对道德最重要的东西，从形而上学上来说，这是不正确的。因为只有一个人按照自己的经验去质疑道德法则的时候才会要求允许例外情况。换句话说，一个人需要用例外情况来对非最优的结果进行解释。但是结果属于经验的范畴，与道德无关。

2. 道德事实上是道德的基础。正如我们设想有一个人的痛觉器官坏了，他就不会感受到疼痛。虽然他失去一条手臂后并没有感到疼痛，但是我们依然可以认为他受到了伤害，因为他不能像以前那样有效地追求自己的目的和目标了。由于妨碍一个人的目的和目标等同于缺乏对那个人的尊重，因此任何会导致那个人失去手臂的行为都是不道德的，即使那个人并不会感受到疼痛。功利主义会认为失去一条手臂之所以是坏事（即使没有疼痛），是因为他们产生了由于不能再使用那只手臂的不幸福感。在这一点上，两者在基本的直觉上就产生了分歧，一种很难解决的分歧。

3. 不考虑结果的做法有时确实会导致不幸福，但是世界本来就充满不幸福甚至死亡。因此这种抱怨实际上反对的并不是康德的道德理论，而是这个世界的痛苦。我们不可能消除所有的痛苦，关键是我们在面对痛苦的时候做出有尊严的和令人尊重的行动。

4. 康德的理论中也有反对虐待动物的规则，但是我们对动物的义务其来源是间接的。我们约束自己不应虐待动物，是因为这种行为可能会让我们降低对人类的尊重。伤害他人所有的动物是对动物主人的一种伤害。

5. 对第五种批评意见，康德派从两个方面进行回应。首先，通常存在一种走出表面困境的方法。有时候如果两种义务似乎都违背一项完美义务，那么可以拒绝采取任何一项行动。其次，由于我们有时必须违背法律，所以生活可能会相当悲惨。在这种情况下，我们可能必须选择那种对自己或他人义务违背较少的行动。

义务论理论家显然希望促进一个好的结果。不过，他们觉得仅仅追求一个好结果不是伦理学的充分基础。对这些理论家而言，正确的行动是基于正确原则的行动，而不论结果如何。例如，如果生命是神圣的，那么谋杀就是错误的，不管是在何种情况下发生谋杀。义务论理论家们对“原则是如何来的”这个问题存在争论，一些人认为来自于自然法则，而另外一些人则认为来自于宗教戒律、直觉、社会契约、纯粹推理或常识。

义务论推理的一个非常有影响的表述形式是约翰·罗尔斯（John Rawls）的契约论(contract theory)[6]。在这个理论中，罗尔斯认为如果理性的人被放在一个要求他做出价值选择的社会环境中，而他又不知道他在这个环境中起什么作用（罗尔斯把这个情况称为初始情况），那么这个人会选择支持或有利于这个环境中处于最不利地位的人。因此，这变成了“金规则”的另外一种表述，即：当行动会对他人产生影响时，要想使这些行动从道德上得到辩护，那么行动者所采取的行为方式必定是如果当他们自己也处在同样情况下，他们希望别人对待自己的方式。社会契约理论的第一原则是保证所有契约人获得基本自由：

每个人都拥有一种源自于正义的不可被侵犯性，即使为了社会整体的福利也不能颠覆这一点。因此，正义拒绝接受“如果一些人失去自由能让其他人获得更大利益，那么这种行为是正确的”的说法。这些来自于正义的权利不受政治交易或社会利益计算的影响。

遵循这种推理思路，一个伦理社会应当关注的是对社会中处于最不利地位的市民提供照顾和支持，因为他们是最不能维护自己利益的人。这毫无疑问是一种义务论立场，因为它建立了道德平等的义务，这种义务不能和任何社会利益或整个社会的福利做交易。

那些道德直觉让他们相信在任何情况下流产都是错误的人和那些听到祈祷人说出自己有过乱伦行为但仍为祈祷人保守秘密的牧师，这两者遵循的都是义务论或绝对论的思想。义务论倡导的这种“不存在例外”的特征让大多数医生踌躇不前，就像我们似乎一直处于灰色地带而不是选择白色或黑色。下述义务论的案例研究给我们提供了一个考察遵循原则指导进行推理过程的机会。

案例研究：义务论推理——原则问题

胡安和乔是好朋友。他们毕业于同一所学校，去了同一个放射医学科室工作。他们的工作职责之一是确保病房中的备用设备随时可以提供服务。胡安和乔都上晚班的一天，在玩耍时胡安不经意间撞翻了设备，弄坏了设备的仪表。

这是一个意外事故，胡安要求你作为朋友不要告诉任何人这是他的过错。“事故总是要发生的”，你们关掉了设备，把损坏的部分送去进行维修，把一个好的仪表安装了上去。

第二天早上你们的老板发现这个设备被送去维修了。他问发生了什么事情，胡安说：“我不知道，肯定是有人撞翻了它。”老板看着你，问你同样的问题。

1. 用义务论解答这个问题。记住这种推理形式只考虑所涉及的原则，不考虑结果。

2. 本案例涉及了什么原则？

3. 涉及的原则中是否存在任何彼此冲突的情况？

4. 是否有些原则比其他原则具有更高的价值？

义务论和结果论这两种理论立场都没有提供一种能够在所有情况下都被接受的理论，两者在现代决策中的应用都存在严重问题。例如，就生命神圣性这个问题，如果绝对论观点获胜，那么现代医学和技术可能就必须尽所有努力把病人从死亡线上挽救过来，而不管期间的费用是如何不可忍受，家属是如何痛苦，或者其实没有能力把生命恢复到有意义的程度。相反的，如果功利主义观点获胜，那么我们可能就会看到这样一种论点，即让某些类别的残疾人去接受安乐死，其根据是去除这些人的生命服从整个社会的利益。今天，医生们在努力寻求一种可行的中间立场，而生物医学决策经常是介于绝对论和结果论两种观点之间好不容易达成的休战。在实践中，你很少会碰到不考虑情况的后果的人，也很少会碰到不参考任何原则做出决策的人。

美德伦理学

由于义务论或结果论都缺乏一种令人信服并能克服对它们主要批评的表述形式，因此在过去 30 年中，出现了对伦理学一种新的探索，一种不把伦理学理解为一套指导行动的规则，而是将其理解为一种角色义务或职责的特征。例如，让我们假设有一个处于腐败边缘的技术员，在经过谨慎思考后，他决定不参与一项存在利益冲突的商业交易。因为他害怕被抓住，被诉以欺诈穷人保险（medicaid）基金的罪名。如果有另外一个技术员也面临同样的情况，但是他从来就没有想过要参与这种交易，那么这两种选择之间有什么不同吗？

结果论关注的是推理出一个合适的行动，认为行动本身才是事件的实质，而非行为人的特征。从这个方面来看，那个曾经长期在腐败边缘犹豫的技术员和那个从来没有考虑腐败的技术员在道德水平上是一样的，只要他们在给定的情况下采取同样的行动。有些人甚至可能会认为那个处于腐败边缘的技术员是两者中更值得尊敬的，因为他曾经被诱惑，几乎要屈服，但最后抵制住了诱惑。

哲学家亚里士多德在《尼各马科伦理学》（*Nicomachean Ethics*）一书中提出了一个问题，这个问题同时困扰着那些以行为为中心的义务论伦理体系和结果论推理伦理体系。在这个问题中，他把关注中心放在了道德行为人的内心，而不是一项特定行为本身：

> 我们甚至可以说一个不因做了高贵行为而感到高兴的人根本就不是一个好人。如果一个人不因自己的公正行为而高兴，则没有人会认为这个人是公正的；如果一个人不因自己慷慨的行动而高兴，那么没有人会认为这个人是慷慨的。依此类推。[7]

亚里士多德不是根据义务论或者结果论的传统提出这个问题，而是遵循着第三条路，被称为美德伦理学（aretaic，来自于希腊语 arete，可以被翻译为优点或美德）。**美德伦理学**（virtue ethics）最关心的是做出决定的道德行为人的内心，而非采取一项正确行动的推理过程。根据这种观点，一个软弱的人不是由于受到强烈的诱惑最终做出受人敬佩的正确行动，而是这个人本来就有这种情感倾向和美德习惯，从而体现在了行为或不行为之中。美德伦理学把中心放在一个好人应该具备的诸如特征、特点、或者美德等内容上，相信一个人如果拥有适宜的道德美德，如勇气、耐心、智慧和正义，那么自然会按照某种方式做出行为。

因此，问题不是“我应该做什么”而是“如果我想生活得好，那么我应该怎么实现我的生活”。重点不再放在个体行为和困境之中，而是放在我们可以做什么来产生这种让我们会本能地做出正确行为的品格上。美德伦理学认为不仅仅做正确的行为是重要的，同样重要的是一个人有成为好人、做出正确行为的性格倾向、动机和特性。

好的道德品格通过一些特性展示如来，如勇气、宽宏大量、诚实、正义和耐心。美德伦理学主要关心个人品格和道德习惯，而非一项特定行为。

在过去几十年中，一些哲学家如阿拉斯代尔·麦金太尔（Alasdair MacIntyre）[8]，伊丽莎白·斯库姆（Elizabeth Anscombe）[9]，伯纳德·马约（Bernard Mayo）[10]和理查德·泰勒（Richard Taylor）[11]认为应该重新回到基于美德的伦理学传统。他们认为基于行为的伦理体系从本质上来看是消极的，不能鼓舞或激励人们采取良好的行为。如果没有个人的品格基础来激励人们采取某种行为，基于行为的伦理体系似乎更多的只是一种思想体操和拘泥于细节的体系，而不是道德的基础。

因此，道德美德不是因为天性或反对天性而来的。天性实际上为我们准备了接受道德美德的基础，但是它们的完全形成则是习惯的产物。

亚里士多德（公元前384～322）

在他的教义中，亚里士多德看到了人性的一种机能或本质。例如，医生们是要让病者变健康，统治者们是要明智地进行统治，市民们的个人动机是要追求好生活。这种本质或机能既不是自然的，也不是反自然的，它被认为是源于美德的实践。因此，好的品格产生于美德的实践，如勇气、诚实和正义。这种实践创造了从良好行为中获得愉悦的习惯，而这随后又成为了好生活的一个符号。一个人可以通过采取公正、有节制的行为而变得公正和有节制。亚里士多德提出美好品格的特性包括：

1. 道德行为必须是他们为自己而选择的；
2. 选择必须是来自坚定不变的品格；
3. 美德是一种选择行为方式的倾向。

道德的人有一种在两种极端间选择中庸的倾向。我们都经历过这样的时候，即我们的激情引导我们往某一个方向，但我们必须努力反其道而行之。(不是每种激情都有意义。例如，谋杀没有任何意义，因为谋杀本身是人际行为的一种极端方式）还有一些更好的例子，如正义、勇气、宽大、自豪、雄心、好脾气、诚实以及羞耻。

除了品格或道德美德之外，亚里士多德也相信知性美德，如实践智慧。他把这种美德定义为细思什么事情对自己是好的的能力。知性美德可以直接传授，而道德美德或品格美德必须自己经历才能学会。观点和指导本身没有让人们变好的能力。从这个含意来说，莎士比亚在《哈姆雷特》中的建议是正确的：“如果一个人要想拥有美德，他必须首先表现出这种美德。”善良是一种品格问题，而品格是随着时间流逝在行为中培育出来的。一个人试图通过实践正确的习惯来好好生活，这些正确的习惯通过实践变成了这个人固有的特征，因此成为了这个人的美德。知性美德如实践智慧和品格美德都不可能脱离彼此而独立存在。

当代哲学家中，把亚里士多德的思想拓展到一个更现代的伦理学表述形式的是阿拉斯代尔·麦金太尔。麦金太尔认为对美德存在许多不同理解、各自围绕不同文化下的理想品格。他分离并描述了几种理想化的品格，如荷马式的（Homeric，力量/勇士）、新约圣经的（New Testament，谦卑/奴隶）和早期美国人的（工业/资本家）。除了这些理想化的品格之外，他相信存在一种美德的核心内容，其中勇气、正义、正直都是基本组成要素。

在这种伦理表述中，实践是展示美德的舞台，只有通过特定的实践才能定义美德。麦金太尔思考的是社会角色问题，这种社会角色提供了评判优秀的标准、服从规则以及一些既定良好行为的一般成就目标。进入医生、牧师或者教师的社会角色就是要进入他们的实践，同时也要接受那个社会角色标准的权威性。以医生为例，一旦个体接受了这个职业，角色和医学伦理学历史就确定了你的责任和义务。图 2-3 展现了如何通过美德伦理学推理来进行决策。

由于各种实践都有自己的历史，因此个体进入一种实践之后所面对的不仅仅是与当代实践者之间的关系，还要面对与先辈们的关系。对那些以前就加入了这种实践，一直延续到目前的人来说，这一点尤其如此。因此，我们不仅向传统学习，传统也向我们学习。我们快速变化的专业确实让美德伦理学面临一些问题，如在一段时期里被认为是美德的东西在下一个时期可能就不被认为是美德了。最好的例子可能是护理。20 世纪 50 和 60 年代认为好的护理实践的美德，如柔顺和尊重，现在已经被其他美德，如病人倡导、病人教师等取代了。另外相当可能的一种情况是，在这个同样的转变过程中，不同的护士群体可能会对什么是“好护士”持有不同的观点。

如果我们真的对自己作为医生的行为进行考察，观察哪些因素参加了我们的决策制订过程——即计算关于职业责任和义务方面什么是对的、什么是错的，那么会发现我们通常遵循的是一个理想化的角色内涵。我们在问自己“当好护士、好理疗师或好放射技师面临同样情况时，他们会做什么?”从这个含意看，我们不是从一种目的论或义务论的角度来计算我们的责任，而是受我们在卫生保健队伍和社会中的角色和位置所赋予的责任所引导。美德伦理学确实面对的一个问题是，当今医务人员面临的情况是历史上从未出现过的，因此还没有创建出一种角色职责，传统也无法提供答案。这种新情况的例子之一就是护士或呼吸科治疗师不仅要从一个永久植物状态的病人身上拔

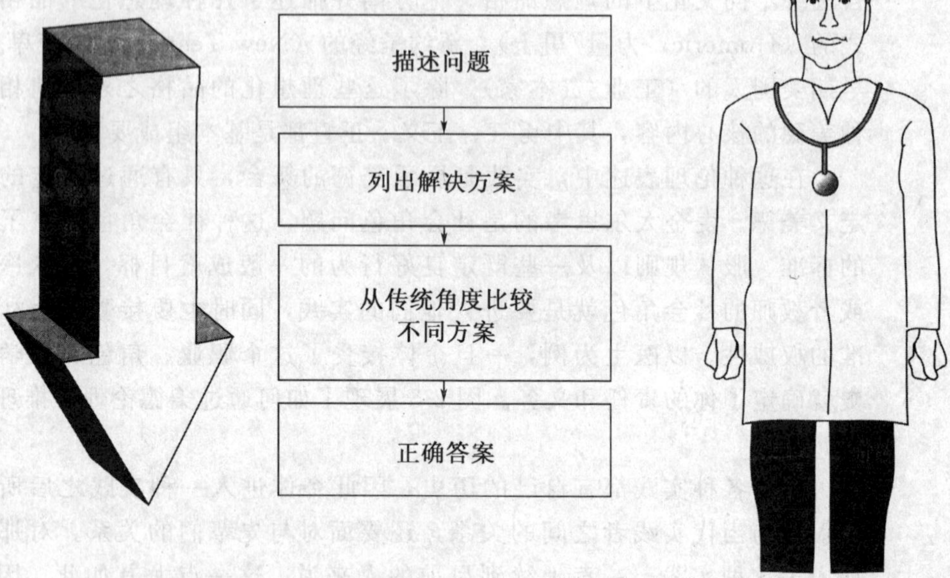

图 2-3 美德论推理

掉呼吸机也要拔掉进食管和静脉滴注管。

对美德伦理学的批评

1. 美德伦理学一般不对决策制订提供明确指导。

2. 由于美德伦理学依赖传统实践，因此它不能对实践改变做出快速回应，而这种改变要求伦理学做出新的道德回应。

3. 责任来源于一个人的社会角色，这种思想可能会导致或者延续阶级主义(classism) 或男性至上主义。

4. 对传统的强调使得道德更多依赖过去的经验而不是推理。这使得在道德判断中，很少提供尊重、个人自主以及推理的应用。

5. 医务人员们经常发现他们面对的是多个理想化的角色，而多个角色之间可能会发生冲突（例如，在发生疏忽过错的情况下，医务人员要同时面对成为团队成员的需要和成为告密者的需要）。

美德伦理学对批评的回应

美德伦理学的倡导者会用以下理由对上述批评做出回应：

1. 美德伦理学确实没有提供明确指导，因为美德伦理学关注的是品格，但是这并不是说不采取行动。有道德的人会自动地去做正确的事情，因为他们的品格让他们这么做，或者因为这是社会角色所赋予的义务。这并不是要否认确实存在很难做出选择的时候，而是说这是所有伦理理论都面临的一个问题。以康德派和功利主义学派为例，就像需要对由品格决定的决策做出合理化解释一样，同样也需要为这些理论提供的权威性的答案做出合理化的解释。

2. 美德伦理学把自己不随兴之所至的喧嚣而快速发生改变看作是一件好事情。我们应该非常谨慎地确信拟议中对传统或者社会角色的改变是朝着更好的方向。实际上，社会规范的快速改变经常会导致哲学家阿尔文·托富勒（Alvin Toffler）所称的“未来休克”。当时代变换速度超过人们所能调整的时候，人们经常会发现他们无所依从。

3. 虽然美德伦理学不强调个体决策者的理性，但那是因为它依赖于一个更高的理由：时间的智慧。美德伦理学家认为个人的推理只是对传统累积下来的理性的拙劣模仿。就自主这个问题，许多美德伦理学家相信我们当代许多社会问题是自主过多、尊重传统太少的结果。

美德伦理学似乎对伦理的讨论增加了一个很重要的范畴，但是并没有提供全部的答案。美德伦理学指导我们首先成为一个有同情心、令人尊敬和值得信赖的生命，它提醒了我们在基于行为的伦理理论中经常忽视的一些重要方面。不过，即使善良、令人尊敬、富有同情心的生命经常也不知道怎么做才是正确的。美德伦理学可能是对义务论或者结果论的一个重要补充，因为它提醒我们在价值领域，行为人的个人品性经常和他推理出一个正确答案的能力同样重要。下面这个“圣徒和罪犯”的案例研究给我们提供了一个考察美德伦理学性质的机会。

案例研究：美德伦理学——圣徒和罪犯

考虑有这样两个人：

玛利亚是你的一个临床实验科学班的学生，作为一个教师你认为她是最不可能成为一个好的卫生保健服务提供者的。玛利亚非常聪明，但是她来自一个乱七八糟的环境；虽然她在你的班级里面取得了令人满意的进步，但是她似乎也是最会投机取巧的学生。

有一天你离开了办公室，办公室的门没有关，期末考试试卷放在你的桌上。玛利亚在这座办公大楼里面做勤工俭学工作。她知道你今天将不回办公室，并注意到你办公室的门没有关。她进入你的办公室，看到了试卷。

当走向办公桌的时候，她觉得复印一下试卷是非常容易的事情。但是在最后关头，她停下来，想了一想，她觉得自己已经为期末考试做好了准备。而且如果她在考试中得到A等，但是有人看见她从办公室出来，那么可能会出现麻烦。她不想要这种麻烦。

她退出了办公室，四处查看没有人看见她，锁上了门。她想“如果我不能看到试卷，我确信没有其他任何人会看到这份试卷。”

亚瑟是你班级里的模范学生。在做白日梦的时候，你经常梦想自己这个班级是一个完美的班级，每个位置上的学生看起来都像是亚瑟。

有一天你离开了办公室，办公室的门没有关，期末考试试卷在你的桌上。亚瑟在这座办公大楼里面做勤工俭学工作。他知道你今天将不回办公室，并注意到你办公室的门没有关。他进入你的办公室，看到了试卷。

亚瑟一看到试卷在桌子上，他就退出办公室，锁上了门。他想“我得去警告老师要注意锁门。”他觉得自己对考试已经准备得很好了，他也确实没有复印试卷。

在美德伦理学中，上面两者中哪一个更高尚：是受到诱惑但做出正确选择的罪犯，还是对诱惑毫不在意的圣徒？说出你的理由。

神命伦理学

神命伦理学是在伦理学争论中经常出现的第四种伦理学理论，因此值得本章在对标准伦理学理论的论述中讨论一下。这种理论的思想很简单，即认为存在一种神圣的生命，它制订了一系列有限的规则，信徒们声称这些规则能够为大多数道德决策提供指导（即使不是全部道德决策的话）。一个重要的例子是一套被称为“十诫”（Ten Commandments）的来自犹太教与基督教所共有的传统规则，其中包含了多数文化所共有的一些道德禁令，也包括了一些要求严格坚守某一特定宗教的特定规则。我们关心的是特定的道德禁令。十诫中的规则包括禁止盗窃、通奸、谋杀等戒律。把这些规则背后的推理延伸到各种不同的情况下，这些基本规则可以被作为适用于广泛范围的行为指南。一些人主张反对谋杀的规则隐含着安乐死和流产是错误的这层意思。当然，几乎也有同样多的人拒绝认为这些规则可以用这种方式来解释。

神命理论的另外一种形式是基于一个非神的、但道德上堪作楷模的个体（如佛陀）的命令理论。佛教的“四谛”和“八正道”，和其他各种对尼姑和僧侣的规则一样，遵循的是与神命理论一样的逻辑，唯一的不同是它们的教义源于一个非神个体。犹太基督教和佛教两者教义的逻辑是一样的，两者都有一些我们应该遵循的道德禁令。如果不遵循这些禁令，犹太基督教认为会受到神的惩罚，而佛教认为将不能涅槃。

对神命理论的批评

1. 神命理论都假定应信仰神圣生命或堪作楷模的人。这些信仰可以被质疑到何种程度，那么这种理论也可以被质疑到什么程度。

2. 神命理论不能适用于所有可能需要进行道德决策的情形。这个问题经常要么导致原教旨主义，简单地认为把基本规则延伸到其他情形也不会有任何问题；要么导致对基本规则的不同解释，从而导致人们道德观点上的不同。

3. 神命理论一般有“没有例外”这样一条，只是有的明确表达出来了，有的是含蓄表达的。对于生活在道德问题非常复杂的时代的人们来说，这是一个问题。

4. 神命理论存在被称为“欧提弗罗问题”（Euthyphro Problem），这个说法来自柏拉图对话录《欧提弗罗篇》。这个问题是，如果一个神圣生命或一个道德楷模（武断的）认为一项行为道德上不可接受，那么这项行为是否真的在道德上不可接受？或者说神圣生命或道德楷模的规则是否也是基于一些正当合理的理由？是因为上帝喜欢一项行为所以这项行为是好的，还是因为这项行为是好的上帝才喜欢？如果是前者，很难想像为什么我们要被强迫遵循一种如此武断的规则；如果是后者，那么我们可以越过“中间人”（上帝），直接求助于正当理由。不管是哪一种情况，我们都可以质疑为什么要同意神命理论提出的规则。

神命理论对批评的回应

神命伦理学的追随者们以下列理由来回应批评：

1. 对于不信仰神的人，那么对于第一项批评意见无法做出令人信服的回击。不过对于信仰者，那么假设神圣生命或道德楷模的存在并没有什么问题。对于真正的信仰者，这只是一个简单的领悟问题。

2. 对第二项批评的简单回应就是认为解释问题不是难以克服的。只要有充分的研究和信仰，人们就可以得到普遍接受的解释，就能够把基本规则背后的推理进行拓展，以适用于所有当代情形。这只是一个把教义和告诫与自身相对照的问题。

3. 对已揭示的真理存有例外的需要正是堕落时代的一个征象，可能对规则的更深坚持会导致一个道德上更完美的社会。

4. 神命理论学家认为宗教道德禁令背后是有理由的，但是我们的个人局限性使得我们不能完全看穿这些理由。因此，要求我们信仰来自神圣生命或道德楷模的教义和规则。

显然，对那些信者来说，神命伦理学通常提供了一种有意义的伦理决策体系。不过这是一个信者和不信者并存的世界，一个充满以前世代从未碰到过的复杂问题的世界。很难想像古代的教义可以很好地解决现代的问题，如克隆问题、或者收集和冰冻死去配偶的精子以备将来进行人工授精的做法是否合适的问题。现代卫生保健中所存在问题的复杂性和背景，似乎超出了任何绝对论理论如神命伦理学所能解决的范畴。不过当我们考察不同宗教对器官捐献的决策的时候（附录三），发现显然神命理论的推理也可以是具有高度适应性的。

虽然神命伦理学似乎适于个人决策制订，但是如果要求具有不同信仰体系的人一起进行推理并得出一个大家都可以接受的决定，则似乎存在某些问题。认为自己已经掌握了被揭示的真理的人可能很难看到其他不同意见的价值，很难看到探索围绕问题的大量其他选择的价值。当一个人认为，与其他伦理体系正在苦苦寻求正确答案不同，神命伦理学已经提供了不仅是正确而且是很好的答案的时候，这一点是可以理解的。他们还会把对立的观点不仅看作是错误的，甚至可能是邪恶的。

小结

在生命过程中，作为人，我们每个人都会发展出自己的一套一致的态度、感情和意见，我们借此判断身周的各种行为是好的还是坏，错还是对，积极还是消极。这种价值体系或世界观是由我们的传统和生活事件塑造形成的。

本章介绍了几种伦理体系来协助我们进行价值问题的决策，介绍各种价值决策所需的规则。显然通过抛硬币来解决这些问题是不可接受的，而认为任何选择都和其他选择一样会导致伦理多重性。允许社会道德中立并不符合社会秩序和进步的需要。当前，接受程度最高的伦理体系是义务论、结果论、神命伦理学和美德伦理学。每种体系都可以用来对伦理问题进行思考，提供决策的框架。每种体系都有当代理论家变化出不同的模型来考察当代伦理问题，但是这些模型都可以被归于义务论、结果论、神命伦理学或美德伦理学四类。

上述每种一般伦理体系都遭到过合理的批评，这些批评都没有被解决，没有一种体系到目前是被普遍接受的。当我们考察自己的个人价值体系时，会发现在有些决策问题上我们应用了义务论，在另外一些问题上则可能应用了结果论。一个人可能对诸如流产等问题坚持义务论，而对撤销或取消生命支持等问题持结果论。曾经有人指出，就像在单兵战壕里没有无神论者一样，在卫生保健服务领域，如果在决策中不依赖原则或没有环境框架，那么这种决策是很难让人感觉舒服的。被认为发明了“生物伦理学”这个词的范·伦斯拉·波特（Van Rensselaer Potter）[12]解释说，这门新的学科关注医学伦理学的传统任务，帮助个体医务人员做出决策，去面对伦理决策问题。因此，伦理学是寻求给道德价值领域的决策任务带来敏感性和方法学的体系。

不管为解决问题人们选择哪一种伦理框架，这种方法通常包括六个基本步骤：

第一步：确定问题的特征。描述问题，确定所涉及的原则。有关的当事人都有谁？谁负责做出决定？

第二步：收集问题相关的事实资料。哪些是事实，哪些是意见？法律后果是什么？法院以前是否对此类问题做过判决？是否存在概括这个问题的文件？

第三步：考察具有基本可信性的不同选择。你能想出的选择越多，那么找出一个你可以支持的选择的机会越大。

第四步：权衡、评价潜在的不同选择。在每种选择下，涉及的当事人将遭遇什么？是否已经平等地考虑了每个人？“赞成哪个原则，哪个原则被牺牲了？”“你打算应用哪一个伦理体系来做出选择：功利主义、义务论还是美德伦理学？”

第五步：做出你的决定，据此行动。

第六步：评估和评价行动的结果。

下几章将讨论卫生保健问题和做出决定的方法。下面的练习题中将会应用多种方法，但是大多数习题围绕的是前面概括的六个基本步骤。

复习题

1. 在这个案例中，先用义务论然后用结果论来说明你的决定的理由。

作为一个当地的药剂师，你认识史密斯家庭已经好几年了。他们既是你的顾客和消费者，你也把他们当作你的朋友。史密斯家的小姑娘一直是你最喜欢的，你看着她长大，成为一个非常漂亮的 13 岁小姑娘。有一天，当没有其他顾客在场的时候，她问你要一个工具来检测自己是否怀孕，并恳求你不要告诉她家人她跟别人发生过性关系。

2. 鉴别下述语句分别属于括弧中的哪种类别（文化相对主义、享乐主义、结果论、美德伦理学、神命伦理学、义务论）

（1）“如果我觉得很好，那就是很好。”

（2）“在你穿他们的鞋子走上一公里之前，不要做出任何批评。”

（3）“用呼吸机维持老年人生命的费用超过了社会所能承受的。85 岁以上的老年人不应该被接上呼吸机，或者应该被拿掉。”

（4）“一旦怀孕开始，一个人就已经出现了，具有与其他所有人一样的所有权利和特权。由于生命是神圣的，不管处于何种情形，都不能做任何牺牲胎儿的事情。”

（5）“作为从事治疗艺术的医生，我们的使命就是要照顾那些生病的人，就算他们的病情会威胁我们的个人健康也是如此。”

3. 美德伦理学依赖于一套可识别的良好实践。作为你专业的一名医务人员，列举一些人们期待你表现出来的美德。

4. 在本章开始部分，我们提出了一系列每天会碰到的价值判断问题。对每个问题做出“是”或者“否”的回答，确认你是以何种理论来得到这个结论的：义务论、结果论、神命理论或美德伦理学。

（1）从一个病人那里获得礼物是对的还是错的？

（2）你拥有一家诊断性诊所的部分权利，你把病人转诊到这家诊所，这种做法是否可以接受？

（3）如果一个医生不愿意改变药物处方，即使这个处方显然不符合病人的最佳利益，那么药剂师是否应该批评这个医生？

（4）如果一个护士犯了一个错误，另外的护士有什么责任？

（5）如果一个病人向你询问某位医生提供的某项特定医疗保健服务的质量，而根据你的判断该医生的服务确实有些问题，那么你应该告诉病人吗？

（6）你是一个放射技师，你给一个住在 407 房间的病人用便携式 X 光机做了一次胸部检查，但后来发现搞错了。并不是这个病人需要做这项检查，但是也没有对病人带来伤害，那么你必须报告这个错误吗？

（7）作为一个理疗师，如果病人需要某项服务但付不起价钱，那么你假造保险单从而可以向他提供适宜服务的做法是否可以？

（8）作为一个呼吸科治疗师，你是否可以接受一家家庭健康设备公司向你支付中介费，作为你指引你的住院病人到这个公司购买产品的酬劳？

（9）一个外科护士是“支持生命”派的强烈支持者，那么她拒绝参加一项治疗性流产的行为是否正确？

关键词

行为功利主义（act utilitarianism）

大爱（agape）

美德（aretaic）
阶级主义（classism）
结果论（consequence-oriented system）
义务论（duty-oriented system）
利益的公平考量（equal consideration of interest）
安乐死（euthanasia）
享乐主义（hedonism）
中间立场（mean）
道德（morality）
穷人保险（medicaid）
效用原则（principle of utility）
规则功利主义（rule utilitarianism）
功利主义（utilitarianism）
美德伦理学（virtue ethics）

参考文献

1. Tom Beauchamp and Laurence McCullough, *Medical Ethics: The Moral Responsibilities of Physicians* (Englewood Cliffs, NJ: Prentice Hall, 1984), p. 37.
2. William Frankena, *Ethics* (Englewood Cliffs, NJ: Prentice Hall, 1973), pp. 87–88.
3. John Stuart Mill, *Utilitarianism, On Liberty,* and *Essay on Bentham*, ed. with intro. by Mary Warnock (New York: New American Library, 1974).
4. Joseph Fletcher, *Situation Ethics* (Philadelphia: Westminster Press, 1966).
5. Immanuel Kant, *Groundwork of the Metaphysic of Morals,* trans. J. J. Paton (New York: Harper and Row, 1964).
6. John Rawls, *A Theory of Justice* (Cambridge, MA: Harvard University Press, 1971).
7. Aristotle, *Nicomachean Ethics,* Trans. T. Irwin (Indianapolis, IN: Hackett Publishing Company, 1985).
8. MacIntyre, Alasdair. *After Virtue* (Notre Dame, IN: University of Indiana Press, 1981).
9. Elizabeth Anscombe and Peter Geach, *Moral Truth and Moral Tradition* (International Specialized Book Service, 1994).
10. Bernard Mayo, *The Philosophy of Right and Wrong* (New York: Routledge, 1986).
11. Richard Taylor, *Ethics, Faith, and Reason* (Upper Saddle River, NJ: Prentice Hall, 1985).
12. Van Rensselaer Potter, *Bioethics: Bridge to the Future* (Englewood, NJ: Prentice Hall, 1973).

第3章

卫生保健伦理学的基本准则

目的

向读者介绍分析道德困境所用到的基本准则，以及这些准则是如何应用到卫生服务提供领域中的。

学习目标

阅读完本章后读者应该能够：

1. 区别道德和伦理；
2. 掌握医学伦理中的基本准则，及其在医学伦理规范建设中的应用；
3. 定义卫生保健伦理学中的基本准则；
4. 给出家长主义的定义，并且说明为何从最好的方面来看，这是自主和有益准则之间的矛盾；
5. 概括介绍医患之间特殊的信托关系；
6. 区别补偿公正、惩罚公正、程序公正和分配公正；
7. 概括介绍与副作用相关的伦理问题及无害义务，并说明用双重效果准则如何回答这个问题；
8. 解释知情同意准则是如何从自主准则派生出来的；
9. 解释哪些情形下善意欺骗是适当的。

应用伦理学

我发现，伦理学中的困难和不利条件——历史上充满这些困难和不利条件，就像其他所有哲学研究一样，可以主要归咎于一个非常简单的原因，即在没有先去精确发现到底你希望回答的是什么问题之前，就试图对问题做出回答。

摩尔，《伦理学基本原理》(G. E. Moore, *Principia Ethica*, 1903)

我们的社会道德和法律权利是从一般世界观中发展出来的。这种发展过程一直处于一个持续的演变过程中。例如，我们社会在历史某个时段支持奴隶制度，后来则抵制奴隶制；开始时压迫俘虏、不尊重残疾人，后来则努力为所有人创造一个合理的生存空间。这些社会变化可以被看作是对一种模糊的概念的反应，如“做好事、不做坏事”或者“个人尊严与生俱来”等。

这些概念是我们道德和伦理学的部分基石，在每个时代都得到不断地重新解释。历史上某个时段一些价值观非常盛行，但是后来又会被其他价值观所取代，一个很好的例子是 19 世纪中期的标语“野蛮文化的孪生遗留：奴隶制和一夫多妻制”。今天这种标语已经没有什么情感冲击力了，但是在那个时候它说明了军事行动的正当性。同样的，“支持选择”或“支持生命”观点的社会影响最终也会走完它们的旅程，对未来的人们来说，它们可能就像是孪生遗留一样离奇。

为了更清晰地理解道德和伦理的差别，我们可以分析伦理学家约瑟夫·弗莱彻尔[1]提出的区分方法。他指出：“道德是人们相信的对的和好的东西……而伦理是对道德的批判性思考和理性分析。”因此，伦理学只不过是对我们如何判断对错的研究的一般统称。伦理学提供了一种分析道德生活的方式。

职业伦理学，如医学伦理学和法律伦理学，是应用伦理学，旨在为本职业带来伦理行为。在卫生保健服务提供领域，主要目标是追求健康；预防死亡和缓解痛苦是次要目标。现在已经发展出了一些卫生保健领域的基本伦理

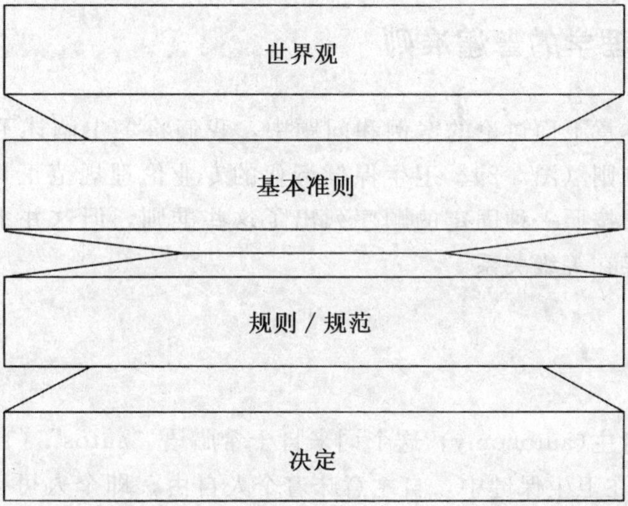

图 3-1　价值推理层次

准则，在追求上述目标的过程中碰到价值问题，医务人员可以用这些准则来确定其对错。这种基本伦理准则包括：自主、诚实、保密、有益、无害、公正和职责忠诚。图 3-1 以图形方式介绍了生物医学伦理学中的一般层次：一般世界观、普遍准则、体现在伦理规范中的规则、决定。普遍准则可以应用于人类行为的其他领域，如政治学、商业和战争行为。

但是普遍准则应用在不同的领域时，由于追求的终极目标不同，关注的中心也会与以健康为目标的卫生保健领域不同。这种关注中心的转移可以从第二次世界大战北非战役的一次事件中看出。盟军当时面临着有两群士兵都需要抗生素的困境，而现有的药物只够一群士兵使用。一群士兵中有传统意义上的英雄，他们在对抗敌军坦克部队时受伤；另外一群士兵则是在当地妓院受的伤，感染了性病（可能也是一种传统，但是不那么具有英雄色彩）。谁应该获得这些有限的药物？如果做出纯粹的医学选择，那么决定可能是治疗那些战争英雄，因为他们的伤口很严重。或者甚至可以通过摸彩来确保对药物的平等可及。不过，由于当时的主要影响因素是谁能好得更快，从而可以重返战场（这不是医学上关注的中心内容），那么决定很容易——治疗那些在妓院中受伤的人。

生物医学伦理学的普遍准则

本章下面讨论的案例和问题中，我们将集中阐述卫生保健系统所关注的基本准则（图 3-2）。卫生保健行业的专业伦理规范正是来自于这些准则。虽然本书按照一种固定的顺序列出了这些准则，但这并不是说这些准则在重要性上存在等级关系。

自主

自主（autonomy）这个词来自于希腊语“autos”（自我）和“nomos”（管理）。在卫生保健中，自主意味着个人自由，即个人可以自由选择和实施自己的决定，不受欺骗、威胁、限制或强制。真正的自主包括三个基本要素：

1. 做出决定的能力：如果病人没有充分的信息，没有相当的智力，自主只是空话，没有任何意义。

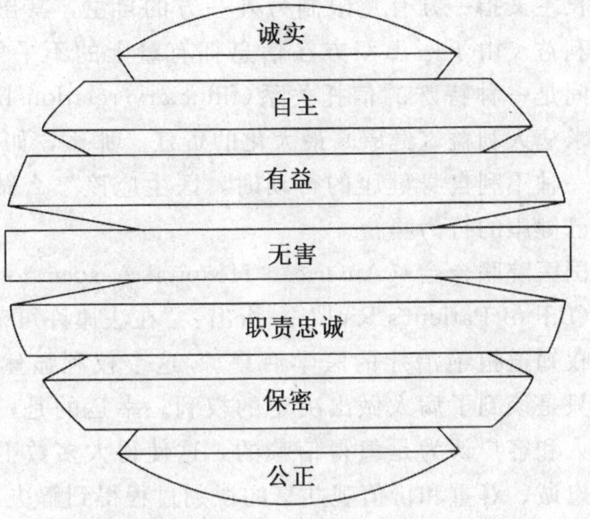

图 3-2　普遍准则

2. 根据自己的决定实施行动的权力：显然二战时期集中营里的囚犯能做出所有他们希望做出的决定，但是他们没有权力去实施这些决定。

3. 尊重他人的个人自主：对医患双方个人自主的同等尊重才会使医疗过程显得高尚和专业。**自我决定**(self-determination) 这个词也经常用作自主的同义词。

从自主准则派生出**知情同意**(informed consent) 原则。知情同意原则一般包括医生向病人公开信息、保证病人对信息的理解、病人的自愿性、病人做出决定的能力和病人的准许等内容。显然，如果医生没有让病人得到足够的信息，没有让病人理解这些信息，那么病人就无法自由选择合适的医学方式。在需要病人做出同意或不同意的决定时，如果病人有能力在不同方案中进行理性的选择，那么医生就必须把信息提供给病人。在一些例外情况下，违背知情同意原则是合法的，即**治疗特权**(therapeutic privilege)。治疗特权主要适用于以下情况：紧急情况下、病人没有能力时、法律规定的例外情况或者已经有隐含的同意表示时。治疗特权中一个存在争议的领域是**善意欺骗**(benevolent deception)，即允许医生根据合理的医学判断蓄意向病人隐瞒信息，因为医生认为公开信息可能会对那些情绪沮丧或者不稳定的病人产生伤害。

卫生保健伦理学中的一大矛盾是自主与家长主义(paternalism)之间的矛盾。家长主义指一方有意限制另外一方的自主，其出发点则完全是为了另外一方的利益。由于医患双方在信息拥有量上的不平等和病人对医生的信任，医患之间是一种特殊的信托关系(fiduciary relationship)。这种关系赋予医方一种寻求病人利益（健康）最大化的责任。那么，如果病人根据个人自主权，选择了一种不利自身健康的行动时，医生应该怎么做呢？病人有权做无益或有害自己健康的行为吗？

美国医院联合会（American Hospital Association，AHA）的《病人权利公约》(Bill of Patient's Rights) 指出："在法律许可范围内，病人有权拒绝治疗，有权知道拒绝治疗的医学后果。"这个权利显然没有谈到病人决定的质量，而只是谈到了病人做出决定的权利。幸运的是，作为医生我们的职业通常被病人和客户认为是值得信赖的，这使得大多数卫生保健问题能够通过一种基于忠诚、尊重和价值观共享的谈判过程得到解决。

在有些情况下，由于病人不可能充分理解信息，因而也不能做出真实的决定，这时限制病人的自主就是必需的。例如，重度疼痛病人在极度疼痛时可能会做出中止治疗的决定，而实际上继续治疗能挽救其生命、恢复其功能，那么是否应该允许病人做出这种决定并尊重这种决定呢？

随着人口的持续老龄化，我们的社会将面对越来越多的身体虚弱和患老年性痴呆的人。即使我们最终必须取消这些人的部分自主权，那么谁来决定这个"部分"到底是多少？关于自主权和能力的问题将在第七章进行更深入地讨论。

诚实

诚实(veracity) 指医患双方都应互相告知真相。病人必须如实回答医生的询问，以便医生能提供适宜的服务。医生需要向病人公开信息，以使病人能行使个人自主权。

医患之间的特殊信托关系意味着病人有权相信医生会比他们日常生活中所面对的其他人更加诚实，更值得信赖。如果你要买一辆二手车，实际上你也希望销售商会如实告知你有关车子的情况。如果你向销售商询问一个具体的问题而他撒了谎，那么他就构成了欺诈，但是大多数司法体系都不要求他主动说出所有相关信息。然而，医生的职责决定他必须公开所有相关信息。有关医生的职责忠诚问题将在第六章进一步讨论。

即使冠以善意欺骗的名义，不告知病人真相的想法有时也是相当值得质疑的。医生们认为病人可能不是那么足够坚强，或者需要更多的准备时间来接受令人不愉快的真相。但是，不告知病人真相的做法可能会带来灾难性的后果——虽然当事人（病人）个人可能是得到了安慰，但是这种做法告诉其他所有人（如家属、朋友、家庭看护人员等）医务人员也会对他们的病人撒谎。当这些人也生病的时候，他们会回忆起上次医生撒谎的经历，从而觉得不能信赖医生。对病人撒谎这种行为真正合理的情况是极其罕见的。现代卫生保健基于医患之间一系列复杂的契约关系，而这种契约关系只有在信任、诚实和忠诚的前提下才能发挥最佳作用。

列夫·托尔斯泰（Leo Tolstoy）在他的作品《伊凡·伊里奇之死》中清楚地解释了医生的善意欺骗行为是如何迫使一个病人做出一系列不适合他环境的疯狂举动：

“最折磨伊凡的就是欺骗、谎言，而所有人因为某种理由都相信了他只是生病，而不是即将死亡……折磨伊凡的是没有人像他所希望的那样对他表示同情和怜悯。在痛苦持续的某个时点，他希望绝大多数人就像同情一个生病的小孩那样来同情他（虽然他可能耻于承认这一点）。他渴望被宠爱，被安慰……”[2]

关于是否告知病人真相这一点，医学界的态度一直很含糊，因为告知真相的做法可能会和带给病人最佳利益的愿望相冲突。**安慰剂**(placebos）的使用是一个很好的例子。医生们知道安慰剂从生物医学的角度来看是无效的，但是病人觉得它是有治疗效果的。使用安慰剂的基本原则是医务人员为了使医疗服务能够产生效用，因此必须不能公开信息，必须欺骗病人。对这种欺骗行为的辩护观点是它只被用于谋求病人的福利，是有益准则对病人自主准则的胜利。而实际上这是一种家长主义的形式。图 3-3 列举了使用安慰剂前应该考虑的规则和应该询问的问题[3]。

- 含有可能对人体产生有害副作用成分的安慰剂是不可接受的。
- 没有得到病人的同意，就不应该给他们用安慰剂。
- 病人的病情是什么样的？
- 这种治疗方式的动机是什么？
- 设想让安慰剂发挥什么作用？
- 是否存在其他更不具误导性的治疗方案？
- 医患关系如何？

图 3-3 安慰剂疗法的准则/问题

虽然有时为了避免一些更大的伤害而向病人撒谎是必须的，也是可以原谅的，但是医生不应该轻易地就向病人撒谎，以至于直接干扰了病人的个人自主权。对撒谎现象的容忍损害了整个卫生保健服务提供系统。病人之所以相信医生的谎言，是因为他们相信卫生保健服务提供者会提供真相。一旦病人开始怀疑医生，那么构成一个良好的卫生保健服务提供体系的基本组成部分就失去了。

格特和沙利文（Gert and Sullivan）在他们的著作《家长主义的合理性》（*The Justification of Paternalism*）[4]中提出了以下标准来确定对病人撒谎是否合理：

1. 谎言使被骗者受益。也就是说，谎言预防的伤害比它引起的伤害要大。
2. 谎言（与告知真相相比）所带来的好处必须是能够被描述的。
3. 当事人应该希望被欺骗。如果谎言所避免的伤害比所引起的伤害要大，那么不想被欺骗的当事人则属于非理性的人。
4. 如果在同样情况下，我们将一直愿意允许违背诚实准则。

医护专业人员应该忠于事实。当在某些情况下，撒谎似乎是一种合理的选择时，也必须寻求其他可选方案。由于撒谎这一行为对病人自主权的侵害和对医务人员可信任性的潜在伤害，因此在几乎所有情况下它都应该被尽量避免。

有益

在英语中有益(beneficence）这个词通常意味着怜悯和慈善，当然也可以延伸到包括任何使他人受益的行动。大多数卫生专业都有与《希波克拉底誓言》(图 3-4）相呼应的伦理规范，指出医生应“采取使病人受益的措施”。这种“提供帮助”的义务要求卫生专业人员把促进病人健康和福利的责任凌驾于其他考虑之上，同时应当尊重患者的个人自主权。在美国护士协会的誓言中，这一点得到了清楚的表述：“护士的首要责任是病人的健康、福利和安全。”病人相信“卫生保健服务提供者在永不停歇地为他们的健康而努力”的想法对鼓舞卫生保健服务提供者的士气非常重要，特别是对那些正在全力与疾病斗争的人而言。

在较早时期，当医学科学能提供的帮助还很少时，“有益”义务是相当直白的。在 20 世纪前，即使穷尽所有能力，卫生保健服务提供者能够做的通常也只是坐在病人床边给病人较好的心理支持，却不能阻止疾病的进程。不过，随着生命支持技术的进步，现在阻止死亡的进程已经成为可能且相当普遍了，但是同时却无法恢复“社会意义上的生命”。无意识、无社会关系的延续生命，可能对个人来说并不是一种福祉，而是一种额外的伤害。

希波克拉底誓言

医神阿波罗、埃斯克雷彼斯及天地诸神作证，我敬谨直誓愿以自身能力及判断力所及，遵守这一誓约。凡教给我医术的人，我应像尊敬自己的父母一样，尊敬他。

我愿在我的判断力所及的范围内，尽我的能力，遵守为病人谋利益的道德原则，并杜绝一切堕落及害人的行为。我不得将有害的药品给予他人，也不指导他人服用有害药品，更不答应他人使用有害药物的请求。尤其不施行给妇女堕胎的手术。我志愿以纯洁与神圣的精神终身行医。因我没有治疗结石病的专长，不宜承担此项手术，有需要治疗的，我就将他介绍给治疗结石的专家。

无论到了什么地方，也无论需诊治的病人是男是女、是自由民是奴婢，对他们我一视同仁，为他们谋幸福是我唯一的目的。我要检点自己的行为举止，不做各种害人的劣行，尤其不做诱奸女病人或病人眷属的缺德事。在治病过程中，凡我所见所闻，不论与行医业务有否直接关系，凡我认为要保密的事项坚决不予泄漏。

我遵守以上誓言，目的在于让医神阿波罗、埃斯克雷彼斯及天地诸神赐给我生命与医术上的无上光荣；一旦我违背了自己的誓言，请求天地诸神给我最严厉的惩罚！

图 3-4

这里就出现了一些伦理问题：对于个体而言，没有什么价值的生命恢复是否“有益”？在此过程中消耗的惊人的经济和情感成本是否值得？什么时候恢复生命的努力不再“有益”？在现代医学中，由于技术的可能性通常远远超过资源的可得性，因此必须通过成本—效益分析来决定在什么情况下干预开始不再有益而开始有害了。在较早时期，抗生素被发现前，肺炎这种疾病以“老年人的朋友”著称，因为那时老人通常在肺炎带来的痛苦和折磨中失去生命。在第九章和第十章我们将讨论放弃和取消生命支持的问题，并讨论当前对积极安乐死的争论。

无害

大多数卫生专业誓言或规范与希波克拉底誓言所提倡的“我将永远不用医学措施来伤害病人”的原则相呼应。从某些方面来看，这与有益责任非常相似，都要求医务人员努力最大化带给病人的利益，最小化带给病人的伤害。比彻姆（T. Beauchamp）和奇尔德瑞斯（J. Childress）[5]按以下形式区分了这两个准则：

无害准则

1. 不应该造成伤害。

有益准则

1. 应该预防伤害。

2. 应该消除伤害。

3. 应该带来益处。

有益准则要求采取积极的行动来预防伤害、消除伤害或者带来益处。而无害准则是从反面角度要求不造成伤害。

现代卫生保健和治疗技术已经使无害准则成为一个最难遵循的准则，因为许多现代技术会不可避免的带来二次影响或副作用。例如，当用类固醇来放松哮喘病人的呼吸道平滑肌时，有时会导致库欣综合征（Cushing Syndrome）；一些最新的用于抗感染的抗生素有耳毒性和神经毒性方面的副作用；用于抑制疼痛的吗啡等麻醉剂可能会引起呼吸抑制。为了在上述情况下也能遵循无害准则，一些专业人员提出了用双重效果原则（principle of double effect）[6]来解释他们的行动。双重效果原则指我们能够预见某项措施的二次效果，但是永远不是出于主观故意要引起这种二次效果。尽管医务人员知道麻醉剂会抑制呼吸，但是在必要时为了缓解病人的疼痛而给予吗啡处方是合乎伦理的——前提是医务人员的主观意愿是后者而非前者，而且带来的益处应等于或超过可能带来的伤害。图 3-5 概括了双重效果原则所包含的内容。虽然从直观上看，双重效果原则很有说服力，许多秉持医学“义务论”的著作也对此进行了描述和捍卫，但是批评者认为如果已经知道某项治疗措施可能会带来不利效果而仍然进行这种治疗，那么这种不利效果就变成是主观故意的

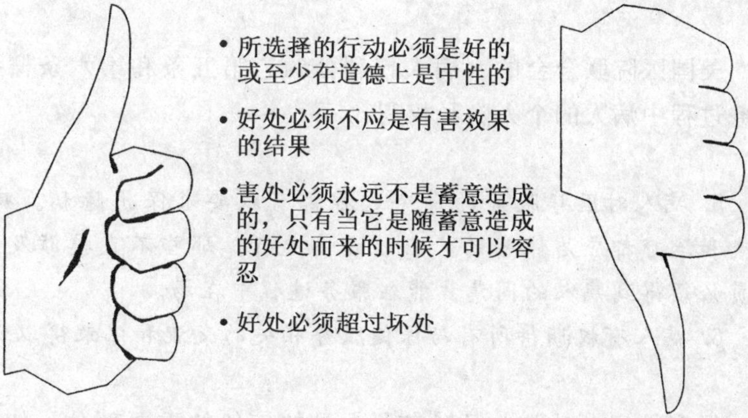

图 3-5　双重效果原则（指导性内容）

结果了。即使双重效果原则最后被发现并不能很好地指导我们的医学实践，但是问题还是一样存在的：在什么情况下，我们才能说尽管明知存在可能的不利效果，而依然采取某项医学措施是合乎伦理道德的举动？图 3-6 指出了对这个基本准则的一些几乎是常识性和直觉的思考。

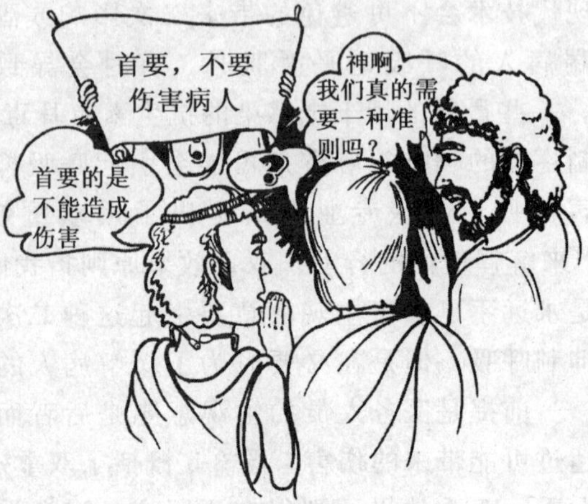
首要，不要
伤害病人
神啊，
我们真的需
要一种准
则吗？
首要的是
不能造成
伤害

图 3-6

保密

美国医院联合会的《病人权利公约》第五条和第六条概括了在卫生保健服务过程中病人的个人隐私权利：

5. 病人对医疗服务的每个过程都有权要求保护隐私。病情讨论、咨询、检查和治疗都应是保密的，应该谨慎进行。那些不直接涉及病人保健服务的人员必须得到病人的同意才能在服务过程中在场。

6. 病人有权期待所有与保健服务相关的交流和记录得以保密。

保密是病人对卫生保健专业人员的信任的重要部分。如果病人感到有关他的病情或身体的信息将被用作咖啡厅里大家活跃气氛的谈资，或者被公开刊登出来的话，那么医患之间将出现一个很大的障碍。这种对泄密的恐惧在过去曾经导致患有性病的未成年人宁可自己承受痛苦也不愿去寻求医疗服务，因为他们知道当时的制度要求卫生保健机构或医疗人员把这些情况告知他们的父母。

随着计算机技术和先进信息系统的出现，个人保密问题困扰了我们生活的各个方面。当先进的信息系统使得医院许多不同地点的 CRT 屏幕上都能显示病人的相关信息、能接触系统的人都能看到这些信息时，这个问题尤显突出。

在一项关于病人、医学生、医院工作人员对保密问题的希望的调查中，研究人员发现病人希望采取一种比当前做法更严格的保密标准[7]。医院工作人员和医学生经常与他们的配偶讨论病人的情况，或者在聚会时彼此之间也会聊到病人的情况。虽然当前的医学实践要求医务人员讨论病人的病情以收集不同的观点，但是在这个过程中必须对确保病人隐私给予极大关注。侵犯保密权可能会导致严重后果。根据所提供服务的不同，它可能会伤害到我们的病人、我们的专业，以及整个社会。

公正

保持公正(justice) 这个原则从抽象上看非常简单，但是实际运用则非常复杂，因为它同时包括公平、公正对待和权利的概念。一个人应该得到什么？在一个公正的社会，我们面临个体间争端时要求**程序公正**(procedural justice)或正当过程。在卫生保健领域，由于涉及对稀缺资源的分配，我们面临**分配公正**(distributive justice)。可能对公正的最著名的表述是亚里士多德所说的："平等必须被平等对待，而不平等必须被不平等对待。"

在我们的社会中，我们使用几种不同的方法来分配商品和服务，尝试建立一种每个人都可以得到他们应得份额的体系：[8]

1. 每人得到相等的份额（如初等教育和中等教育）；
2. 每人按需得到份额（如对穷人的资助或发粮票等项目）；
3. 每人按其努力程度得到份额（如失业福利）；
4. 每人按贡献得到份额（如退休制度）；
5. 每人按成绩得到份额（如工作和提升）；
6. 每人按支付能力得到份额（如自由市场交易）。

在卫生保健领域，我们所面临的分配问题是：从享受的保健服务看，富人要优于穷人；城市居民要优于农村居民；中年人要优于老人和小孩。近来美国出现了要求建立一种类似加拿大的国家卫生体系或者采取俄勒岗计划来分配保健服务的呼吁，这可以被看作是一种更好地应用公正准则的尝试。即使在一个资源没有任何限制的世界里，要公正、平等地提供卫生保健服务仍然是非常困难的。一旦我们考虑到稀缺性、医务人员自主决定、资源的错误分配和成本等因素，这个问题就变得无法解决。

第八章将对公正准则进行进一步讨论。使得公正分配这个问题更加复杂的是我们对“什么是健康”缺乏一致意见。一些组织，如世界卫生组织（World Health Organization，WHO）从最广义的方面来定义健康：“一种身体、精神和社会适应完全良好的状态，不仅仅是没有疾病。”[9] 虽然这个定义从某种程度上给每个人提供了每个方面的承诺，但是也很难设想哪一种分配制度能够达成这些承诺。

另外一个令人感兴趣的领域是**补偿公正**（compensatory justice），即个体因其遭受错误对待而寻求补偿的公正。在有些情况下，如在把石棉或其他材料放入人体或环境而引起伤害的情况下，补偿公正变成医学一个极其重要的方面。近来美国吸烟者状告烟草公司要求它们为吸烟者的肺癌或肺气肿提供赔偿的案件，揭示了补偿公正在将来会是一个多么巨大的问题。

与补偿公正相似的是早已存在的对**惩罚公正**（retributive justice）或“以眼还眼、以牙还牙”的要求。补偿公正要求对伤害进行罚款和补偿，而与此不同，惩罚公正则要求实施伤害者应品尝同等的痛苦。由于“错错永远不会得对”思想的深远影响（通常首先是从母亲那儿听来的），在卫生保健领域可能几乎没有什么适当的惩罚形式。

职责忠诚

现代卫生保健是团队行为，因为没有人能够独力维护提供合理保健所需的信息库。在整体卫生的旗帜下，有超过100个细分医学相关专业，它们与护理专业一起提供了80%以上的卫生保健服务。这些专业的性质规定了不同专业的个体从业者回应生物医学伦理学基本问题的方式。例如，一个呼吸专业医师的义务可能是不要告诉家属病人的病情有多危急，但是主治医生则可能有义务告诉家属。不管处于什么角色，卫生保健伦理学要求从业者忠于职责。最通常的情况是，州司法体系允许各个专业开展服务的行医规范就是社会可以接受的行医模式。

小结

总的来说，道德是关于人们相信什么是好的和正确的行为的概念。它代代相传，在每一时期都发生演化，被重新解释。我们对人类行为对错的广义理解来自于家庭、宗教、文化和司法体系的教导。

伦理是哲学中处理有关道德问题的系统性方法的部分内容。它提供了一种理论框架，让我们可以对道德选择进行分析，做出决定。在我们的生活中，没有一个领域像卫生保健领域那样让我们面对那么多价值选择。我们的科学进步带来了巨大能力，同时也带来了我们从来没有碰到过的问题，例如：

1. 是否应该向老年人提供与儿童同等水平的卫生保健服务？
2. 已经做出“不复苏”遗嘱的病人是否还应该在重症监护室里得到治疗？
3. 一个 HIV 阳性的卫生保健服务提供者必须把这个事实告诉他的病人吗？
4. 当不是所有人都能够存活的时候，谁应该活下去？
5. 仁慈杀害是否在某种程度上是道德行为？
6. 卫生保健工作人员可以同时既为病人工作，也负责费用控制吗（为社会）？
7. 什么构成了生命？人是什么？
8. 是否存在获得卫生保健的一种权利？如果有这种权利，这种权利有什么限制吗？
9. 从病人身上去除呼吸机，与从病人身上去除静脉滴注管和鼻饲管这两者之间有没有道德差异？
10. 当平均来说，有超过 75％的不同个人可以获得我们医疗记录信息的时候，保密的意义是什么？
11. 如果现有资源不足以为所有需要的人提供挽救生命的技术服务，那么谁不应该被提供这种服务？

越来越多的高技术的应用、科学研究的突破、团队医学的出现以及对数据的简单可及已经给卫生保健服务提供带来了很大变化，创造了许多新的道德困境。而这些困境并没有很容易的解决方案。不过，我们必须找到答案，因为认为医学不涉及价值问题的思想是不切实际的。卫生保健工作人员被迫必须要参与这种做出选择的过程，我们个人和社会整体都面对着这些选择。

所有形式的职业伦理都来自于基本准则这口“井”，这些基本准则促成了我们对生活中所有方面的对与错的概念。不过，我们的职业性质及其基本目标与目的使得我们必须给予这些基本准则以独一无二的中心地位。因此从法律、军事、或者卫生保健的视角做出的决策分析，在特定情况下通常会就“什么是对的”这个问题产生完全不同的观点。即使是在卫生保健领域的不同专业，职责要求也会影响我们对伦理问题的分析。近段时期，许多卫生保健伦理问题已经上诉至法院寻求最终裁决。这些决定的性质不总是出自伦理上正确的感觉。有些事情可能对社会来说确实是正确的，医学上是可能的，法律上是允许的——然而对于当事人来说则可能是道德上应该受谴责的。

一般的，卫生保健伦理学的基本准则是：自主、诚实、有益、无害、公正、保密和职责忠诚。通常卫生保健决策要寻求根据和支持，试图通过说明这个决定确实符合基本准则中的某一项来说明其正当合理性。评阅下面的Tuskegee 案例研究，考察不尊重这些基本准则可能引起的问题。

案例研究：个人价值观与职业价值观

梅毒是一种慢性传染性细菌性疾病，一般通过性传播，但有时也是先天的。从 1946 年开始，这种疾病已经可以用抗生素进行成功治疗。在 1946 年之前，患这种疾病的人，病程会不可避免地往前发展，从原始的伤口和下疳到皮疹、发热、淋巴结肿胀，最后发展到神经系统和循环系统的问题，直至死亡。这种疾病的病程通常可以持续 30 到 40 年。

1929 年，美国南部有几个县梅毒发病率很高。美国公共卫生服务部在阿拉巴马州的梅肯县（Macon）（著名的塔斯克基（Tuskegee）研究所所在地）启动了一项治疗这些病人的示范工程。由于受到大萧条的影响，对这项工程的支助逐渐减少，最后治疗病人的示范工程成为了研究疾病自然表现的一个机会。研究疾病自然表现是指研究者不对病人进行治疗，而只是观察疾病的自然进程。为了执行这项观察疾病自然表现的研究，美国公共卫生服务部挑选了 399 个非洲裔美国人接受观察，这些人从来没有接受过治疗。

参与研究组的人被告知他们本来有“坏的血液”，现在他们被挑选出来接受特殊的免费治疗。除了一个非洲裔的美国护士 Eunice Rivers 之外，很少有研究者持续参与了这项试验，因为联邦医生每隔几年才来检查一下疾病的进程。为了诱导参加者，研究者承诺他们可以享受免费的交通、免费的午餐、免费的药物（治疗任何其他疾病都可以，就是没有治疗梅毒的药物）和免费的葬礼。这项研究的一个有趣但也是戏剧化的版本是电影《Ever 小姐的男孩们》，在大多数影带租赁商店里面可以找到。

虽然到 1946 年抗生素已经有了充足的供应，但是研究组的病人仍然从来没有得到治疗。事实上，当地的征兵局被提供了这些病人的名单，这样他们就不会被征召入伍，也就避免了在军队中得到治疗的可能。当地县医学会的成员也被提供了这些病人的名单，被要求不要向他们提供抗生素。

1972 年 7 月，美国公共卫生服务部的彼得·巴克斯滕（Peter Buxtun）向联合通讯社的一位记者报告了这个故事，他在 1966 年也曾经批评过这项研究。记者报道了这个事件，这项研究成为了整个国家新闻媒体的头版头条。1997 年，克林顿总统代表美国政府正式向尚存活的参与此项研究的病人道歉。

1. 思考下面每一个基本准则：自主、诚实、有益、无害、公正、职责、保密。在这项研究中，哪些基本准则被牺牲了？

2. 何种程度的“缺乏伦理行为”的谴责应该落在 Eunice Rivers 护士的肩上？

职业伦理规范可以被看作是从普遍准则派生出来的规则，说明职业的目标和目的。虽然不同职业的伦理规范来自同样的普遍准则，但是各个专业的特殊需要影响了各自的伦理规范构成。例如，临床实验室科学关注细节和精确性的需要；呼吸科治疗医师的关注中心则可能由医生所引导，他们只关注自己的执业范围；病案人员的伦理规范强调保密职责。

复习题

1. 对下列各伦理规范中的每条规则，说出其反映的是哪些普遍准则。例如，要求护士不公开病人个人信息的规则反映的是保密的普遍准则。

（1）护士应以尊重人性尊严和每位顾客的独特性的方式提供服务，不受顾客的社会经济状况、个人特征或者健康问题的因素所影响。

(2) 护士应审慎地保护顾客个人信息的保密性，保卫他们的隐私权。

(3) 当有任何人的能力不足、不合伦理、非法的行为影响到卫生保健与安全性的时候，护士要采取行动来保卫顾客与公众。

(4) 护士承担做出个人护理判断与行为的责任，并对此负责。

(5) 护士应保持其在护理方面的能力。

(6) 护士在寻求咨询、接受责任、委派护理活动于他人的时候，应以知情判断、个人能力与资质作为标准。

(7) 护士应参与对职业知识的持续发展做出贡献的活动。

(8) 护士应参与本职业贯彻与改进护理标准的努力。

(9) 护士应参与本职业保护公众免受误导，维护护理工作的整体性。

(10) 护士应参与本职业建立与维护有益于高质量的护理保健工作的就业环境。

(11) 护士应参与和其他卫生专业人士和市民合作，促进社区和国家满足公众健康需要的努力。

2. 回顾你自己专业的伦理规范，确定每条规则对应的是哪些普遍准则。(附录一中有下列这些专业的伦理规范：美国牙科协会；牙科卫生员；职业治疗法；理疗；医生；助理医师；呼吸科治疗保健；护理；临床实验室专业人员；放射技师；医学助理；药剂师)

3. 你自己专业的伦理规范中有反映所有基本准则的规则吗？(自主、诚实、有益、无害、公正、保密和职责忠诚)

4. 把你自己专业的伦理规范与美国医学会的规范进行比较，两者之间有何不同？你自己专业的规范是如何反映出本专业性质的？

5. 在下列案例中，请你确定可以用来处理这些案例的普遍准则和你自己专业的伦理规范中的有关规则。

(1) 在一个加利福尼亚州的自愿心理门诊诊所，一名年轻男性告诉他的心理医生他曾经想要杀死一名年轻女性。从以前双方的交流中，这位医生已经知道这位女性的身份，对此事相当关注。在年轻男性结束这次谈话离开办公室之后，这位医生咨询了他的上级医生，他们决定让门口的保安阻止这名年轻男性离开。

当保安阻止这位年轻男性离开诊所时，由于他看起来相当理性、对自己和他人都不构成威胁，因此保安开始考虑他的法律权利问题。他们把这个情况告诉了当值心理医生，然后当值医生决定允许这位男性离开，把这次事件的记录销毁掉。

此后不久年轻男性实施了他的意图，杀害了那名年青的女性。女性的父母在获悉诊所里发生的事情之后，向法院起诉了这家诊所。

诊所员工为自己的行为做出了如下辩护：（1）许多人幻想对他人带去伤害，但是他们都没有实施这种幻想；（2）把治疗过程中收集到的信息向上报告会引起侵犯保密性的伦理问题。他们认为，如果病人对他们在治疗期间的言行能否得到保密没有信心，那么实际上他们可能就不会再披露任何具有重要性的信息。

这里涉及的准则是什么？

在你本专业的伦理规范中，哪些准则可能适用于上述案例？

对于这个法律纠纷，你的决定是什么？

（2）你和 Joseph Bradshaw 成为朋友和同事已经有一段时间了。你们从同一个理疗项目毕业，现在在同一家康复中心工作。今年对于 Joseph Bradshaw 来说是很艰难的一年，他刚刚经历了一场非常困难的离婚，你一直在试图关心他。近来你注意到他的行为有些奇怪，在不适当的场合大笑，情绪转变很大，有时候很安静、有时候又话非常多。你怀疑你朋友开始吸毒了。

在一次谈话中，你的怀疑得到了证实，他告诉你他很难入睡，因此要靠服药来帮助他睡眠，并服用其他药物来让他能够度过这些日子。Joseph 要求你替他保守这个秘密，因为他确信这只是离婚后他需要努力克服的一点事情。

第二天早上在进行病人的早上评阅的时候，Joseph 似乎在报告时要睡着了。后来你们部门的主任——他知道你们俩的友谊，问你："Joe 出了什么问题吗?"你不知道要怎么回答。

这里涉及的准则是什么？

在你本专业的伦理规范中，哪些准则可能适用于上述案例？

在你得出个人决定之前，首先列出具有一定可信性的所有可选回答。然后评价在每种回答涉及各方的公平性。

6. 在希腊文献中，对卫生保健实践有几种模型。其中，对我们现在具有重要意义的是医神派（the cult of Aesculapius）和健康女神派（the cult of Hygeia）。

医神派强调病人/医务人员关系是纯粹的让病人恢复身体健康的关系。因此，医疗保健是积极围绕病人为中心的，医务人员在对病人提供医疗保健服务时不混杂其他社会、政治或经济考虑。

健康女神（医神的女儿）派则在医疗保健中同时应用了治疗方法和更广泛的社会或公共健康模型——预防。“hygiene”这个词的意思就是“对健康有利的”。这种方法基于对疾病的预防，而不是治疗。健康女神派是卫生保健服务提供的公共卫生或公众利益模式。

考察美国的卫生保健服务提供体系，指出我们当前模型更契合上面哪个模型。

考察你自己专业的特定实践，分析与上述哪个模型更加一致，是医神派还是健康女神派？

7. 你自己专业的伦理规范中是否遗漏了什么基本伦理准则？如果有，写出本专业可以反映这些准则的规则。

8. 一个经常被引用的有关诚实准则的案例是一个丈夫和妻子都住在同一个护理院的例子。那一天，丈夫心脏病突然发作，而他的妻子正在被工作人员从另外一层楼带往他居住的房间的途中。在妻子到达他房间之前，他就死去了。为了减少这位妻子的痛苦，当她进入丈夫房间的时候，工作人员设法让她认为她丈夫还活着。由于她非常虚弱无力，视力很差，因此她不知道她丈夫已经死了。然后工作人员告诉她她丈夫的呼吸正在变得越来越衰弱，告诉她丈夫好像一直是在等她到来才肯死去。当她离开这个房间的时候，她告诉工作人员她很高兴丈夫会等她，让她可以在他活着的时候再看他一次。

应用本章所介绍的诚实准则下的格特和沙利文的标准，分析上述案例中撒谎是否正当合理？解释你的答案。

关键词

自主（autonomy）

善意欺骗（benevolent deception）

有益（beneficence）

保密（confidentiality）

伦理（ethics）

信托关系（fiduciary relationship）

知情同意（informed consent）

公正（justice）

无害（nonmaleficence）

安慰剂（placebos）

双重效果准则（principle of double effect）

家长主义（paternalism）

职责忠诚（role fidelity）

治疗特权（therapeutic privilege）

诚实（veracity）

参考文献

1. Joseph Fletcher, *The Ethics of Genetic Control* (Garden City, New York: Anchor Books, 1974), p. xiii.
2. Leo Tolstoy, *The Death of Ivan Illych and Other Stories* (New York: New American Library, 1960).
3. Marilyn Desmarasis, "The Nurse's Ethical Guide to Placebo Giving," *California Nurse,* May 1988.
4. Bernard Gert and Charles Culver, "The Justification of Paternalism," in *Medical Responsibility,* ed. W. Robinson, and M. Pritchard (Clifton, NJ: The Humana Press, 1979), pp. 1–9.
5. Tom Beauchamp and James Childress, *Principles of Biomedical Ethics* (New York: Oxford University Press, 1989), p. 119.
6. Robert Walker, "DNR in the OR," *Journal of the American Medical Association* 266, no. 17 (November 1991): 2407–2411.
7. Barry Weiss, "Confidentiality Expectations of Patients, Physicians, and Medical Students," *Journal of the American Medical Association* 247 (1982): 2695–97.
8. Gene Outka, "Social Justice and Equal Access to Health Care," in *Ethics and Health Policy,* ed. R. M. Veatch and R. Branson (Cambridge: Ballinger Publishing Co., 1976).
9. Preamble to the Constitution of the World Health Organization, adopted 1946.

第 4 章

伦理学中权利的性质

权利的本质
权利推理的历史背景
权利的契约论和结果论
公平机会准则
法律权利
道德权利和法律权利
权利问题
小结
复习题
关键词
参考文献

目的

了解权利语言和伴随权利而来的义务的性质。

学习目标

阅读完本章后读者应该能够：

1. 解释一种对道德权利的主张意味着什么？

2. 解释权利和伴随它们而来的相关义务是如何扎根于一些普遍准则或规则的。

3. 给出下述不同类型权利的定义，并做出区分：

道德权利

法律权利

积极权利

消极权利

完美义务

不完美义务

4. 分别列举出三种积极和消极权利的情况。

5. 解释从初始位置出发，如何经过运作自然地导出基于公正和集体选择准则的选择。

6. 对权利发展的自然权利立场、结果论立场和契约论立场进行比较。

7. 解释为何把“对所有主张都从权利角度来说明其正当性”这种现代倾向应用于伦理讨论中，会对权利的价值产生消极影响。

8. 列举病人有权利主张的、我们作为卫生专业人士应承担的四种相对义务。

9. 列举四种在我们社会中已经转化为法律权利的四种自然权利。

10. 概括介绍与最高法院创建的流产消极权利有关的权利问题。

权利的本质

我们坚信以下真理是不言而喻的：造物主创造的每个人都是平等的；造物主赋予每个人若干不可剥夺的权利，其中包括生命权、自由权和追求幸福

这些主张的权利。

权利推理的历史背景

从历史上看，权利命题及其概念产生自中世纪的一般政治学和道德理论。自然权利(natural rights)一般被看作等同于上帝的法律。我们可以在一些金箴中看到这些概念的最简洁的表述。如图 4-1 所示，这些金箴几乎存在相同的理解和普遍的应用。在改革的时代里，各国法学体系和国际法学体系都对自然权利概念进行了讨论。在格劳秀斯和洛克等人的著作中，他们认为国家规定的合法性应该由这些规定是否对人类的固有自然权利给予了足够尊重来决定。[6]当前，美国把是否给予某些国家最惠国待遇同这些国家的人权改进状况联系在了一起。这种政策转变，可以被看作是在这方面的一些思考。

“自然自由”是普遍的道德权利，被认为在社会契约或制度化政府提供保障前就已经存在，并且独立于这种保障而存在。这种概念显然来自于我们认为所有人被“造物主赋予他们一些不可剥夺的权利，包括生命、自由和对幸福的追求”[7]的文化，是自然自由和道德权利普遍性的一种表述。这些权利通常被称作消极权利，因为这些权利创造了他人不得干预的义务。自由权利实际上指的是个人实施其个人权利时不应受到干预，如奴役制就干预了个人权利。人权概念似乎最先见于美国爱国者先驱托马斯·潘恩（Thomas Paine）对法国大革命文件的译文中。在他的译作中，潘恩似乎把人权和自然权利用作了同义词。

伊斯兰

除非他期望他的兄弟们得到他所期望的，否则他就不是一个信徒。(《圣行》，Sunnah)

犹太教

你所憎恨的，不要带给你的伙伴。(《犹太法典》，Talmud)

佛教

你发现有害的，不要再伤害其他人。(《法集要颂经》，Udana-Varga)

婆罗门教

己所不欲，勿施于人。（《摩呵婆罗多》，Mahabharata）

儒家

己所不欲，勿施于人。（《论语》）

道教

把邻居的收获看作自己的收获，把邻居的损失看作自己的损失。（《太上响应篇》）

基督教

所有尔等希望他人为你做的，尔等也应平等的施予他人。（《圣经》）

图 4-1　金箴

人权区别于自然权利，这是因为不仅所有的人（包括智人与现代人）与原野中的野兽有区别，而且每个人都是独一无二的。当我们长大成人之后，我们开始认识到我们共同的人类起源和我们生长发展所需。如果我没有食物，会感到饥饿，而如果这种状况持续足够长的时间，我将会死亡。我知道不仅仅我是这样，其他所有人都是这种情况。我们认识到所有人都有一些共同的基本需要，因此如果我们要作为人存活下去，则必须尊重这些需要，把它们当作是个人应当得到的。一些动物权利组织中的人，如种族主义者，用这种物种主义的推理形式来建立了排除动物在外的人权。对哲学家卡尔·科恩（Carl Cohen）来说，这个问题是非常清楚的，只有像人类这种生命才可以被认为拥有权利，“物种主义不仅仅是可行的，对于权利行为来说也是必须的”。科恩教授认为动物不能做出道德主张，因此不能拥有权利；把这种主张和义务扩展到非人类生命中将会混淆这个问题，并且可能引起人类误解他们真正的义务：[8]

“尽管存在这么多的复杂性，关于权利的一般概念是很清楚的：权利，是在一个存在道德评判的社区中的主张或潜在主张。只有那些能够实施权利，或者能够彼此做出道德主张的人类才拥有权利，并且能够聪明地捍卫自己的权利。”

对于另外一些人来说，动物权利这个问题不是依赖于动物的思考能力，而是其承受痛苦的能力。根据这种观点，仅凭其存在和其为该种动物，动物就也拥有其权利。显然，动物和人类拥有一系列共同需要，然而大多数人并不因为动物也拥有一些和我们一样的共同需要就给予它们相应的权利。

这些对商品或服务的主张通常被认为是积极权利。这些根本的共同需要构成了我们普遍人权概念的基础。对普遍人权的赞同意味着我们认识到作为人类，我们是互相依赖的，一个人的福利就是其他所有人的责任。

但是，不是每项人权在所有情况下都能被满足的。例如，我口渴想喝水但是却没有水，我将继续口渴。拥有一项人权但是却没有一种方式去实施这种人权并不意味着否定了这项人权，这项人权继续存在。其他人知道，就像他们需要水一样，我如果要作为人继续活下去，我也需要水。因此，我可以正当地要求他们提供水给我，前提是他们拥有水的数量大于他们的需要。如果他们拥有的水仅供他们的需要，那么我要求他们提供水给我的权利就变得无法实现，实际上被他们的需要抵偿了。我依然拥有让我的需要得到满足的人权，然而我可能不能在不侵犯他人根本人权的前提下，要求他人把他们也需要来维持生命的东西提供给我。

自然权利和人权是如此的基本，以致人们只需要通过简单推理就能够了解这些权利的存在和真理性。托马斯·阿奎那（Thomas Aquinas，1225～1274）[9]在《法律论丛》（*Treatise on Law*）中指出：

> 自然法就是那些人们自然愿意同意的规则，人们遵从这些规则的行为也就是根据理性自然愿意采取的行动……因此，法律的第一戒律是做好的事情、促进好的行为，避免邪恶的行为。自然法的所有其他戒律都基于这个戒律，因此，从应该做什么或避免做什么的角度，所有因实际理由让人们自然觉得是好的东西就属于自然法的规则。

阿奎那指出，一些道德准则并不依赖于感觉、观察或者演示，对于那些足够睿智、能够理解这些准则的人来说，这些准则本身就是稳定、永恒、不可抗拒和确定的。只要能够理解，那么这些准则和“有明显白斑的猫也是猫”这句话一样是无可争议的。因此，自然权利是单凭人类推理就能理解和知晓的基本真理，并不依赖于外部的指令和说教。

某种程度上，约翰·洛克（John Locke）的著作呼应了托马斯·阿奎那的思想[10]。他指出，这些准则是不言而喻的，其真实性是“（我们的）头脑不会怀疑，只要我们能够理解这些准则”。根据洛克的观点，自然法是“……教导所有人类，所有生命都是平等的、独立的，没有人可以伤害他人的生命、健康、自由和拥有物”。对洛克来说，与其说这些准则是人们无需演示或实验就会接受的真理，不如说它们是在其过程中就不言而喻地被人们知晓了。

自然权利和人权的概念似乎是人类衡量所有事物的基础。以下列出源自于自然法历史传统的一些关键概念：

- 作为上帝的礼物，人类生命拥有一种理性的特质。
- 自然法不依赖于社会契约。
- 自然法是不变的、普遍的。
- 没有能力实施自然权利并不代表自然权利的消失或改变。
- 即使没有上帝的知识，人们也能发现自然法。

权利的契约论和结果论

另外有一些哲学家认为自然权利或者人权的整个概念都是没有意义的。杰里米·边沁（Jeremy Benthan）是自然权利概念的坚决反对者，认为它们“在逻辑上是荒唐的，对道德是有害的”。[11]如果按照这种观点，权利的概念不能被认为是出自基本人类推理或者仁慈造物者的赐予，那么依靠何种合理的根据才能说权利是正当合理的呢？在《功利主义》（*Utilitarianism*）书中，穆勒就对和错做了如下表述，也许可以让我们从功利主义观点找到权利的来源：

> 除非我们觉得某人应该为某件事情受到某种形式的惩罚，否则我们不会称此事是错的；如果不是由法律进行惩罚，那么可以由同伴们的意见来惩罚；如果不是由同伴们的意见来惩罚，那么可以由他自己的良心进行谴责。这似乎是区分道德和单纯私利的真正转折点。“责任”概念的部分内容包括强迫某人去完成这件事是正当的。责任就像债务一样，他人是有权强行索要的。除非我们认为可以强行向某人索要某事，否则就不能称其为此人的责任。谨慎的理由或者他人的利益可能会妨碍我们索要它的实际行动，但是必须要清楚理解，当事人无权抱怨。相反的，还有其他一些事情是我们希望人们应该做

的，我们敬佩或喜欢这么做的人，可能不喜欢或者鄙视不这么做的人。但是我们也承认他人不一定要这么做，这并非他们道德的义务。我们不能谴责他们，因为我们不认为他们应该是为此接受惩罚的对象。[12]

穆勒在上面描述了道德和单纯私利之间的区分，实际上是更好地说出了“道德上必须的”和“道德上有价值的”之间的区分。穆勒认为责任可以细分为两类：完美义务（perfect obligation）责任，即内部固有存在相对的权利；不完美义务（imperfect obligation）责任，即不产生任何权利。完美义务的基础是必须责任范畴，而不完美义务则是指那些行为是义务性的，但是执行这些义务的场合则可以自行选择。不完美义务的例子如慈善捐款领域，我们被号召进行慈善捐款，但是没有要求特定的人在特定的时间做出这种行为[13]。因此两者之间的不同在于前者有指定要求，而后者可能寄希望于人们的慷慨或仁慈。

根据这种观点，权利是可以基于集体协议原则来说明其正当性的一种主张。穆勒认为，道德权利是由法律力量或公众意见所支持的事情。“因此，我想，拥有一种权利就是拥有某种事物，而且这种拥有应该得到社会的捍卫。如果反对者问为什么社会应该捍卫我对某事物的拥有，我给出的理由无他，就是这是通行的。”[14]我们可以设想有一个社会，这个社会接受并落实了大量对权利的主张，而且这些权利得到了功利原则的认可。如果这么做那么这个社会将能促进全面幸福，而如果不这么做那么会降低幸福。

不过还有一个问题需要回答，即是否存在一种独特的权利，一种不同于得到社会制裁支持的权利。穆勒似乎认为，如果一项道德上的辩护值得社会进行保护，也就是说值得出台一项可强制执行的制裁措施，那么这项事物就是一种道德权利。不过有些人认为，是因为存在一种前因道德权利的事实，所以导致我们创造社会制裁来保护它。

持契约论者认为，权利原则的发展总是来自于实践理性和集体选择。在契约论传统中，选择正确原则的驱动力或机制是初始行为人达成的协议或交易。这个传统认为，道德行为人在面对一种初始状况时，通过讨价还价达成了一种选择。如果初始状况对所有参与的道德行为人都给予了道德限制，那么这种情况就可以用道德进行解释，否则就不能。

可能最著名的无道德初始状况是托马斯·霍布斯（Thomas Hobbes，

1588～1679）描绘的自然状态。霍布斯认为，在政府形成前，生活在自然状态中的生命是“孤独、贫穷、肮脏、粗野和短暂的”。他所描绘的不是一个充满高贵原始人的和平安静时代，而是一种充满了暴力的梦魇，每个人只为自己考虑，不顾其他所有人的利益。在这种自然状态中，不可能存在工业、庄稼生长、保障或和平，当然也不可能存在得到平等理解和尊重的权利。

> 这种每个人互相对抗的战争也是一种自然结果，也就是说没有什么是不公平的。对和错、正义和非正义的概念在这种状况中没有用武之地。这里没有共同认可的权力，没有法律，也没有非正义。在战争中，力量和诡计是两个基本优点。不管对于躯体还是思想来说，公正或不公正都不是一种能力。如果确实存在区分这两者的人，那么他们在这个世界上是孤独的，从感觉上和激情上都是孤独的。它们是社会人的特性，而不是孤独的人的特性。[15]

在霍布斯的模型中，初始行为人不一定非得以平等的身份来到谈判桌前，让他们达成协议的推动力是对当前状况的不满意。自然状态下弱者和强者都觉得不够舒服。霍布斯认为，自然并没有教导人们天生人权，而是人性本身创造了对“leviathan”（《圣经》中象征邪恶的海中怪兽、巨物）的需要，这种“怪物”的力量是如此巨大，以至于它能够粉碎所有个人的意志，从混乱状况中产生大家可以接受的行为。这个时代只存在自我保护的法则。在这个模型中，由于初始行为人达成契约前存在差别，因此可以预测达成契约后必然产生各初始行为人在财产和人权上的不平等。霍布斯认为，这个“怪物”（需要比个人更强大）是一种认可君主制的正当合理理由，但是其正当性后来被其他人用社会契约及政府思想所削减。

霍布斯的模型没有解决人权问题，因为它所描绘的世界中，掌握力量和诡计的强者和残忍者是唯一被允许坐到谈判桌前的。很难想像在这些谈判对象之间能够产生出平等保护所有人的正义原则。

可能对说明个人权利的合理主张的发展史来说，约翰·罗尔斯所描绘的一种用道德进行解释的初始状况是一个更有用的契约论模型[16]。罗尔斯描绘了一种更仁慈、更温和的环境来作为社会契约的背景，并设想了一种被称为**初始位置**(original position）的初始状况，用以促进理性选择和公平性。在初始位置中，所有个人都是自由、平等的。这种情况下存在普遍的无知，每个行为人对谁应获得商品和服务的权利都不知晓。当做出决定的时候，所做出的决定应该能够让那些处于最不利地位的人愿意接受。这种社会正义的方式可以在公平机会准则里体现出来[17]。

公平机会准则

没有人应该以不应有的优势获得商品和服务，没有人应该以不应有的劣势而不能获得商品和服务。

据此，让我们来看看两个试图决定奴隶制是否是一件好事情的行为人。两者都不知道另外一个人的自然财产或社会地位。两者都不知道在新社会中谁会是奴隶（如果有这种可能的话）。显然在这个初始位置中，没有人会选择拥有奴隶。如果罗尔斯去除了这两个人利用决定权为自己牟利的机会，那么从这个初始位置进行选择，正义原则将胜出。

契约论者相信个人权利是基于正义原则和集体选择的，而这种集体选择构成了道德的基础。不过，也有人指出，罗尔斯在设定初始位置的时候已经放入了道德权利应得到平等关注和尊重的概念。如果真是这样，那么似乎这些权利需要在进行集体选择之前就已经存在了。

法律权利

不管我们认为权利的来源是什么，不管它是来自自然法则、仁慈的造物主还是社会契约，更可能的状况是，如果权利能够得到法律制裁的支持，那么他们将得到应得的。一些权利被人们看作具有如此的重要性，因此它们成为了法律权利。法律权利不仅得到了道德特权的维护，也得到了政府保证。法律权利通过宪法保证、立法、司法审查和政府机构而创立。它们无处不在，我们每个人都生活在法律主张的自由海洋里，这些主张也规范着我们的行为。这些主张可以是很全面性的，如宪法保证；也可以非常细微，如你是否必须把垃圾分类丢进可回收和不可回收的垃圾箱。下面是一些得到法律制裁支持的积极权利或消极权利的例子：

积极权利	消极权利
美国老兵获得卫生保健的权利	平等就业机会
获得公共教育的权利	宗教自由
穷人获得卫生保健的权利	携带武器的权利
有驾驶执照的司机使用公共道路的权利	个人财产的权利
Ballwin，MI 的市民收集垃圾的权利	没有代表权就不用缴税
	流产的权利

一般，我们发现实施保护消极权利的法律更容易一些，即要求其他人不得干扰我们的正当主张。而在法律中体现积极权利或福利权利则难一些，即要求提供商品或服务。在当前对流产权利的争论中可以看到这一点。在 1973 年“Roe 诉 Wade”的案例中，法院裁定妇女拥有对隐私的消极权利，即免受干扰的权利，这使得妇女在某些限制下有权利流掉自己的胎儿。从自主准则和个人隐私原则来考虑，这种消极权利是正当合理的。不受干扰的权利甚至也可以用来废除丈夫有权否决妻子或医生决定中止怀孕的权利[18]。

妇女拥有决定不受干扰的消极权利，但是这种权利不包括主张流产所需的资源和服务的积极权利。当前关于不允许贫困妇女获得公共资助来进行流产的争论正是基于消极权利和积极权利的不同。一些人认为，贫穷不应该成为在流产问题上把妇女排除在实施不受干扰的消极权利之外的因素，这些人正在寻求在分配公正的原则下，创造出一种正当的积极权利。

需要注意的是，积极权利是**接受者权利**(recipient rights)，是从其他人、组织或政府接受商品和服务的权利。只有法律意义上的人才可以获得法律权利。虽然也有一些关于安全、人道的对待动物的法律，但是这些法律的基础并不是动物也拥有一些必须得到保护的特殊权利。由于动物不具有法律意义上人的地位，因此很难想像它们也拥有法律权利。一个法律意义上的人的共同特征包括：[19]

1. 可以被受伤害的人
2. 可以被认为拥有某种利益的人
3. 可以受益的人

由于法律上也给予了船只和公司“人”的地位，因此可能在未来动物也会被给予这种地位。当你考察法律意义上的人的特征的时候，这些特征似乎没有宽泛到动物也可以落入这个类别里。动物会受伤害、可以受益、当然也可以被认为拥有避免痛苦的利益。不过在当前，动物还只是和建筑、艺术品或家具落在同一个法律类别里。

我们也应该指出，法律权利可以基于也可以不基于已有的道德主张。Ballwin 和 MI 的市民对收集垃圾拥有主张的事实，与其说是一种道德信念，不如说是一种对生活质量的一致意见。法律权利显然在不同司法体系和不同国家之间是不同的。它们是人类行为的产物，可以规定有这些权利，也可以不规定。这种法律权利改变的一个很好例子是美国公民权利立法的发展。最早的时候，黑人被认为是一种可以买卖的财产。较后时期，在法律上他们不能被当作奴隶，但是却被拒绝拥有其他公民所拥有的投票权。在当前的法律下，非洲裔美国人必须得到和其他所有人一样的平等对待。如果能够证明过去的歧视行为，那么必须通过积极的行动政策来加以弥补。

虽然法律权利经常被用来重申道德权利，但它们不一定是一致的。许多法律权利，如驾驶权利和居住区的垃圾收集权利，并不是产生自深层的道德准则。同样的，许多道德权利并没有得到法律的支持。

法律权利的实施是一个相当清晰的过程，伴随一系列、迫使他人尊重个人权利的措施，如罚款、惩罚和限制。从另外一个方面，道德权利依赖于一种更加非正式的过程，包括藐视、谴责和社会排斥这些用来诱导人们从事合适行为的做法。

卫生职业领域内对权利的讨论经常涉及病人权利。《美国医院联合会病人权利公约》列举了许多病人所拥有的权利（参见附录一）。如果这些权利是病人拥有的，不依赖于他人的仁慈或良好愿望，那么这些权利是从哪里来的？显然，如果《病人权利公约》真的是病人权利的列举，那么这些权利不应被看作是卫生保健服务提供者所给予的一种礼物，也不能看作是来自美国医院联合会的礼物。如果病人已经拥有这些权利，那么这种声明只是对病人已拥有权利的重申，病人权利主张的来源不是这一份公约，是由法律、良好实践或道德责任所支持的。

英语是一种具有很多权利的符号、传统和术语的语言。在卫生保健中，我们将用权利语言来讨论我们彼此之间的义务和责任。作为一个团体，我们需要就“是否所有公民都有获得卫生保健的基本权利”这一问题达成共识。与此同时，我们将对未出生的胎儿是否具有生命权、成年人是否有死亡权、动物权利和其他许多问题讨论出结果。虽然我们把商品或服务的法律权利建基于道德权利是一件令人安慰的事，但是道德权利并不是一个必要条件。许多法律权利将建立在可分配资源的评估和保证所有公民具有一定生活质量的需要之上。在人类的现实生活中，有许多需要我们决定的事情（如垃圾收集）是有用的或好的，但是并不需要被描述成道德权利或法律权利。

道德权利和法律权利

道德权利或自然权利的有些方面是法律权利不具有的。首先，道德权利是普遍的，如果一个人拥有道德权利，那么所有相似的个体也拥有同样权利，而不管他们处在什么历史时段或者在哪个国家的法律体系下。其次，道德权利在所有人类中都是平等的。如果一个个体拥有一项道德权利，那么所有那个阶层的个体都有同样的道德权利，并平等的拥有这项权利。男人不能比女人拥有更多的道德权利，白人不能比黑人拥有更多道德权利，基督教徒不能比穆斯林拥有更多道德权利，等等。在道德权利问题上，我们所有人生来平等。第三，道德权利不被认为是人类创造性的产物，而是我们种族所固有。它们不因民主投票而产生，也不因专制行为而被剥夺。即使达成这些道德权利的方式不被允许，这些权利依然存在。考察下述“可怜的小猪”的案例，一个关于道德权利被否认的有趣例子[20]。

案例研究：可怜的小猪

在威廉·戈尔丁（William Golding）的经典小说《苍蝇领主》（*Lord of the Flies*）中描绘了这样一个故事：一个绰号叫“小猪”的小胖孩子把他的眼镜遗失在了一个恶棍那里；“小猪”根据权利理论确信他可以拿回眼镜，因为他拥有对眼镜的权利；但是恶棍把一块岩石向“小猪”砸了过去，杀死了“小猪”。

1. “小猪”是否拥有对眼镜的权利？
2. 如果他对眼镜没有权利，那么他对自己的生命是否拥有权利？
3. 这些权利来自哪里？
4. “小猪”在实施权利方面的无能为力是否减弱了他的合法主张？

如果道德权利在实际中被法律忽略，人们会质疑这种道德权利的价值。人们也许会认为，每个人在生育方面拥有个人自主权利，政府没有权利告诉每个人他们应该有多少孩子。然而在中国，却严格执行着每个家庭只生一个孩子的政策。如果道德权利可以被当权者忽略，那么这种道德权利的价值又是什么呢?

为了对道德权利提供更大的保护，许多人觉得他们应该被转化为法律权利，得到法律支持。以努力为妇女创造《平等权利修正案》为例，支持者们认为，基于人人平等的道德主张，这种权利应该进入法律。显然，那些支持未出生者也拥有权利、儿童拥有特殊权利、动物权利和其他权利事项的人，正在寻求把这些建立在我们对普遍道德权利的根本主张之上。

权利问题

我们人类社会中的一个有趣、可能也是奇特的方面是我们不断增加各个方面的个人权利主张。人们倡导死亡权利、享有卫生保健的权利、吸食大麻制品的权利、不吸烟者的权利、吸烟者的权利、动物权利、妇女权利、流产权利、知情权利、不知情权利，甚至保证定期带薪休假和保证年收入的权利。在富士山，一群矿工主张他们拥有在工作时间“性歇”（给予休息时间去进行性活动）的个人权利[21]。似乎我们已经几乎失去了不依靠权利语言来对某项事物提出论点的能力了。我们现在生活的时代里，要么我们突然意识到我们已经向前发展了，意识到了一整套新的权利；要么我们疑惑于什么是我们想要的，什么是我们应得的。权利的大量增加对真正的权利主张带来威胁，使得真正的主张也变得几乎没有意义。似乎我们从“我想要什么”向“我对什么拥有权利”的转变太容易了。

为了区别“想要”和“权利”，首先必须要对我们所讨论问题的性质有一个理解和共识。在达成对定义的共同认识之前，我们如何在互相对抗的主张中进行判断是很不清晰的。没有这些共识，谁能够说富士山的矿工主张“性歇”的权利是否正确呢？但很清楚的是，人类的想像和创造性能创造出来的权利主张，将远多于我们能真正尊重的。

小结

由于权利语言的应用范围已经达到了一些非常细微的地方——如在无烟环境吃饭的权利，因此一些人提出在道德讨论中应该暂时禁止使用权利语言。如果“在无烟环境中吃饭的权利”演变成“在无烟环境吃饭被认为具有高度价值”，其中失去了什么？

世界上是否存在一些对我们成为一个公正的社会具有根本重要作用、如果只是说它们有价值会导致我们忽略一些极其重要的东西的事物？当我们把这些事物称为权利（生命权利、言论自由权利、公正审判权利）时，就为他人创造了强烈的义务，这种义务他人不能仅以不方便或费用的原因予以拒绝。英语中有关权利的词汇非常丰富，没有其他名称能比把这些基本主张称为“权利”更好的体现出其力量。

就像通货膨胀通过降低货币的购买力让货币贬值一样，权利语言的膨胀降低了用权利概念来说明主张的正当性的价值。无论你相信权利是天生的还是社会契约的结果，它们都是合法、合乎伦理的卫生保健实践的重要关键方面。在可预见的将来，所有提供者将会讨论权利问题，因为它们与我们所服务的病人有很大关系。希望不要为他们的孩子提供挽救生命治疗手段的父母、希望医生在没有得到父母同意的情况下给予避孕药物处方的儿童、由于政府强加的上限而被迫只能按低于市场价格收取服务费用的理疗师，都会被卷入这场权利争论的某些方面之中。

人权的概念，以及伴随而来的义务，必须限制在人类根本需要的范围。在宣布某项权利为新的人权之前，应该考虑三个方面的基本因素：[22]

- 不是所有人类需要都可以或应该被转化为人权，获得人权地位的；
- 人类的创造性使得我们想像出来的权利主张会远多于我们能够实行的；
- 增加新的权利所导致的人权淡化威胁着已经得到承认的人权主张。

其中最重要的是人权概念的淡化，我们人类创造性导致我们创造出更多的比我们实际能够尊重的权利，因此降低了权利作为一种概念的意义。基督教存在主义之父索仑·祁克果（Soren Kierkegaard，1813～1855）[23]正确地指出，伦理不应该只成为一种统计练习。人权不能因为民意测验而产生或被取消。人们的日常意愿是非常易变的，不能当作判断基础。必须牢记，在早期纳粹德国发生死亡集中营大屠杀这种暴行之前，人们流行的思想里就已经降低了精神病人的权利。显然，一开始的时候，他们就忘记了最基本的人权是所有人平等享有，应得到平等承认和尊重的。

在我们卫生保健服务提供者的日常行医过程中，尊重我们通过经验和推理认识和承认的基本人权比设想出一整套新的基本人权会带来更多好处。我们的职业赋予了我们保护那些我们所服务的人的特殊义务和额外责任。这些权利构成了我们职业的传统和环境的部分内容，用一种与病人或社会作为一个整体之间的默认合同关系约束着我们自己。要使社会和我们病人的权利有实际意义，我们作为医务人员必须承担相对的义务。

我们每个人都需要对这些问题及其代表的主张发展出一套思想框架。显然，当对单件事物的所有方面都使用权利主张时，权利的概念被淡化了，它们可以被理解为（他人）相对义务的含意就失去了。我们不能对人权发展形成某种基础并不意味着否定了人权的重要性。它们还是具有根本重要性的，因为它们是我们全人类共有的本质。对人权的尊重是我们用来判断国家功过和个体行为的独立标准。如果处于一个我们凭直觉接受的人权（无论其来自哪里）都被从我们的道德标尺中去除的世界，大多数医务人员会觉得非常不舒服。

复习题

1. 在我们的文化中，我们经常讨论那些我们认为天真的人的特殊权利，如婴儿和儿童。这种权利是如何演变的？如何才能变得正当合理？

2. 我们经常谈到接受者权利，如美国老兵获得卫生保健服务的权利。那么可否就这种权利创造出一种接受者义务呢？例如，我们能够断言这个权利是基于老兵要戒绝吸烟、不能饮酒过量的这个义务吗？这是不是一个好想法？如果权利是一种不需要为此感谢他人的东西，那么他人又怎么能就这项权利创造合法的义务呢？

3. 在本章对流产的讨论中，我们发现流产的消极权利只创造了一种不干扰的义务。从这个方面来看，目前我们拥有对卫生保健的消极权利吗？

4. 理论上，一旦个人理解了权利，他就应该能够推理出相对的义务。就本章中《病人权利公约》所主张的权利，为每条权利至少列出两项义务。《公约》中的病人权利目前有多少已经得到了法律支持？

5. 显然，不是所有的需要都可以或应该转化为权利，不过我们似乎还是淹没在不同团体要求增加权利的主张中。如果一项权利可以被定义为正当的主张，请你就下列对权利的主张提出某些伦理上可接受的理由：

(1) 不吸烟者的权利

(2) 吸烟者的权利

(3) 同性恋权利

(4) 大麻吸食者的权利

(5) 动物权利

(6) 妇女权利

6. 哲学家约翰·罗尔斯指出，基本的社会安排形式是一种能够促进社会中所有人的利益、被大家所认可的契约形式。在这种形式下，所有人都努力平等地分配商品和服务，除非一种不平等的分配方式可以符合每个人的利益。有人曾经认为，当把这种透明的集体社会保护观点添加到公平机会准则上时，我们就可以开始看到对卫生保健的一种实际权利了。你对获得卫生保健的权利有什么看法？

7. 在某些权利讨论中，人们讨论选择权利。这可以松散地定义为你的自主范围，也就是你免受他人干扰、自主行动的权利。在《病人权利公约》中，哪一项权利可以被认为是选择权利（即可以自由决定是否去做一件他有权去做的事情）？

8. 持契约论观点的哲学家似乎觉得权利来自于一个集体的社会决定，这些权利获得它们的力量则是由于这样一个事实，即它们都足够重要因而得到了法律或社会制裁的保护。然而托马斯·阿奎那这样的理论家认为权利先于社会而存在，来自于上帝的创造。这是对权利的两种非常不同的观点。你认为上述两种观点中，哪一种对我们社会中的最弱者（如老年人、残疾人、胎儿）提供了更强的保护？解释你的答案。

9. 范伯格（Joel Feinberg）在一篇优秀的散文中设想了一个叫做 Nowhereville 的地方。这个想像中的地方非常像我们现在所处的地方，但是这个地方没有权利。按照他的思路，试设想有一个医院，医院里没有人拥有权利，这种医院和我们现在实际生活中的医院会有何种不同？它是否能够发挥作用？

关键词

契约论（contractarian theory）
相应义务（correlative obligations）
不完美义务（imperfect obligations）
法律权利（legal rights）
自然权利（natural rights）
初始位置（original position）
完美义务（perfect obligation）
接受者权利（recipient rights）
权利（right）

参考文献

1. Bertram Bandman, Elsie Bandman, *Nursing Ethics* (Norwalk, CT: Appleton and Lange, 1995).
2. Maurice Cranston, Human Rights, Real and Supposed, In *Political Theory and Rights of Man,* ed. D. D. Raphael. (Bloomington, IN: Indiana University Press, 1967.)
3. Ronald Dworkin, *Taking Rights Seriously,* (Cambridge, MA: Harvard University Press, 1978).
4. Tom Beauchamp and James Childress, *Principles of Biomedical Ethics.* (New York: Oxford University Press, 1989).
5. United Nations Universal Declaration of Human Rights, Article 6 (1948).
6. M. P. Golding, "The Concept of Rights: A Historical Sketch," in *Bioethics and Human Rights,* ed. B. Bandman and E. Bandman (Boston: Little Brown, 1978): 44–50.
7. Thomas Jefferson, *The Declaration of Independence* (1776).
8. Carl Cohen, "The Case for Animal Rights," *New England Journal of Medicine,* vol 315, no. 14, October 4, 1986.
9. Thomas Aquinas, *Summa Theologica,* as quoted in *Social Thought in America* (Boston, MA: Beacon Press, 1966): 265.
10. John Locke, *Essay on Human Understanding* (New York: Dover Press, 1959).
11. H. L. A. Hart, *Essays on Bentham: Studies in Jurisprudence and Political Theory* (Oxford, England: Clarendon Press, 1982).
12. J. S. Mill, "Utilitarianism," in *Great Books of the Western World,* ed. Robert M. Hutchins, (Chicago, IL: Encyclopedia Britannica, 1952).
13. L. W. Sumner, *The Moral Foundation of Rights* (Oxford, England: Clarendon Press, 1989).

14. J. S. Mill, "Utilitarianism," in *Great Books of the Western World,* ed. Robert M. Hutchins, (Chicago, IL: Encyclopedia Britannica, 1952).

15. Thomas Hobbes, *Leviathan: Parts I and II* (New York: Bobbs-Merrill, 1958).

16. John Rawls, *A Theory of Justice* (Cambridge, England: Clarendon Press, 1971).

17. Raymond Edge and Randall Groves, *The Ethics of Health Care* (Albany, NY: Delmar Publishers, 1994).

18. *Danforth v. Planned Parenthood of Central Missouri,* 428 US 52, 49 L. Ed. 2d 788 96 S. Ct. 2831 (1976).

19. W. Gilmer ed., *Cochran's Law Lexicon* (Cincinnati, OH: W. H. Anderson Company, 1973).

20. William Golding, *The Lord of the Flies* (New York: Coward-McCann, 1962).

21. M. D. Bassom, Introduction to the Fourth Conference on Rights, *Rights and Responsibilities in Modern Medicine,* ed. M. Bassom (n.p.)

22. Raymond Edge and John Krieger, *Legal and Ethical Perspectives in Health Care* (Albany, New York: Delmar Publishers, 1997).

23. Soren Kierkegaard, "Attack on Christendom," in *A Kierkegaard Anthology,* ed. Robert Bretall, (New York, NY: The Modern Library, 1946):446.

第 5 章

卫生保健信息的保密和管理

目的

理解当前保密准则应用于现代卫生保健中存在的问题。

学习目标

阅读完本章后读者应该能够：

1. 从功利主义、义务论和美德伦理学的角度，写出为什么在卫生保健服务中要遵循保密准则；
2. 解释在“Tarasoff”案例中应用“有害准则”的基本理论；
3. 举出在“Tarasoff”案例中互相冲突的两个基本准则；
4. 列举五种法律上要求医生报告卫生保健中有关病人私密信息的情况；
5. 解释当警告义务优先于保密义务时，脆弱性是如何指导决策过程的；
6. 举出五种不直接参与病人医疗保健、但也对病史有合法利益的团体；
7. 列举六种在允许他人获取病人的私密信息方面应考虑的安全措施；
8. 解释为何保密被看作是一项有条件的准则。

保密：一项有条件的准则

病人拥有关于他自己的医疗保健信息的隐私权。病例讨论、咨询、检查和治疗都是私密的，应该小心谨慎地进行。那些不直接参与病人医疗保健的人必须得到病人的同意才能在场。病人有权期待所有与他的医疗保健有关的交谈和记录都得到保密。

《病人权利公约》

病人拥有他提供给医务人员的信息得到保密的基本权利，我们第二章中概括的四种用于进行合乎伦理的决策制订的系统性方法中的任何一种都可以得到并捍卫这一点。不管是从功利主义、义务论、美德伦理学还是神命论的立场进行推论，保密似乎都是一个确定的原则。

从功利主义观点来看，把从医患关系交流中获得的信息公诸于众的长期后果是令人担忧的，医患关系要求“病人告知医生真相”，但是这一点可能会受严重影响。由于正常的医疗实践是基于医方保守秘密的默契，所以医务人员辜负了这种信任的行为是对这种默契的违背。在心理治疗领域，这一点尤其关键，因为医生往往要鼓励病人大胆的把涉及个人隐私的信息也说出来。如果病人对信息保密失去了信心，并因而不能与医生讨论个人问题，那么医生所能提供的服务种类和数量将受到严重限制。

从义务论的观点来看，个人隐私是一种基本权利，是一种在医疗职业规范和通用法律里都长期坚定坚持的权利。未经授权就公开病人的私人信息、未经授权就使用病人的照片或者私自使用病人姓名等行为，从传统上来看一直被视为可能会引起法律纠纷，因为这些行为侵犯了个人隐私权。判定医方是否违背了私密的法律标准是清晰的：任何未经授权的违背保密性、触犯了一个普通民众的敏感性的行为，你可能都要为此负责。[1]从公民拥有个人隐私不受侵犯的一般权利的角度，也可以主张医方有保护病人私密的义务。我们社会中的每个人都拥有控制自己个人信息和保护自己个人隐私的自主权。从某种意义上看，隐私可以被看作是一个人的权利，而保密则是职业义务。

从美德伦理学的角度来看，保守病人私密一直是卫生保健实践中的主流，并构成了“好医生”的道德要求之一，病人可以期待“好医生”会遵守这种道德。图 5-1 概括了《希波克拉底誓言》对这个准则的要求。

> 在治病过程中，凡我所见所闻，不论与行医业务有否直接关系，凡我认为要保密的事项坚决不予泄漏。
>
> 《希波克拉底誓言》

图 5-1 保密

保密是一个关键的准则，不管在哪个专业中，“好医生”都不会是那些对保护病人私密和隐私毫不在乎的人。虽然为了能给病人提供最好的服务或者为了拓展医学知识，病人的保密信息有时必须在医务人员间共享，但是这种共享的形式并不应该是医务人员在电梯或食堂里交谈或者在聚会的时候和朋友共享这种个人信息。

因此，真正的问题并不是讨论保密是否是一件好事（无论采取何种推论形式，这一点都是不能否认的)，而是保密是否是一种绝对道德，还是有其他方面的考虑可以优先于保密原则。在经典的 Tarasoff 案例中，一位名叫普罗森吉特·波达的年轻男性向他的临床心理医生透露他曾经想着要杀掉一个名叫塔蒂阿娜的年轻女性。心理医生在了解到他的病人确实对那位年轻女性构成危险之后，决定让普罗森吉特入院 72 个小时接受进一步的评价，然后他通知了安全部门来协助他对病人进行限制。

但是，病人使安全官员相信他是一个理性的人，在得到他将远离那位年轻女性的承诺之后，安全官员把他放走了。医务人员取消了让普罗森吉特处于禁闭状态接受进一步评价的医嘱，并且没有就潜在的危险向塔蒂阿娜或她的家人提出任何警告。这个事件发生几周后，普罗森吉特谋杀了那位年轻女性[2]。

医务人员后来为他们保守病人隐私的决定进行辩护，说他们只对病人负有义务，法律没有要求他们有保护其他人的生命和安全的义务。那么医务人员到底对谁负有义务呢，是对他们的病人还是潜在的受害者？他们的决定是选择一方而忽视了另外一方。他们为自己辩护的观点是：有效的治疗要求病人全部公开他最深处的思想，如果没有这种保守秘密的承诺，需要治疗的病人将无法获得服务。

法院在判决中承认，医生在预测病人所说的话是否会被真正执行的方面确实存在困难。但是，法院裁定专科医生应该坚持合理医学标准，如果标准显示病人对他人构成可预见的危险，那么医生就有警告他人的义务。当涉及他人健康和安全的时候，保护隐私的特权应受到限制。《美国医学会医学伦理准则》承认并允许这种医生违背保守秘密的行为，《准则》中指出：医生不可以泄漏病人在医疗服务过程中基于信任而告知的个人私密信息……除非法律要求他提供这些信息，或者这样做是保护个人或者社区福利所必须的。

在许多职业的伦理规范中，都可以看到体现保护所服务的病人的隐私但也要保障社区安全这两者之间平衡的表述。在 1987 年实行的科罗拉多临床精神护理专科学会关于保密的指南中，这种平衡就得到了体现：

保密

1. 保证所有顾客病史的安全。
2. 谨慎考虑病史记载的内容。
3. 只有当得到（病人或家属的）书面同意并且对将要公布的信息经过全

面讨论后，才可以公布有关信息，法律要求公布的除外。

4. 当病人对自己或他人构成危险时，认真谨慎地进行专业判断。

5. 在考虑如何保持未成年人的保密信息时，认真谨慎地进行专业判断。同时也必须考虑父母或者监护人的权利；

6. 当把临床资料用于教学或者文献撰写的时候，应该隐瞒个人信息。[3]

茜茜拉·波克（Sissela Bok）在她的著作《秘密：关于保密和揭密的伦理学》(*Secrets: On the Ethics of Concealment and Revelation*) 中，引用了几个保密准则被其他更迫切的义务所推翻的例子[4]。其中讨论的许多情况现在的法律法规都已经做出了相应的规定，对涉及虐待儿童、传染病、性传播疾病、枪伤或刀伤，以及其他如果医生不公布病人的个人信息则他人将处于可见风险之中的情况，医生一般会被要求报告病人的信息。波克认为保护个人隐私的特权应受到**有害准则**(harm principle) 的限制。这个准则要求医务人员解除可能会对他人造成伤害的行为，特别是在当他人特别容易受这种风险的伤害的情况下。

有害准则可根据当事人容易受伤害的程度进行修正。试考虑一个 HIV 测试阳性的已婚男性例子。由于整个社区所处的风险是相当小的，而如果公开他呈 HIV 阳性，那么他遭受歧视、被剥夺权利、遭受职业和社会伤害的风险则是相当大的，因此医生有义务在处理保密问题上非常小心谨慎，除了法律要求的结果上报之外，不应该再公布更多信息。不过，对于该男性的妻子而言，她所处的风险比整个社区要大得多，因此医生必须要么确保情况已经得到改善、妻子的易感性已经减低，要么就应该向妻子公开有关信息。因此，医生遵守保密准则的程度，似乎必须同时权衡保护他人免受可预见伤害的需要，特别是如果他人特别容易受伤害时。

保密和基因科学

人类基因组工程将改变医学的面貌。在将来，医生给 18 岁的病人进行的身体检查中很可能就包括了检测 DNA 的内容，以检查是否存在几百种基因成分已知的疾病。家族史非常重要，但是基因测试将给医生提供一个更精确的工具，来评价风险并提出建议。未来的医生能够告诉病人患某种疾病的风险是高、低、还是平均水平，并基于已知的风险提出生活方式方面的建议。未来将出现个性化的新型预防医学，我认为这种医学将会是非常吸引人的。[5]

上述讲话出自人类基因组的负责人之口，他指出了基因科学将带来的部分奇妙的可能性。实际上，这个领域的研究在接下去 20 年中给卫生保健带来的改变可能将超过过去两千年的改变。据估计，多达 1500 万的美国人存在中等甚至严重的遗传问题，在 18 岁以下儿童中，遗传病占急性病住院治疗的三分之一。

基因科学的成果在较早时期对隐性遗传病、苯丙酮酸尿症（PKU）的成功诊疗上就体现出来了。苯丙酮酸尿症是以苯丙氨酸的过量存在为特征的。如果苯丙酮酸尿症在症状出现（出生后一段时间）之前没有能得到诊断，那么过量的苯丙氨酸将会引起发育迟滞。在 1960 年代早期，一个简单、便宜的测试方法被发现，使得在胎儿时期就对苯丙酮酸尿症进行鉴别成为可能。有了这种产前检测技术，通过某种特别的饮食方案可以预防发育迟滞[6]。

亨廷顿氏症（Huntington′s disease，HD）是一种严重的神经疾病，平均发病年龄在 36 岁。一旦疾病进程开始，可以分成四个阶段，每个阶段持续大约 5 年时间。这种也曾经被称为 SaintVitus 舞蹈症的疾病，一开始只是肌肉协调性的些微损失，然后发展到持续抽筋，严重的精神状况恶化，最后阶段则以躯体无法动作、两眼空洞的呆视前方为特征。HD 是一种具有破坏性且致命的疾病，目前还没有治愈方法。虽然这种疾病的发病年龄从 30 到 40 多岁不等，但是每个携带这种致病基因的人在 65 岁之前都将受这种疾病的影响。

HD 的致病基因是显性的，因此只要家系中父母一方有这种基因，那么每个小孩都有 50% 的患病可能。由于症状一直要到中年之后才出现，因此患 HD 的人通常在获悉他们携带这种致病基因之前就已经有了小孩。从某种意义上来说，他们的每个小孩一出生就有 50% 的可能性携带着一个遗传的定时炸弹[7]。

当讨论与基因测试相关的保密问题时，HD 是经典的用于讨论的疾病。如果一个家庭被诊断为携带了这种基因，这对他们以合理的价格去获得保险将会产生何种影响（如果能够获得保险的话）？如果基因测试为家庭内各个成员的确切风险计算提供了基础，那么这种计算是否应该被用于确定保险费率？请记住保险公司是一个商业部门，而不是公共服务部门。

将来在进行体格检查的时候，医生用一组DNA探针来进行测试的做法可能会变得非常普遍，这种测试能够筛检出易感标记。假定筛检出来的标记显示被检测者将患某种疾病，如HD，那么对公司来说适当的补救行动是什么？公司能够就这种检查结果做出雇佣或者不雇佣的决定吗？现代遗传学似乎是一个充满新的生物医学价值问题的领域，对此还没有简单的答案或者文化上被认同的回应。为了达到某种程度的主动，议会正在考虑进行立法。如果这项法律得到颁布，将禁止保险公司获得有关基因测试结果的信息[8]。

不过，就业与保险只是与基因测试有关的保密问题的一部分。当保密原则与知情权等碰撞的时候，应该如何处理？举个例子，如果一个人在青少年时期就测出HD致病基因阳性，当他/她以后结婚时，这个信息能否不让其配偶知晓？如果配偶蓄意隐瞒自己将来会患遗传疾病，那么在婚礼时的“疾病和健康”声明是否还是一项应遵守的承诺？配偶是否可以为此起诉另外一方？检测结果为阳性的妇女是否可以向他们的孩子隐瞒这个结果？如果遗传咨询员知道一对父母某项基因阳性，他是否有义务警告他们的孩子？

类似保密这样的准则经常被放在个体环境下进行考虑。但是，基因咨询是否属于家庭事务、因此知情权应该凌驾于个人隐私权和保密权利之上呢？每次当我们面对新的与生物医学进步相关的问题时，在达到文化上的一致意见之前需要有一段公众的对话期。就基因科学而言，现在是时候“开始争论”了。下面考察的是一个涉及保密和知情权的案例，来探索涉及保密和基因测试的一些问题。

案例研究：保密和知情权

1984年，詹姆士·古西拉（James Gusella）发现了亨廷顿氏症的基因标记。这项发现使得对这种疾病的遗传测试成为可能，而这种测试的真正出现是1994年。虽然现在已经有这种测试来表明一个人是否将患这种疾病，但是对那些基因携带者并没有成功的治疗方法。携带这种基因者在65岁之前百分之百都将出现症状。

假定一对父母该项测试为阳性，并拒绝告诉他们的孩子。那么执行这项测试的遗传咨询员是否应该侵犯这对父母的秘密？

现代卫生保健和保密

20 世纪早期，保守隐秘是一项容易得多的工作，因为 85％的直接医疗保健服务是由医生提供的。只有医生和非常少的直接有关人员有获得病史的权利和保守隐秘的义务。而今天，直接向病人提供的医疗保健服务中，超过 80％是由互相协作的卫生和护理专业人员提供的。在医院里，只有三分之一的病人记录由医生保管，其他部分由卫生保健小组的其他成员保管[9]。

现在，不仅主治医生可以获得病史资料，其他许多产生和处理数据的技术和管理人员也可以获得这些资料。一次在接到一个病人关于保密问题的投诉后，随后开展的调查揭示至少有 75 个人合法地接触过这些病史资料，这些人要么是参与直接服务提供的，要么是提供支持服务的。

此外，越来越多的使用计算机信息系统使得获取病人信息这个问题更加恶化。信息的大规模存储和获取的简易性已经使得信息的分布超出了医患界面之外，病人信息被用于管理、支付、利用评估(utilization review)、教学和研究，这已经成为一种常规。除了卫生保健服务提供者之外，下列机构或人员也可以获得病人信息：保险公司（因为他们要付钱）、公共卫生机构（协助监督和调查疾病爆发模式）、雇主（评估有关工作的伤害情况）、联邦、州和地方政府（制订卫生保健计划和分配资源政策）、律师和法律执行机构（作为解决民事或刑事事务的证据）、媒体（报告健康危险及帮助报道医学研究进展），以及认证、颁证和许可机构（评价对各种标准的遵守情况）[10]。

这些能获得医疗信息的**第三方支付者**(third-party payers) 所关注的可能符合但也可能不符合病人的最佳利益，因为保密和隐私问题不一定是某些团体——如政府管理者、第三方支付者、保险公司或利用评估者——优先关心的问题。根据他们执行的任务，他们可能更关注的是安全性、真相以及知识，而不是单个病人的个人隐私。无限量的医疗信息的计算机化的累积、分析和存储，已经使得信息保密超出了那些被委托负责保护病人隐私和机密的病案专业人员的控制范围。芝加哥大学临床医学伦理中心主任 Mark Siegler 认为，在医院服务中，第三方利益的存在和团队医疗服务的发展已经使得保密成为一个“衰老的概念”[11]。

对病案资料获取的法律观点

许多州法律和少数联邦法规要求卫生保健服务提供者向合适的机构报告几种源于病案的信息，有的要求获得病人授权，有的不要求。在大多数美国法律中，一些共同的法定要求报告的内容包括：

- 虐待儿童
- 吸毒
- 传染性疾病
- 枪伤或刀伤
- 输血反应
- 中毒和劳动事故
- 放射性物质管理失误

通常这些法律要求报告的是对社区健康和福利至关重要的事项，例如虐待儿童、中毒和劳动事故、传染性疾病、放射性物质管理失当、输血反应、枪伤和刀伤，以及镇静剂的使用[12]。在大多数州，有关虐待儿童的法律要求医院和医务人员报告疑似虐待事件。在这种报告当中，如果医务人员如实报告了情况，那么即使最后所报告的疑似虐待被证明不存在，那么法律也保护医务人员免责。如果法律要求报告而医务人员没有报告儿童虐待事件，那么儿童回到充满敌意的家庭环境之后所遭受的任何额外伤害医务人员都负有法律责任。一份伊利诺伊州的法律很能说明问题：

> 任何医生、医院管理者和参与检查、保健和治疗的人员，……如果有合理的原因，根据他们的专业能力或法定能力相信一个儿童可能被虐待或者被忽视，应该立刻报告，或者促成这种报告……专业人员和他的顾客或病人之间的特许交流（法律上无论何时皆可拒绝公开交流内容），不适用于专业人员报告儿童被虐待或被忽视的事件（法律要求他这么做），特许交流也不应构成不报告本法所要求报告的内容的根据。[13]

一些州对所有获得常被滥用的药品的病人的姓名和住址进行登记。这种要求报告的规定得到了支持，被认为是各州对广义警察权力的合理运用。如果缺乏提供病人信息的法律规定，那么一个警察机构没有权力在未经病人授权的情况下去检查病案。

合法利益

病案远不止是单纯的医疗信息，它包括个人的经济和社会方面的信息。一般来讲，它属于医院或诊所的财产，但是病人对这些信息拥有法定的利益和权利。一般认为病案是保密的，获得这些信息的人应该局限于病人、被授权的病人代表、主治医生和拥有合法利益的医院工作人员。确切的指定谁对病案拥有合法利益对医务人员具有很大的利害关系，但是一些被普遍接受的指南认为，获得病案信息应该是为了以下方面的需要：病人的医疗保健、专业教育、管理功能、审计功能、研究、公共卫生报告，以及刑法上的要求。就病人的医疗保健方面而言，任何信息可能都需要在负责治疗病人的各卫生保健服务提供者之间进行共享。现代医学是一种团队行为，充分的信息交流对于病人的医疗保健是必须的。

专业教育的需要通常要求把住院病人的信息为教育目的进行交流和分享。一般包括内科医学、护理、健康相关专业、心理学、社会服务、或者任何其他参与病人医疗保健的团体。如果打算把信息传播到治疗机构之外（比如一个病人的案例研究），那么没有事先得到病人的同意就不能这么做；或者除非信息公开所采用的形式使得外界不可能辨别出病人的个人身份。

数量有限的一些信息是管理功能所需要的，包括预约、入院、出院、收费、汇编调查数据以及其他一些类似信息必须在文书和管理人员间共享。

正式任命的保健质量审计员、政府的第三方支付者，以及专业评审组织可以合法的获得病案资料。**同行评阅组织**(Peer Review Organization，PRO）项目在 1982 年取代了**专业标准评阅组织**(Professional Standards Review Organization，PSRO）项目，它要求 PROs 根据健康和人类服务部设立的指南公开评阅信息。信息被报告给：（1）州、联邦的欺诈滥用机构；（2）负责识别公共卫生问题的机构；（3）州颁发执照和许可证的机构。

关于开展研究所需的数据一般可以在所有参与的研究者中共享，前提是假定在这个过程中病人的身份不会被直接或间接地识别出来，不会出现在随后的任何其他报告和陈述中。允许员工参与研究的医院一般都设有研究委员会来筛查研究方案。这种机构评阅委员会（institutional review boards，IRBs）试图平衡病人的潜在风险和研究带来的潜在利益。如果缺乏更严格的标准，那么研究委员会应该要求达到以下最低标准[14]：

1. 研究结果的陈述方式应该可以保护病人的匿名性；

2. 只有那些参与研究的人才可以获得原始数据；

3. 保护病人隐私的安全措施应该是研究方案的一部分；

4. 在开展医学研究的过程中，研究者有同样的义务保守病人的私密，就像在卫生保健服务过程中一样。

卫生保健服务提供者经常记录得太多，远超过材料整理所需，或者远超过为病人提供医疗保健服务所必需的信息。通常在病案中，没有必要非常清晰地注明病人私密信息的细节。在病案中标注一个年轻病人与男友“有亲密关系”，一般就足以唤起医生的记忆，让他记起需要为性生活频繁的青少年提供咨询。私密信息在病案中清晰写明的越少，病人隐私信息公开后引起有害后果的机会就越少。只有那些材料整理和治疗保健所需的材料才应该被记录下来，例如，就一个刺伤伤口，医生不必在病案中详细记录此前病人参与反对或者卷入帮派斗争而受攻击的信息。

美国医院联合会制订的《病人权利公约》概括了病人有审查自己病史记录和获得他们在医院中所受治疗的信息的权利。在一些州，法规对获取精神病人病史信息的规定与其他一般病人的规定有所不同。过去，这些病人没有获取自己病史的权利——这种实践是基于这样一种假设，即让病人获知这些信息对他们的健康是有害的。不过，近期的法院判决中已经倾向于允许让病人获得更多自己的病史资料。在一些州，精神病人拥有和其他病人一样的审查他们自己病史的权利。

医院建立有效的程序来保护病史内容是非常关键的，这不仅是从病人私密的角度，也是为了避免蓄意更改或者伪造病史的可能。不幸的是，病人和医生一样都曾经伪造过病史，因为他们都想提高自己在法律诉讼中获胜的机会。为了保护病史内容的安全性，下面是一些有关最低标准的指南：

- 具备能力的病案或者风险管理人员应该在病人或者病人代表检查病案前就已经评阅过病案了。
- 原始病案不允许被带离医院范围，除非依照法定程序或者既定的医院程序。例如，允许病人在医院人员在场的情况下把病案转移到另外一个机构接受测试。
- 病人和病人的授权代表都不应被允许单独检查病案。

小结

在我们生活的所有方面，我们的个人隐私好像都遭到了围攻，计算机的使用已经极大地加剧了这种状况。众所周知，我们所有人都在几个大的数据库里有个人档案信息。这些政府和商业的数据库为他人提供信用评级、婚姻状况、甚至嗜好和兴趣等方面的信息。有时候似乎你只需要向一种你最喜欢的慈善行为（比如说是拯救森林方面的）捐很少的一点钱，随后就会有无数的想要挽救森林的人或者看起来像要拯救森林的人向你提出邀请。

病人总体来说还是对卫生保健服务提供者坚持保密原则的方式怀有信心。保密似乎服务于两个基本目的。首先，这个原则承认需要尊重受到法律保护、被我们的文化价值观奉为神圣的个人隐私权(right to privacy)。其次，可能更重要的是为了病人的健康，承诺保密使得医患双方形成了一种纽带，病人可以向医生全面、诚实地公开信息。但在一些罕见的情况下，当为了保护一个社区的利益必须公开个人信息的时候，保密原则必须权衡警告义务，特别是针对脆弱第三方的警告义务。

虽然团队医学的建立和行政干预已经破坏了保密原则，但是每个卫生保健服务提供者都必须尽可能的采取小心的措施来保证病人的医疗和个人信息得到保密。根据卫生保健提供者必须把信息向第三方公布的程度，病人似乎也应该被告知这种信息公开的性质和理由。如果病人了解到什么将发生在他们的信息上，他们可能就可以更好地决定哪些个人信息可以公开，而哪些信息他们希望被保密。

必须设计出一种政策，在保护合法的私人隐私权的同时，也不抵触那些对信息拥有合法权利的第三方对信息快速、容易的可及。这种对隐私的保护似乎至少应该：(1) 确定在何种情况下医疗信息向第三方公布；(2) 提供病人获得他们自己病史资料的程序；(3) 只有在基于“需要知道”的前提下才允许他人获取病人的病史资料；(4) 对数据汇总进行研究和统计分析的时候确保数据的匿名性；(5) 在社会的长期目标、组织获取病史资料的合法需要，以及病人对隐私权的短期期望之间做出谨慎的权衡；(6) 告知病人在当前实践中，保密性是什么含意。

这些保护措施应根据知情同意的精神，对病人信息的误用和滥用提供某些保护。此外，如果病人可以获得他们自己的病史资料，要确保病史中的信息是精确、完全、与他们的医疗保健相关。病人倡导是卫生保健医务人员的一个重要责任，而如果要想让我们的病人继续相信保密过程，恢复机构在保密方面的一些责任是相当必要的。

复习题

1. 授权和未授权的信息公开：在这个练习中，你认为下列情况下信息的公开是否合适，说明你的立场的理由。

(1) 一位说自己刚刚被强奸的年轻女性来到急诊室，要求进行盆腔检查，并要求开事后避孕药，但是她坚持让工作人员不要报警。工作人员还是报告了这件事。

(2) 一位年轻的父亲把他的孩子带到急诊室来接受手臂伤害的治疗。这个家庭已经把这个孩子带来好几次了，孩子的伤每次都类似，借口都是孩子有些笨拙，在学习骑自行车方面遇到了一些困难。孩子没有显示出对父亲的恐惧，接受询问时证实了父亲对事情的解释。工作人员把这个事情作为是可能虐待儿童案件报告了上去。

(3) 你是一个护理学生，现在医院中的儿科轮转。你注意到你父母的邻居被收治进了外科病房。吃午饭的时间，你在顺路去看她之前看了一下她的病史。

(4) 你是一个技术护士，刚完成对一位年轻女性的手术后护理。这位女性与你一起上教堂做礼拜，她刚刚接受了流产手术。你非常关心这位年轻女性，决定把这个信息透露给你的牧师。

(5) 一位年轻的男性到医院实验室来接受检查，并证实为 HIV 阳性。他与你住在一幢楼里。作为实验室的管理者，你觉得有责任告诉大楼的管理者住在第五单元的这个人有一种传染病。

(6) 你是一个呼吸科治疗师，你的病人说她愿意告诉你一些事情，但前提是你严格保密。然后她告诉你她非常抑郁，正在考虑出院之后就结束自己的生命。你把这个信息告诉了主治医生。

(7) 你是一个病案技术员。有一天你在办公室的时候，有两个男人进来了，徽章显示他们来自联邦调查局，涉及国家安全事务需要查看 Hiram Jones 的病史。你提供了协作，允许他们看这些病史资料。

(8) 在对一个病人（一个校车司机）的治疗保健过程中，医生注意到她有心脏病突然发作的危险，建议她不要再开车了，因为这可能会让孩子们处于危险之中。司机要求医生不要告诉校区，因为这可能会让她失去工作。医生还是通知了校区。

(9) 在对一个病人进行评价的过程中，你发现这个家庭存在乱伦问题。你把这个情况告知了警方。

2. 在《给病人他的病史》的文章中，作者提出了以下建议：[15]

我们建议通过立法要求机构或医生将所有病人（住院病人和门诊病人）的完整的、未经删节的病案常规自动地复制一份，尽快交给病人（只要提供的服务已经被记录了）。立法应该也要求记录医生和医院的资格，以及收费信息。住院病人可以常规地获得住院记录，住院结束后住院记录的副本应该送交到他们手中。

在这个练习中，首先列举出你认为这种法律可能带来的四个积极后果（例如，医患之间更好的交流），然后列举出可能的四种消极后果（例如，增加诉讼案件）。

3. 你是一个放射专业学生，被指派到外科病房协助另外一位技术员在外科手术期间执行一次 X 光检查。你穿上医院服装，提供协助，在手术的多数时间都在场。手术由皮雷斯医生给琼斯女士进行。

第二天你到琼斯女士的房间，你评价说她选择皮雷斯医生是非常优秀的选择，因为他是一个非常好的外科医生。她的反应是：“皮雷斯医生？我的医生应该是罗宾逊医生！给我律师打电话！”

你是否已经违背了保密原则？由于这次谈话让医院医生牵连进了一次法律诉讼之中，你是否有错呢？

4. 一对夫妇来到急诊室，女方主诉她有阴道排出异常和盆腔疼痛，丈夫有尿道排出异常。对丈夫的检测结果证明他有淋病，他坚决要求这个信息对他妻子保密。妻子的检测要在两天之后才可以得到。你应该告诉妻子真相，或者还是为丈夫保密？

5. 作为当地社区药房的药剂师，你已经为 Arthur 女士按药方抓药服务了好几年。她有长期服药史，这说明她有几种慢性疾病，也包括心理紊乱问题。在她与你打交道的时候，没有任何迹象显示她不具有做出适当治疗决定的行为能力。有一天，她丈夫 Bob 来到药房，要求你给他提供一份他妻子服药史的复制件。他说他想要确证他的妻子获得了正确的药物，并且按着处方吃药。

对这个问题我们将使用雷蒙德·菲佛（Raymond Pfeiffer）医生提出的 RESOLVEDD 问题解决方法。这种方法的步骤如下：[16]

(R) 回顾涉及的事实。
事件的有关事实是什么？
如果有人犯了错误，是谁？
这种情况是怎么发生的？
谁负责做出决定？

(E) 估计事件中涉及的问题或冲突。
你有哪些选择？
事件带来了哪些困难？
涉及的主要伦理困境是什么？

(S) 指出具有初始可信度的解决方案。
把各种选择编组成为数目较少的几种选择方案。

(O) 分析解决方案的结果。
如果采取了上面的几种可选方案，其各自很可能的结果分别是什么？

(L) 对所涉及当事人的可能影响。
这种解决方案对涉及的当事人会带来什么伤害或帮助？

(V) 哪些价值得到支持或被妥协了？
各种解决方案分别支持或牺牲了哪些基本价值？

(E) 对解决方案进行评价和改善，对价值进行权衡。
哪一种解决方案对涉及当事人带来最好结果，牺牲的原则最少？

(D) 达成的决定，清楚阐述这种决定，决定应对利益进行了均等考量。

明确如何执行这个决定，解释为什么这是最好的方案。

(D) 针对这个决定主要弱点的反对意见，为决定进行辩护。

这个决定的主要弱点是什么？

针对这些弱点的反对意见，最好的回答是什么？

把上述每一步都当作一种独立的练习，一步一步完成这个过程。

关键词

有害准则（harm principle）

机构评估委员会（institutional review boards）

隐私权（right to privacy）

第三方支付者（third-party payers）

利用评估（utilization review）

参考文献

1. *Housh v. Peth,* 165 Ohio St 35, 133 NE 2d 340 (1956).
2. California Supreme Court; July 1, 1976, California Reporter 14.
3. Colorado Society of Clinical Specialists in Psychiatric Nursing, "Ethical Guidelines for Confidentiality," *Journal of Psychosocial Nursing* 28, no. 3 (1990): 43–44.
4. Sissela Bok, *Secrets: On the Ethics of Concealment and Revelation* (New York: Vintage Books, 1983).
5. *Human Genome News* (Jan, Volume 5 no. 5, 1994).
6. Virginia, Shuett, "What is PKU?" *National PKU News* (Feb 1998).
7. John Arras and Bonnie Steinbock, *Ethical Issues in Modern Medicine* (Mountain View, CA: Mayfield Publishing Co., 1995).
8. Lois Wingerson, *Mapping our Genes* (New York: Perigrin Group, 1990).
9. Marc D. Hiller, "Computers, Medical Records, and the Right to Privacy." *Journal of Health Politics, Policy and Law* 6, no. 3 (Fall 1981): 463–487.
10. William Hafferty, "Whose Files Are They Anyway?" *Modern Maturity* (April–May 1991): 70.
11. Mark Siegler, "Confidentiality in Medicine—A Decrepit Concept," *New England Journal of Medicine* 307 (1982): 1518–1521.
12. George Pozgar, *Legal Aspects of Health Care Administration* (Gaithersburg MD: Aspen Publications, 1993).
13. Ill Ann Stat ch. 23 2054 (Smith-Hurd Supp. 1983–1984).
14. W. H. Roach, S. N. Chernoff and C. L. Esley, *Medical Records and the Law* (Rockville, MD: Aspen Publications, 1985).

15. Bud Shenkin and David Warner, "Giving the Patient His Medical Record: A Proposal to Improve the System," *New England Journal of Medicine* 289/13 (September 27, 1973): 688–699.
16. Raymond Pfeiffer and Ralph Fosberg, *Ethics on the Job* (Belmont, CA: Wadsworth Publishing Company, 1993).

第6章

职业把门:职责忠诚的要求之一

- 职业伦理规范
- 贬低同行
- 利益冲突
- 卫生保健服务中的不正当性行为
- 举报
- 机构伦理委员会
- 小结
- 复习题
- 关键词
- 参考文献

目的

理解专业主义的要求如何引出一整套的关于职责忠诚的“把门”任务。

学习目标

阅读完本章后读者应该能够：

1. 举出一个专业创立一套伦理规范的理由；
2. 说出禁止医患间发生两性关系的伦理根据；
3. 说出在我们的行医实践中避免组织利益冲突的伦理根据；
4. 概括执业范围对医生活动的重要性；
5. 给出“贬低”的定义，并说明为何这是一个需要在行医实践中避免的问题；
6. 概括我们对残疾同事所负有的伦理义务。

我们不能因为已经到了道德终点就放下自己的责任。

约翰·肯尼迪（John F. Kennedy）

有两种教育。一种是教我们如何生存，而另一种是教我们如何生活。

约翰·特拉斯洛·亚当斯（John Truslow Adams）

职业伦理规范

历史上，学习型职业（教育、牧师、法律、卫生保健）的本质特征是自我管理、专业化的知识体系、教育和实践的标准、与被服务者之间的互信关系，以及向社会提供一种特定的服务。通常职业团体都在一个法定的行为框架下面运作，并制订出一套伦理规范来协助进行自我管理。

在许多卫生专业中，伦理规范都是共有的。这些规范在关于“可期待的伦理表现”方面的语言表述上往往都比较含糊，因此公平执行这些规范是困难的。除了列出一些伦理表现的最低标准，这些规范通常也包括职业使命和目标的概括，各个职业就是朝着这些理想前进的。这些职业规范普遍存在的问题是：

- 在责任和禁忌方面表述含糊；
- 在责任描述上不全面；
- 过多关注职业的进步和声望；
- 在自我管理和同行执行方面比较含糊；
- 过多关注经济和商业利益。

虽然大多数卫生教育课程设置中含有伦理问题方面的内容，但是对这个领域的重视程度普遍要低于其他一些技术性内容。不过当一个医学生进入实践之后，通常在合乎伦理的行医实践中，人性部分是最难掌握的。当我们评阅职业规范时，我们通常无法在已有规范中找到问题的答案，因而必须求助于伦理理论和推理来找答案。就像对一些重要的伦理问题相当关注一样，职业规范通常也很关注职业礼节。这不是说我们的职业规范没有一个合法合理的地位。规范的目的是约束医生，并且表达这些医生的目标和渴望。它们所讲述的是更好的职业形象，包括在人格完整性、奉献精神和行为的原则性方面。

作为一名卫生职业人员，你承担着成为卫生保健队伍中其他成员同行的义务。这些义务中的部分内容可以被认为是“把门”功能，即要留心本职业和其他同行的利益。这些义务作为我们职业义务和教育的结果自然落到我们头上，让我们有一种强烈的和其他同行共同掌握本专业命运的感觉。

在最早的规范中，当新医生从他们的老师和专业协会中接过这些义务时，就可以看到这种同行们共同掌握专业命运和互相支持的感觉。下述语句出自《希波克拉底誓言》的标准英译版：

> 阿波罗医神、阿斯克勒庇俄斯、许癸厄亚、潘那西亚，以及所有天地诸神见证，我以他们之名宣誓，愿以自身能力及判断力所及，遵守此约：
>
> 凡授我艺者，敬之如父母，作为终身同业伴侣，彼有急需，我接济之。视彼儿女，犹我兄弟，如欲受业，当免费并无条件传授之。凡我所知，无论口授书传，俱传之吾与吾师之子及发誓遵守此约之生徒，此外不传与他人。
>
> 《希波克拉底誓言》

新医生在宣读这个誓言后，就只能在职业协会内部共享知识，把其他同行当作自己的家庭成员一样对待。这些早期的实践产生了一系列的职业传统：避免轻视其他医生；共享新疗法和新技术；服务中表现出职业礼貌；避免性交易和其他利益冲突；关心本职业和其他同行的全面福利。

贬低同行

在实践中，健康相关专业人员和护理人员很久以来就知道我们的医生同行是非常厌恶批评其他医生的，并把把门(gatekeeping) 任务作为他们职业责任的一部分。这种把门功能，即关心本职业或其他同行们的利益的义务产生于我们的职业义务和培训，它使得医生有一种强烈的和其他同行共同掌握本职业命运的感觉。下面引用的文字出自《医学委员会综合手册：职业行为和纪律》，概括了医生在不要贬低同行方面的义务：

> 医生轻视或贬低任何其他医生的职业技能、知识、资格或者服务是不妥当的，不管这种轻视是直接的还是暗示的，也无论这种轻视是否会给他自身带来职业上的优势。这种轻视可能会引起严重的职业行为失当。[1]

然而，作为卫生保健服务提供者，我们经常会面临该隐（Cain）提出的一些问题："我是我兄弟的监护人吗?" 作为一名卫生专业人员，答案通常是"是的"。我们不仅要对向病人采取的行动负责，也承担着确保卫生保健小组其他成员也提供适宜保健服务的责任。我们服务的病人都有某种脆弱性和依赖性，这种情况在其他职业里则非常少见。正是这种治疗关系的本质和其中蕴涵的信任，所以当医务人员行为失当的时候，会使得病人感到如此的受到背叛和愤怒。

虽然一些医生独立开业并自行承担商业风险，但是"商品卖出概不退换"的原则应不允许适用于医患之间。为了保护脆弱的病人群体免受剥削，后来出现了管理颁证制度、法律救助制度和同行评阅制度的伦理规范作为卫生专业的一部分。其发挥的作用不仅仅是约束每个专业的人员要遵守一系列伦理规则，而且象征着这群专业人员与其他职业和技术事业不同。职业的本质特征之一是该职业的成员形成了一套伦理规范并愿意开始自我管理。有时候确实伦理规范是为了一些相当粗野的目的而建立的，例如限制竞争、限制做广告，以及促进一个特定的形象，特别是职业发展的开始阶段。美国第一个医生规范写于 1847 年，当时的主导目的是要通过规范来管理伦理行医，但同时也是要把正统的医生从顺势医疗论者、经验主义者、植物治疗者和 neuopaths 区别开来。即使在现代伦理规范中，在一个医生应该做什么、应该避免什么行为方面也经常是含糊其辞的。在伦理规范内部，不同的法定规则之间也经常存在冲突。如果发现有人行为不当应如何进行同行评议和处理也并未解决。不过，伦理规范的重点仍然是确保专业人员是自主、负责任的决策者，而不是只会遵守命令的人。规范中隐含的承诺是医生将不会以顾客或病人为代价来追求自己的利益。这种隐含的承诺使医生承担了在许多领域维护职业标准的义务。

20 世纪 80 年代早期，一名健康相关专业人员迷惑于当时一家当地医院提出的大量“没有经过脑子”的加强复苏工作的号召。为了引起大家对这种行为的注意，并带来所需的改革，这位治疗师为当地学会刊物写了下面这样一篇文章：[2]

大约一个月以前，一位年轻女性由于心脏起搏器失去作用而在家中再次心脏停跳。在过去两年中她已经历过两次心脏手术并有几次心脏停跳，由此导致的大脑缺氧受损让她变得迟钝并患上了痉挛性疾病。她被复苏过来并被送往医院，而当时救护车上没有氧气。在医院的重症监护室里（由于她多次被送进这里，所以每个工作人员都认识她），她心脏再次停跳了大约一个小时。她还没有死亡，因此我们有义务再次复苏她，并给她接上了呼吸机。在重症监护室里她慢慢的腐烂了三到四个星期（医务人员很快地修好了起搏器，她的心脏不可能再停跳了），直到最后她终于“设法死去”，之前医务人员还在给她提供“痛苦”（包括肾衰竭后持续一个星期的透析治疗）。

设想，如果有一个男性工作人员跳上床强奸了她，这将被认为是一种刑事攻击，每个人都会非常愤怒，对吧？但是我们以前对她的身体所做的伤害要大得多，时间要长得多，这不是一点点的更不道德。在我们奇怪的社会制度的眼中，这居然是被允许的。多么奇怪的制度！

近来另外有一次，我获准参加对一个病人的抢救，他在钴线疗法期间心脏停跳了！这只是医院对终末期癌症病人经常要进行的一系列复苏工作中的一次！

当病人已经完全没有希望的时候，死亡其实可以把他们从无望的痛苦中得到解放，为什么我们还拼命地去干预他们的自然死亡过程？难道我们医生完全发疯了吗？复苏的科学和技术正在被令人愤怒地滥用着。

复苏是治疗师能开展的最严格意义上的挽救生命的行动。它是最高贵、崇高、最具英雄式色彩的行动，应该是一个凡人能够为他人所做的上帝最喜欢的事情了。但是每次当我被要求参与这种非常不适宜的抢救行动时，我在灵魂深处厌倦这种东西——神圣但残忍的事情。教义要求我们复苏任何心脏停跳的病人，只要他还没有死亡，而不管他患的是什么病或者在被发现前他已经心脏停跳了多长时间，这确实使我生气。这是一种最不合理、最不道德、不计后果且不负责任的行为。

悲剧背后是什么？是忽视！没有人讨论病人或他的家属是否愿意让他在心脏停跳之后被复苏。无疑，在没有不抢救的命令下，医生会一直像原来那么做，因为除了医生没有人应该做出这个决定。当然，这种做法可以解释为保护非医务人员免受不复苏他们认为无法挽救的病人的指控。

但是我们都知道，在大多的情况下，我们的抢救工作是在医生明明已经知道没有任何希望，而且也没有征求病人或家属愿望的情况下进行的。当然，在时间来不及的情况下，这种情况是不可避免的。但是通常这个话题完全就没有被提及，因为这种话题太令人不愉快了。

我认为应该就此向我们的医疗主管申诉，试着让他们用对医疗人员的影响力来直接面对这个责任，然后对符合以下任一条件的病人判定死亡或放弃抢救：(1) 被认为是无法挽救的；(2) 病人已经表达了要求在平静中死亡愿望的。实际上，医院可以在病人入院时就询问病人或其亲属这个问题，从而可以部分地避免医生直接去问这个令人不愉快的话题。

根据我们前面所引用的《医学会综合手册》中关于贬低同行的表述，这位治疗师犯了贬低同行的过错，虽然他可能是正确的。这个治疗师的文章最后并没有引起比较大的临床实践（不合适的复苏）的改变，但却给他自身光明的职业生涯带来了较大损害。这件事情的关键点并不在于他的说明是否真实，甚至也不在于他是否有引起职业界注意的绝对权利或义务，问题在于他的表述方式。在道德问题方面，我们通常坚信自己是正确的，以至于我们认为反对我们观点的人不仅仅是错的简直就是邪恶的。在文章中，这位治疗师的表述远远超出了介绍一个合理问题的范围，他把医生们的实践比喻成了刑事攻击和强奸。在解释为何这种做法还在继续的理由时，他列出的唯一理由是医生们可能已经发疯了、或者是疏忽了、或者就是纯粹地不负责任。这样一种表述方式不太可能让被谴责者成为甘心受教的听众。

现代卫生保健实践中有许多问题需要解决。在对这些问题的讨论中，每一位健康相关专业人员和护理专业人士都可以发挥很大的作用。我们投入所产生的效果——如其他人是否愿意听我们对这些问题的讨论，是否愿意促成积极的改变——与我们表述时所表现出来的解决问题的姿态以及提出建议的积极性有很大关系。

利益冲突

任何情况下，医生都不可以把自己的经济利益放在病人的福利之上。医疗职业的首要目的是为人类提供服务，报酬或经济收入只应是次要、附属的想法。一个医生如果收治不必住院的病人入院，开出不必要的处方药物或者开展不必要的诊断试验，并以此牟取自己的经济利益，这种做法是不符合伦理的。如果医生的经济利益和医生对病人的责任发生冲突时，一定要以病人的利益为优先。

伦理和法律事务委员会　1992[3]

近期的文献中，卫生保健服务提供者的**合作**(joint-venturing) 和**自我转诊**(self-referral) 行为受到了质疑。大多数批评意见集中在那些和理疗机构、影像诊断中心、急救外科中心和耐用医疗仪器公司达成“合作”协议的医生身上。在这些合作商业利益出现的同时，也伴随了门诊费用的增长，这种增长似乎和自我转诊行为有联系。对此的调查表明，自我转诊和费用增加、服务利用增加以及服务质量下降有明显的联系[4]。从利益冲突的角度来考察下述一位努力工作的治疗师的案例。

案例研究：努力工作的治疗师

谢乐尔是密歇根州一个小镇的呼吸科治疗技术员。这个小镇有一家小医院和一个小规模的耐用医疗用品供应公司。谢乐尔又是当地著名的企业家，他成功地同时成为了医院呼吸科的主任和耐用医疗用品供应公司的所有人。

1. 谢乐尔的科室做出的接受家庭保健服务的转诊大多数都落入了他的家庭保健生意中，这其中是否存在着利益冲突？

2. 谢乐尔应该做什么？

显然，在某些甚至大多数情况下，病人都可以得到很好的服务。在某些情况下，这种合作形式创造了一种竞争气氛，甚至可能向社区提供一些原来不能提供的服务。在上述情况下，合作形式合乎以病人为中心的卫生保健服务伦理，但同时可能需要制订**安全港规则**(safe harbor rules) 来允许这些诊所继续营业[5]。

不过，不管是否能合乎伦理的提供以病人为中心的卫生保健服务，自我转诊还是受到了怀疑，并引起了很难克服的信任鸿沟。从外界观点来看，合作形式似乎是“刚开始做得很好，后来就再也不行了”。作为对这些批评的响应，美国医学会近来采纳了一项反对医生自我转诊的政策。这项政策要求医生一般不能把病人转诊到与他们本身有投资利益但不是由他们直接提供医疗服务的卫生保健机构去[6]。

把病人转诊到一个医生自己不在那里直接提供服务但有经济利益的机构去的做法，是值得怀疑的、也可能是不合乎伦理的。这一点似乎已经非常清楚，但是还存在其他同样严重的利益冲突的情况，只是更微妙一些。笔、书写纸、免费纸张、医疗设备和样品药物难道是卫生服务提供中很正常的现象？据估计每年药品公司花费约1.65亿美元来影响医生的处方行为。那么，这种医生从药品公司或设备公司接受礼品的做法，到什么程度就不再是一种很好的广告方式而变成不合伦理的行为了呢？如果你被邀请参加一个在游艇上举行的免费研讨会，你的交通、食宿及娱乐费用都由公司支付，这是一种不合伦理的行为还只是一种继续教育活动？举个例子，假定医生被要求参加一项药品研究，这种药品与其他同类药品相比在疗效上并没有明显的优势，但是却要更贵一些。医生每召募一个病人参加研究就可以从公司那里得到 125 美元，用来补偿他投入的时间和花费[7]。这是一种贿赂或小费吗？还是因为工作繁忙的医生为公司提供了服务，参加了重要的研究，从而算是一种合理的补偿呢？这种做法是否会影响到病人的医疗保健？比如说被转诊到哪家公司、用哪家公司的药品。如果这种做法确实改变了医生的行为，那么这种改变是由于医生获得了新信息而引起的，还是由于他们得到了好处？人们确实会提出这些问题，这些问题也应该引起整个职业的思考。

虽然关于医生的合作行为以及他们与药品公司的关系已有很多论述，但是依然很难确切的划定一条界线。在护理和健康相关人员的行为中也能看到他们对这些问题的思考。这些医生所参加的国家级、州级和地方级会议中，有多少是没有受到商业公司赞助的？为了阻止治疗师把他们近期收治住院的病人转到当地耐用医疗设备公司并获得中介费的行为，国家呼吸科协会对这种医生收取中介费的转诊行为进行了严厉谴责，图 6-1[8]概括了国家呼吸科协会的声明。利益冲突并不仅局限于医生的行为中，其他的卫生保健服务提供者也都同样存在类似可疑的行为。一个医生如果是为了病人利益以外的动机而改变自己的行医方式，那么其道德伦理就开始了灾难性地下滑。作为保健服务提供者，每个职业都需要通过评价和优先顺序设定，来确定医生所接受的商业公司服务或者礼品到何种程度就应该被认为不只是良好的广告或继续教育，而是开始以病人的利益为妥协，改变了卫生保健服务以顾客为中心的性质。

> 国家呼吸科协会伦理规范适用于所有呼吸科治疗保健实践，无论这种实践在何种环境下进行。一般，利益冲突的定义如下所述：
>
> 在任何情况下，如果有活动会影响到医生提供治疗服务和向病人或家属提供建议或咨询的动机，那么任何呼吸科治疗人员都不应该参与这种活动；他们也不应该以任何方式从与家庭保健服务提供者达成的转诊协议中获取利益。

图 6-1　国家呼吸科协会关于呼吸科家庭保健的伦理表现的声明

卫生保健服务中的不正当性行为

无论至于何处，遇男或女，贵人及奴婢，我之唯一目的，为病家谋幸福，并检点吾身，不作各种害人及恶劣行为，尤不作诱奸之事。

《希波克拉底誓言》

所有的卫生保健服务提供者一般都认为医患之间发生性关系是不合伦理的。由于医患关系总是不平等的，因此这种观点是正确的。医患关系的性质使得医方在知识、权力、地位和个人脆弱性等关键方面都处于优势地位。由于医方的角色，医患之间经常会形成亲密关系，这种关系对医患双方可能都是有力和强烈的。此外，医患之间这种正常的服务关系经常会引起强烈、复杂的感情。这种敬佩、关心和信任可能会被误解，如果病人正经受着强大的压力或者重大的生活创伤，他们就会特别脆弱。

由于这种双方位置的不平等，医患之间不应当发生性关系，即使发生性关系也不能被认为这确实代表着病人的真实意愿。由于医生首要的义务是满足病人的需要，因此他们自己的个人满意度不应掺杂其中。治疗关系依赖于病人相信医生会不带任何其他动机的致力于他们的福利。从最本质上来说，性关系会妨碍治疗的情感因素并会影响客观判断。不管是由于暂时未能处理好治疗关系，还是对某种职业状况的粗暴利用，这种关系既在伦理上站不住脚，也不可饶恕。请考察下述医生与病人发展出浪漫关系的案例研究。

案例研究：老朋友，新关系

詹森是一个24岁的呼吸科医生，值夜班。他的一个病人是一位年龄与他相近的女性，名叫卡普里拉，因急性哮喘住院治疗。詹森知道卡普里拉的年龄，因为他们念的是同一所高中，虽然卡普里拉要低一级。自高中毕业以后，詹森就再也没有见过卡普里拉。

在她住院的这一周里，詹森和卡普里拉谈到了过去在高中的时光，他觉得他们有许多共同语言。詹森觉得卡普里拉对他有些好感，但是他保持着友好但职业的关系。在卡普里拉出院前的最后一个晚上，他拥抱了她，亲吻了她的脸颊，她要求他给她打电话。

1. 现在卡普里拉已经回家了，那么詹森约她出来可以吗？

2. 他们在此前就是熟人这个事实是否使得事情的性质有所不同？

3. 假设他想要给她打电话，他应该等多长时间以后才打？

当医生感到可能存在误解，或者当感到可能双方会发展出浪漫感觉的时候，就应该中止治疗关系了。病人在生病期间产生的感情经常会延伸到治疗关系之外，因此治疗关系的结束并不意味着之后双方之间感情开花结果并发生性关系是合乎伦理的。如果医生利用医患关系得到病人的重视、尊敬、信任和弱点，这种行动是否合乎伦理还是值得质疑的。就治疗关系结束后多久才可以认为以后的关系与此无关这个问题，答案是不论时间长短，关键是治疗关系中发展起来的感情不能被错用或操纵。

执业范围

各个健康相关专业和护理专业人士都有其**执业范围**(scope of pracitice)。这种各专业的责任范围通常是由专业传统，以及/或者由州立法许可所决定。图6-2列举了执业范围法中的常见要素。偏离这个合法义务范围的医生不仅会被他们的同事和同行叫停，可能也会面临失去合法证书或面临诉讼的结果。**职责忠诚**(role fidelity) 准则要求我们在自己合法的执业范围内行医。大多数情况下，执业范围是很清晰的，不用特别注意也不会越线。例如，护理或健康相关专业人员如果去开展体格检查并假称自己是一个医生，那么他们犯了不诚实的错误。不过，随着传统和实践的改变，有时界线不像人们想像的那么清晰[9]。下面讲述的案例概括了假如不清楚自己职责范围可能会发生的问题，特别是处在一个传统角色发生转变的时期。

执业法的重点可能有所不同，但是绝大多数包括以下内容：

1. 执业范围
2. 获得执照的要求和资格
3. 免责
4. 行政管理行为的根据
5. 创建考试委员会和考试过程
6. 对未授权行为的惩罚和制裁

图 6-2　执业法的基本内容

20世纪70年代中期，爱达荷州的一位护士通过一名学生接触了一位患有慢性骨髓性白血病的女性病人。这种白血病一般在不进行化疗或者稍微进行一些化疗的情况下就可以存活几年。这位妇女很好地存活了12年，并把自己良好的健康归功于健康食品和一份严格的营养配方。但是，几周前她的情况开始变坏，医生建议她接受化疗，告诉她否则不会有任何存活机会。医生还告诉了她这种治疗可能会带来的各种潜在副作用，包括落发、呕吐、发热以及免疫功能降低引起的感染机会升高。

这位妇女同意接受治疗，并签署了所需的表格，但是后来她产生了其他想法。在这位护士和学生给了她一次化疗之后，她开始哭泣，表达了她对治疗的疑虑。她询问护士，除了化疗之外是否还有其他治疗方案。这位病人说她过去同意接受化疗是因为她儿子相信这是最好的疗法，但是她也说她并没有询问医生是否还有其他疗法，因为医生已经告诉过她化疗是唯一符合指征的疗法。护士没有和医生讨论病人的焦虑，而是在深夜回到医院后同病人讨论了其他疗法的情况。讨论中提及了一些非传统和具争议性的疗法，包括反射疗法和使用苦杏仁苷。当时病人的儿子和媳妇也在场。在讨论中，护士非常明确地表示，刚才所讨论的疗法没有得到医学界的认可。

那天晚上的谈话加深了病人对其他疗法的了解，她决定不继续进行化疗。不过，其他治疗并没有让她从危机中脱离出来，她两周后死去。讨论苦杏仁苷时在场的儿子把她母亲和护士间的谈话告诉了医生。

医生指控护士从事了非职业行为，并妨碍了医患关系。爱达荷州的护士审查委员会认定她进行了不合伦理的行为，并吊销了她的执照。后来，上诉法庭推翻了这个决定，理由是委员会用来判定她的行为的护理标准太过含糊，因此吊销她的执照是不公正的。虽然上诉法庭的判决为她做了部分的平反，但是三年的诉讼过程已经使她失去了教育职位，并损害了她的职业生涯[10]。

在这个案例中，谁是对的？是那个改变了角色扮演了病人建议者的护士还是那个遵守职业规范不可能建议病人用苦杏仁苷作为替代疗法的医生呢？如果医生真的建议用苦杏仁苷作为替代疗法，那么他就违反了医生的医疗行为必须要有科学根据的规则。苦杏仁苷并没有科学根据证明其疗效。

在类似上述这种情况中，病人建议者(patient advocate) 这个词到底是什么意思？在他与病人之间进行的可能会影响到医疗决策的谈话可以把医生排除在外吗？护士的角色正在发生改变，但是直到1985年，除了“病人建议者”之外，也还有另外两种“护士—病人”关系模型在被讨论：其中，官僚模型的重点是放在社会秩序的维持上，不惜以病人的福利为代价；而医生建议者模型的目标是增加医生的权威。在这两种模型下，护士的行动都可能被认为是与良好秩序相违背的[11]。

但是如果现在的“护士—病人”关系模型是病人建议者模型，且护士知道医生不会愿意和病人讨论病人焦虑的问题，即使是病人要求也不行，那又该如何处理？这会使情况有所不同吗？在这种情况下，护士是否有合法的权利向病人提供信息以满足知情同意的要求？这种知情同意是否能够让你和病人讨论那些没有科学根据的疗法？

护士没有与医生讨论当时的情况并且在非上班时间回来与病人讨论的事实表明，她可能知道她的行为已经越过了界线。作为病人建议者的角色是否要求她必须这么做，这是每个从业者都必须做出回答的问题。有一条公认的真理是这么说的：“你不必每天都为原则而死亡。”但是偶尔一个非常重要的问题的出现不一定非要以职业人员的行为退缩为代价。我们所有人面临的问题是“何时”？

健康受损的同事

卫生保健行业经常是压力很大，因此一些医务人员发现他们对酒精和毒品上瘾也就并不令人惊奇了。据估计，当前美国 190 万护士当中，大约有 7%酒精成瘾或者毒品成瘾。一个州进行的研究显示，在这个州，超过 90%针对护士进行的纪律听证会中，当事人与物质成瘾有关[12]。这些医务人员通常是非常聪明、工作非常勤奋的人，都雄心勃勃，并且处于要职。当你发现同事健康受损的时候应该做什么？**健康受损害的同事**(impaired colleagues）会让病人处在危险之中。物质成瘾会使一个好医生也行为异常，例如旷工、决策不合逻辑以及错误过多。根据无害准则，你面对的问题不是是否有义务干预，而是干预的方式，即怎么干预。

一般的，当你的同事健康受损时，你应该问自己这样一些问题：

- 我掌握了所有事实了吗？
- 我确信我掌握的都是对的吗？
- 这是我的问题吗？
- 我在评判谁？
- 我应该忽视这种状况吗？
- 如果我正视这种状况，我将可能付出什么代价？
- 这么做引起的麻烦是否值得？

问题是，上述这些合理和常规的问题往往并不能引导我们找到正确的答案。说说“多么可怕！我很抱歉……但是我的职责要求我告诉所有人”是太容易了。但这种方式有些问题，它不能帮助健康受损的同事。同样有问题的方式是向朋友嘀咕“可怜的老乔”，因为这不仅于事无补，且会破坏当事人的声誉和所有同仁的声誉。

假定你看见一位同事只用了一半剂量的镇静剂，把剩下的注射器放进了自己口袋里，然后向浴室走去。为了让这个例子更加清晰，假定你后来在休息室的垃圾箱里发现了一个沾血的空注射器。你应该做什么？假如你直接去询问这个同事而他否认整件事情，你该怎么办？成瘾的人似乎经常会有无数的理由、搪塞和托词来显示真相并非如此。面对一个物质成瘾的同事是一个很难想像的、令人不愉快的任务，但是不管是不是令人愉快，我们都必须面对这种事情，并且寻求有效的帮助。如果有可能，那么最好的方式是鼓励当事人独立的去寻求帮助。而如果不可能，也必须让他得到帮助来保护病人，拯救他自己。不管过程如何进行，基本原则是当事人应该得到有效帮助，那些知道情况的人应该人道地对待当事人，就像对任何需要我们帮助的病人那样。

举报

当我们发现所在单位或者同事做出你认为必须解决的不适当行为时，举报经常是一种非常痛苦并且不是总能得到单位赞赏的做法。在《秘密》（*Secrets*）一书中，作者指出，由于举报的性质决定举报行为一般都意味着异议、谴责和违背忠诚等，这些因素很自然地就会引起大家对举报者的负面反应[13]。

医院通常是一个等级观念很强、很官僚的机构，通常不能对举报做出很好的回应，特别是如果举报针对的是一些处于较高专业地位的人的时候。问题的矫正往往意味着要花费金钱，使当事人或者机构面临尴尬并改变现状。由于没有人喜欢出现问题，因此，经常是举报者面临的麻烦和涉及实际问题的当事人一样多。骚扰、回避、降级、甚至职业生涯终结，有时候这些就是举报者举报令人不愉快但真实存在的问题的下场[14]。由于可能引起这些后果，因此举报者必须非常确信，应收集所有事实，在把问题通过适当的内部渠道提交上去之前用非常具体的语言把它描述出来。图 6-3 提供了一些判断举报是否正当合理的指导意见[15]。

尽管存在风险，我们也必须认识到，如果不报告严重的错误行为，那么我们自己就变成了错误行为的从犯。举报是一种把门过程，一种不应被忽略的职责和专业主义功能。彼得·莱文·汉森律师对那些决定必须进行举报的人总结概括了一系列的自我保护措施：[16]

- 所举报的错误行为是严重的，已经或可能引起严重的伤害。
- 举报者有适当的信息，有能力对错误行为做出判断。
- 举报者已经咨询过其他人，得到他们的确认。
- 已经穷尽了解决问题的所有内部资源。
- 举报很可能可以帮助解决问题。
- 举报所带来的伤害比让错误行为继续所带来的伤害要小。

图 6-3　判断举报是否合理正当

（1）写一份清楚、简短的情况摘要，描述这种情况意味着什么，为何必须采取行动。一旦举报过程开始，谁在什么时候向谁说了什么这些细节记录都是必需的。

（2）避免个人化色彩；集中描述问题的性质。

（3）如果有可能，让其他同行证实你的表述。只针对事情本身会帮助你免遭诽谤和侮蔑等指控。

（4）尽一切努力来内部解决事情。在大多数情况下，通知媒体是最后的选择，而不是第一选择。

（5）别认为你能够一直隐藏身份。事情的性质和对细节的公开会很容易就揭开谁是举报者。

(6) 等待一个缓慢的处理过程，不要期望会很快解决问题。机构的官僚性产了一种阻止变化发生的惰性障碍。

(7) 做好遭受报复的准备。对这种问题的公开通常会使当事人面临尴尬、遭受损失。举报者必须做好被定位为告密者和不忠诚的问题引发者的准备。举报者必须准备好要么生活在周围的这种态度中，要么到另外一个地方工作。

举报不是一件可以随意进行的事情。即使在最好的情况下，我们也必须理解，虽然举报很必要，但是举报经常有很高的风险，经常是孤独的，很少会得到赞赏。下面引用了约瑟夫·罗斯律师的一句话，他的职业生涯曾经因举报而被停止。他的话让我们对举报过程的性质有所理解：

> 甘地（Gandhi）说不与邪恶合作，和与善良合作一样，都是我们的义务；埃德蒙德·伯克（Edmund Burke）说邪恶获胜所必需的唯一要求是好人不做任何事情。这两种观念都还很有生命力……虽然代价昂贵。[17]

医生们经常面临道德困境，即他们知道什么是对的，但是他们似乎不能遵循正确的道路。这种困境是健康相关专业人员和护士都共同面对的，因为他们要对许多雇主负责。最常见的是医生所面对的约束：害怕诉讼、医院政策、要求遵守命令的职业社会化习惯以及害怕失去保障。

卫生保健实践中存在一种天然的模糊性，这种模糊性似乎创造了一定数量的道德困境。不过，提供者们可以通过加强自己对面临状况的控制来减少这种困境。而这种坚持己见的主要和最本质的形式是在与雇主签订工作合同之前，就询问他们对一些重要问题的看法。我们经常只关注酬劳、额外福利、离家远近等因素来决定是否签订工作合同。而同样重要的可能是机构在流产、安乐死、无行为能力的病人、宗教事务、生存医嘱、器官获取、规范，以及团队行医等重要方面的政策。

机构伦理委员会

职业责任的一个重要方面是每个医生不仅有保持自己高医疗水平的义务，也有保持卫生专业所处的共同氛围的义务。每个医生都被给予了一口很大很深的尊敬之井，井里的尊敬是由我们前辈灌满的。代表我们专业的行为、对病人服务的人道关怀、给予其他医生的尊敬，以及提供给社区的服务，这些都是我们职业生涯的重要部分。正是这些活动维持着我们医务人员所处的共同氛围。

对机构伦理委员会的服务要求将越来越多，因此所提供的工作机会也将不断增长。机构伦理委员会可以被定义为“一个由卫生保健服务提供者、社区代表、非医疗专业人士组成的组织，解决机构内的伦理问题，特别是关于病人医疗保健的伦理问题”。成立这种委员会的动力来自于“克伦·安·昆兰”（Karen Ann Quinlan）和“婴儿 Doe”（Baby Doe）这样广为人知的案例[18]。“医学、生物医学和行为研究伦理问题研究总统委员会”[19]提倡研究应放入伦理委员会进行讨论。

伦理委员会通常被看作是上法院诉讼的一种替代方式。卫生保健服务提供者正在努力面对一些新问题，这些新问题来自于此前无法想像的挽救生命的医学技术，来自于现在数百位医务人员共同负责病人保健的某些方面的团队医学的事实。委员会被看作是保护病人利益的一种方式，以咨询方式分析伦理困境、教育卫生保健服务提供者、病人及家属、提导医院政策。图 6-4 列举了伦理委员会最常见的功能。这些委员会起建议作用。

1992 年，负责认证医院和其他卫生保健组织的卫生保健组织联合认证委员会（Joint Commission on Accreditation of Healthcare Organizations，JCAHO）要求在卫生保健机构内建立解决冲突的组织机制。在由 JCAHO 负责认证的大多数机构中，这就意味着要建立伦理委员会。[20]现代的委员会一般都是多学科组织，成员包括医生、护士、社会工作者、哲学家、普通公众、律师、管理者、宗教领袖。近些年来，通过阅读、会议、研讨等形式，卫生保健服务提供者在伦理问题和解决过程等方面已经越来越有经验了。由于在卫生保健项目中对伦理问题的培训都在增加，因此在将来会有更多的健康相关专业和护理专业人士参加伦理委员会。

通常，委员会的基本观点反映机构的性质。例如，天主教医院通常反映天主教信仰。对脑死亡的界定、不复苏指令、病人权利等问题的政策改进已经成为伦理委员会的一大强项。我们正在进行卫生保健改革，正在用市场力量来帮助控制费用，因此新的政策领域可能会出现一些新的问题如无保险者的医疗保健、缺乏医疗者的医疗保健、器官获取、无民事行为能力的老年人

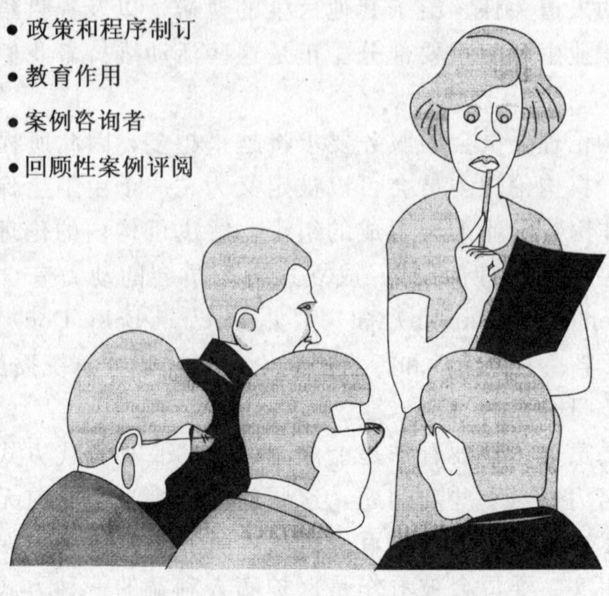

图 6-4 伦理委员会的一般职能

的权利、提早出院等。虽然伦理委员会的发展还是一个相当新的现象，但是它已经显示出将继续在美国卫生保健服务提供中发挥重要作用。

小结

不管在何种层次上执业，有能力并有机会参与卫生保健服务事业是令人敬畏、精彩、引人入胜的。卫生专业是非常有意义的职业。进入卫生保健行业意味着与其他执业者、病人，以及整个社区签订了一份社会契约。这种社会契约不仅要求你具备一套特定的技术，而且也要求你表现出适宜的伦理、法律和社会行为。

就像其他任何职业一样，职业的共同领域属于我们每个人。认为某些专科团体如医生团体将会维持整个卫生保健领域是不可思议且不明智的。开展伦理行为、提供社区服务、不断改进知识并不是少数人的义务，而是多数人的义务。卫生保健是一种团队工作，对结果负责的也是团队。这是一块我们共同耕耘的土地，它要求我们所有参与劳作的人都要保护这块土地，以便我们下次能继续耕种，而当我们最终离开时，其他人可以代替我们在上面劳动。

美国正处在卫生保健发生重大改变的时代。技术和社会的快速变化已经把健康的前沿推进到了尚未勾勒的版图。卫生保健服务提供者面临的许多伦理和法律问题是全新的。而使事情变得更加复杂的则是现在也是一个卫生保健立法改革的时代，有时候似乎唯一稳定的事情就是变化一直在进行。

这是一个法律诉讼的年代。我们的病人期望着一些不可能总是发生的奇迹。执业者发现他们自己似乎处在两种力量之中：一方是不高兴的病人、悲伤的亲属、他们的律师；另外一方是风险管理部门、其他卫生保健服务提供者、临床机构和保险公司。执业者被期望其行为方式既能保护病人，也能保护他们所服务的机构。

本章讨论了“小伦理”概念中的几个职能。这些职能不处理诸如安乐死、正义、撤销/取消了生命支持等生死问题，它们仅处理现代卫生职业的日常事务。它们是我们职责中的一部分，是成为一名职业人士要付的代价。作为卫生专业执业者，我们对病人、同行及职业拥有一项义务，即执行必要的把关任务，虽然这些任务并不令人愉快。

复习题

1. 本章中作者明确指出，超出自己的执业范围、与病人发生性关系以及自我转诊的行为从伦理学上来看都是不应该的。请对上述行为写出一个简短的段落，用合法的道德理由（不能用“我觉得”这种写法）说明为什么这些行为对职业、执业者和所服务的病人都造成了伤害。

(1) 超出执业范围

(2) 与病人发生性关系

(3) 自我转诊

2. 在本章关于不适当的复苏治疗一文中，作者（治疗师）试图改变当前的医疗实践。他想要建立下述指南：[21]

(1)（病人的）不复苏指令应该在病史中被书面记录。

(2) 不复苏指令应该确切指明不提供何种治疗。

(3) 病人在他们自己还有决定能力的时候应该参与不复苏决定。他们的参与和愿望应该在病史中得到书面记录。

(4) 不提供心肺复苏的决定应该与卫生保健小组讨论。

(5) 不复苏指令应该常规进行评阅。

(6) 不复苏不等于医学上的放弃或心理上的放弃。

记住上述指南，首先在文章中划出那些看起来尖锐并缺乏共同掌控的内容。然后，重写这篇文章，让它变得不那么尖锐而更具有说服力。第三，决定一项实施你想法（改变复苏治疗的政策）的计划（谁、什么、哪里、为什么、什么时候），让未来的政策能够符合上述指南。

3. 爱达荷州护理工作者的故事是真实的。你认为护理委员会或那个护士谁是正确的？在做决定的过程中，使用 M. C. Silva 提出的决策模型：[22]

(1) 收集事实。

(2) 用具体术语来确定所面临的困境。

(3) 探索所有选择，说明每个选择背后的规则或准则。

(4) 做出决定，准备好对这个决定进行仔细思索。

4. 用下述决策模型来在下述健康受损害的同事案例中做出决定（把每一步都当作一个独立的练习，完成所有步骤后对这个案例做出决定）。

解决问题的步骤：

(1) 接触问题——收集信息，回顾事实。

(2) 形成问题，明确问题。

(3) 列出所有具有初始可信度的解决方案。

(4) 从当事人面临的后果的角度评价每个解决方案。

(5) 从对卫生保健基本准则的支持或牺牲的角度评价每个解决方案。

(6) 选择具有最好的结果、对基本伦理准则损害最少的方案。

(7) 准备好捍卫你的选择。

你和本从在理疗学校认识以来就一直是朋友。毕业后你们在一家当地诊所找到了工作。后来本面临了一场困难且令他感情受到很大打击的离婚。此后在工作中他开始出错，经常一会很啰嗦，而一会又非常安静。你怀疑他在滥用药物。

有一天本和你的谈话证实了你的担忧，他告诉你他需要服药来帮助入睡，而在白天需要服用其他药物来保持清醒。他觉得自己不是在滥用药物，因为他所有服用的药物都来自他认识的不同医生朋友。他要求你作为他的朋友，不要告诉任何人这个事情，并告诉你一旦离婚确定后，他就能够结束这个问题。

第二天早上在报告的时候本似乎要睡着了。上级知道你们是朋友，因此在报告后他问你："本出了什么问题吗？"你该如何回答？

关键词

贬低（disparagement）
把门（gatekeeping）
健康受损害的同事（impaired colleague）
合作（joint venturing）
病人建议者（patient advocate）
职责忠诚（role fidelity）
安全港规则（safe harbor rules）
执业范围（scope of practice）
自我转诊（self-referral）

参考文献

1. General Medical Council, *Professional Conduct and Discipline: Fitness to Practice* (London: General Medical Council, 1989), 17.
2. James Whitacre, "Ole Nincompoop Says: Help Stamp Out Inappropriate Resuscitation," *Newsletter of the Missouri Society for Respiratory Therapy* (1980): 11–12.
3. Council on Ethical & Judicial Affairs (American Medical Assoc., 1992).
4. Elton Scott and Mark Ahern, "Effects of Joint Ventures on Health Care Costs, Access and Quality," *Nursing Economics* 10, no. 2 (Mar–April 1992): 101–109.
5. Jean Mitchell and Elton Scott, "New Evidence of the Prevalence and Scope of Physician Joint Ventures," *Journal of the American Medical Association* 268, no. 1 (July 1992): 80–84.
6. Mitchell and Scott, "New Evidence of the Prevalence and Scope of Physician Joint Ventures" (1992).
7. Jerome Freeman and Brian Kaatz, "The Physician and the Pharmaceutical Detail Man: An Ethical Analysis," *The Journal of Medical Humanities and Bioethics* 8, no. 1 (Spring/Summer 1987).
8. American Association for Respiratory Care, "AARC Statement in Regard to Ethical Performance of Respiratory Home Care," Judicial Committee, AARC.
9. Gerald Winslow, from "Loyalty to Advocacy: A New Metaphor for Nursing," *Hastings Center Report* (June 1984), 32–39.

10. In re *Tuma,* Supreme Court, State of Idaho case 12587, 1977.
11. W. J. Pinch, "Ethical Dilemmas in Nursing: The Role of the Nurse and Perceptions of Autonomy," *Journal of Nursing Education,* 24, no. 9 (1985): 372–376.
12. Deanna Alexander and Josie Larson, "When Nurses Are Addicted to Drugs," *Nursing 90* (August 1990): 55–58.
13. Sissila Bok, *Secrets* (New York: Vintage Books, 1983).
14. Morton Glazer, "Ten Whistle-Blowers and How They Fared," *Hastings Center Report* 13, no. 6 (October 1983): 33.
15. Amy Haddad and Charles Dougherty, "Whistle-Blowing in the OR: The Ethical Implications," *Today's O. R. Nurse* (March 1991): 30–33.
16. Peter Raven-Hansen, "Do's and Dont's for Whistle-Blowers: Planning for Trouble," *Technology Review* (1980): 34–44.
17. Joseph Rose, as quoted in M. Glazer, "Ten Whistle-Blowers and How They Fared," *Hastings Center Report* 13, no. 6 (October 1983).
18. Anderson and Anderson, *Health Care Ethics* (Rockville, Md: Aspen Publication, 1987).
19. President's Commission for the Study of Ethical Problems in Medicine & Biomedical & Behavioral Research (Washington, D.C.: U.S. Printing Office, 1982).
20. B. Minogere, *Bioethics a Committee Approach* (Boston: Jones & Bartlet Publishers, 1996).
21. Stuart Younger, "Do Not Resuscitate Orders: No Longer a Secret but Still a Problem," *Hastings Center Report* 17 (February 1987): 24–35.
22. M. C. Silva, *Ethical Decision Making in Nursing Administration* (Norwalk, CT: Appleton and Lange, 1990).

第7章

自主和家长主义：道德之争

卫生保健决策的基础：价值偏好
自主与有益
医患关系
知情同意
信息公开标准
行为能力的确定
对无效治疗的知情需求
小结
复习题
关键词
参考文献

目的

概括介绍自主和家长主义两者间冲突的本质，讨论知情同意的要求和要素。考察“有行为能力的决定”的本质。

学习目标

阅读完本章后读者应该能够：

1. 给出家长主义的定义；

2. 解释为什么就算从最好的方面来看，家长主义也是“医生觉得有益”思想的结果；

3. 列举并介绍罗伯特·维芝（Robert Veatch）提出的医患互动关系的四种模式，解释为什么合同型模式最适合当前实际情况；

4. 给出知情同意的定义，并列出其要素；

5. 区分专业学会标准和合理病人标准，解释为什么后者更适合具有自主权病人的需要；

6. 解释为什么需要有一个更主观的标准——而不是用专业学会标准或合理病人标准——来保护病人自主权；

7. 给出治疗特权的定义，列举适用这种特权的情景，解释善意欺骗中存在的问题；

8. 列举我们社会中几种只拥有有限自主权的群体；

9. 概括“有行为能力的决定”的主要要素；

10. 解释为什么当有某人的个人宗教信仰与当前的医学实践发生冲突时，美国宪法第一修正案要保护个人自主权。

卫生保健决策的基础：价值偏好

一些局外人对当前卫生保健决策问题的主要反对意见是医生那种权威式的、家长主义或“父亲懂的最多”的态度。事实上，如果“父亲”不懂的最多，他早就应该退休了。

——某著名外科医生

如果卫生保健专业人员是专家，如果健康是一种一般商品，那么病人作为医学这个专业世界的门外汉，似乎只要躺在那里听凭医疗小组从他的利益出发进行工作就可以了。这种推理的问题在于，虽然健康是一种一般商品，但是实际上它不是卫生保健服务提供过程中唯一的商品。不管我们如何进行定义，“好的生活”包括许多除健康之外的要素，而这些要素有时可能比健康具有更高的个人价值。从下述的一个患终末期疾病的作家的虚拟案例中，我们可以看到各种不同的因素是如何互相作用来改变人们的决定：这位作家的医生知道有一种药，如果服用这种药，那么他能够延长10年的生命；如果不吃这种药，那么他预计只能活2到3年。遵循医生的建议，这位作家服用了这种药物，并开始撰写他设想中最伟大的作品。不幸的是，这种药物让他的脑子变得不太清楚，他失去了写作的创造力。所以他现在面临两种选择：一种是继续服用药物，这样能继续浑浑噩噩、没有创造力地活上10年；另外一种选择则是不吃药，余下的生命将减少7到8年，但是在他剩下的2到3年生命里，他将保持清晰的思想，这有可能使他完成自己最伟大的作品。

在这个虚拟的案例中，作家违反了医生的建议，没有继续服用药物进行治疗。对他而言，完成自己最伟大的作品的愿望比浑浑噩噩地多活几年具有更高的个人价值。这个例子告诉我们，卫生保健决策不仅仅是医学专业知识的事情，也与个人的价值偏好有关。

从家长主义到病人自主

在卫生保健领域中，一个具有讽刺意味的现实是：在更早时期，虽然医疗专业人员提供的疗法和秘方的科学性比现在要差，但是社会倒是允许他们在医疗决策中拥有更大的作用；而现在，虽然每一种治疗方案都符合科学，接受过科学的审查，但是病人却正在要求并且正在得到更多地参与医疗决策过程的权利。医生家长主义和病人自主权这两者间的距离，可以从以下两段摘录字句中看出来，其中一段来自1848年《美国医学会伦理规范》，另外一段来自美国医院协会的《病人权利公约》。

《1848 年版规范》，第 6 部分

病人应该毫无疑义快速地遵从他的医生的处方。他应该永远不用自己的粗鲁观点……[1]

《病人权利公约》

4. 在法律许可的范围内病人有拒绝治疗的权利，有被告知这种行动可能引发的医学后果的权利[2]。

历代以来的卫生保健专业人员都把病人的信任和遵从看作是治疗方案的必要组成部分。粗略地说，“家长主义”指医生根据一种他相信能够保护和促进他人的利益的方式做出行动，尽管这种行动可能不符合他人的愿望，或者可能会限制他人的行动自由。从最好的方面来看，当医生支持有益原则的愿望和病人自主原则发生冲突的时候，就出现了家长主义。

自主与有益

对个人自主权最雄辩的表述和辩护见于穆勒的著作《论自由》(*On Liberty*)。在这本书中，作者认为，在一个文明社会中，唯一能够在违背他人意愿的情况下、正确行使权力的情况是为了阻止对他人造成伤害。

对他有好处，不管这种好处是物理上的还是道德上的，并不是一种充分的理由。不应该强迫他人做或者不做什么，尽管强迫他的原因是这样做会对他更好或者这样会使得他更高兴或者认为这样是明智正确的。这些是向他提出建议的好理由，但不是强迫他的理由，或者当他不做我们希望他做的时候将此看作是邪恶分子的理由。[3]

问题不仅仅是谁应该负责或者谁懂得最多，问题的实质是在给定的某种情况下，哪一个基本伦理原则应当凌驾于其他原则之上。是否应该在自主原则的框架下遵从个人自我决定的自由，即使这样做的代价是使得卫生保健服务提供者提供的服务变少？是否应该根据医生认为有益原则来进行服务提供，即使病人不希望得到这种服务？

是否允许聪慧理性的病人做出拒绝合理的医疗保健服务的决定，而这种决定牺牲的是他们的生命或健康？在这个选择过程中，卫生保健服务提供者的义务是什么？如果病人做出了医学上错误的决定，并且如果执行这个决定将会导致个人伤害，那么医务人员能否协助这种决定？

医务人员的专业自主（professional autonomy）指什么？病人希望按某种特定方式得到治疗的愿望能否凌驾于卫生保健服务提供者的专业自主之上？例如，如果病人要求一位持“支持生命”观点的医生给她提供流产服务，那么谁的自主权应该获胜？一般，我们并不要求医务人员做出违背其基本个人价值观和信仰的行动。但是，如果已经建立了医患关系而医务人员觉得他/她必须取消这种服务，那么这时候必须谨慎从事，确保病人没有被放弃并得到了适当的转诊。

一些医务人员对病人自主权的态度可以在“琼斯先生是一个好病人”或者“医生和护士制造不出好病人”这些话的隐喻中集中体现出来。通常这些话指的是琼斯先生遵从指令，而医生和护士则过分自信不肯顺从。从这个方面来看，“好病人”指的就是他能够允许医务人员为他做出所有决定。在《好病人中的“好”到底意味着什么？》（*What Does the Word Good Mean in Good Patient*）一文中，彼得·拉因·安德拉哥（Pedro Lain Entralgo，西班牙著名哲学家与医学史家）概括介绍了病人面对医生时的几个要求。其中重点很清晰地放在了病人的顺从而不是自我决定上：[4]

1. 患病的人应该合理顺从，但不是绝对屈从。尽管要遵从医生的意见，但是病人不应该因此就不是一个自由人。奴隶式的顺从不是一个好病人应该表现的最好方式。

2. 病人应对他的医生坦诚布公。不管他对医生的信心是大还是小，只要医生问到了，他都应该告诉医生真相。即使在他并不信任医生的时候，他也可以并应该成为一个好病人。

对家长主义的支持和反对两种观点的对立导致了关于医生判断的有益能否凌驾于病人自主行动之上的争论。医生在有益原则的指导下，能否迫使病人接受他不愿意接受的挽救生命的医疗保健服务？儿童和老年人经常会发现他们的自主是有限的，因为他们被认为不具有完全民事行为能力，不能评价面临的风险。

医患关系

罗伯特·维芝提出了一系列假设模式来考察医患关系。在他提出的理论中，医患关系基本呈四种模式：[5]

工程师模式

在这种模式中，医生就像一个只处理客观事务的科学家。医生收集信息，然后向病人解释情况，自己则不参与卫生保健服务的决定。医生让病人来做决定，并遵从他们的选择。虽然这种模式下病人拥有较高水平的自主权，但是专业决定论则无从体现。医生将不允许贯彻个人价值观，如果病人要求他提供某种服务，那么他有义务完成这种服务，即使这种服务和他的个人价值观是格格不入的。

牧师模式

这是一种高度家长主义式的模式，医生站在“懂的最多”的道德立场，为病人做出决定。这种模式的常见形式是“作为你的医生，我建议……”。病人被引导去相信他/她的意见与博学医生的意见不具有相同的价值。这种家长主义的模式远远超过了基于有益原则的家长主义形式，更多的是一种个人控制的形式。

平等合作模式

这种模式认为医生和病人应该把他们看作是消灭疾病这个共同任务的同事。在这种模式下，双方在一种平等合作、和谐的氛围中，以互相的信任和信心一起努力达成共同目标。虽然这种模式在一些急进的卫生改革运动，或者一些免费的诊所中得到了一些体现，但是它在其他医学领域的应用是非常有限的。

不幸的是，由于医患双方在种族、阶级、社会以及/或价值观方面的差异，这种双方间的平等合作的氛围更多的只是一种梦想，而不是一种现实。在历史上的任何时候，大多数人眼中的医生都不是我们的好伙伴。

契约型模式

这是一种共同决策的模式。在这种模式下，当面临需要做出重要决定的时候，病人拥有做出决定、控制自己生命的权利。一旦病人已经做出具有高度价值的决定，具体的医疗则大多依赖于医疗团队的技术经验和技巧。如果一方的决定与另外一方的价值体系相违背或者与另外一方格格不入，那么医患双方都可以选择重新开始合同或者放弃这种合同关系。契约型模式要求在双方都承担义务和预期利益的氛围下互动合作。

知情同意

家长主义和自主权的冲突是派生出知情同意的理论基础。道德和法律上对知情同意原则的要求源自 20 世纪后半期法官保护病人更多的自由选择权利的努力。知情同意原则要求医生向病人充分公开和解释有关不同的治疗方案选择及其后果的信息。简单地说，知情同意原则要求卫生保健服务提供者在开展任何具有风险或者侵袭性的程序之前，都必须告诉病人该程序的性质、目的、潜在的风险以及其他合理的可选方案等。在绝大多数定义中，知情同意都包括以下内容：

1. 公开：病情的性质，不同的治疗选择，潜在的风险，专业人员的建议，以及“同意”的表示将作为一种行动授权的性质。

2. 理解：在美国，大多数州要求医生以虚拟理性病人能够理解的方式或水平来提供信息。

3. 自愿：不允许进行任何形式的胁迫、操纵或者限制，病人必须能够做出自我决定。

4. 能力：决定的能力通常考虑判断的经验、成熟度、责任和独立性等因素。

5. 同意：意味着对医学干预的自动授权。

请考察下述关于需要获得知情同意以及如何获得同意的案例研究。

案例研究：闭锁综合征（Locked in Syndrome）和知情同意

一些病人在从大范围的脑血管意外（中风）存活下来之后会丧失脑干的功能，患一种所谓的闭锁综合征。这种病人从头到脚都瘫痪着，被“锁”在自己的身体里无法移动，但是他们的思想保持完好。这些病人唯一和外界的交流方式就是眨眼睛。

由于没有有效的分泌排泄功能，这些病人通常会遭受威胁生命的吸入性肺炎。为了在这种吸入性肺炎变得非常严重时能够获得 DNR（不复苏指令）的知情同意，医生和病人事先决定眨一下眼睛表示同意，眨两下眼睛表示不同意。

1. 当病人处于这种严重受限的情况下，还需要获得知情同意吗？
2. 这种病人是否被认为具有做出决定的能力？
3. 能否只通过眨眼睛就获得知情同意？

重要的是，必须理解知情同意并不要求完全理解或者完全自愿。如果真的要达到完全理解或自愿的标准，那么自主行动将是非常罕见的事件。法院认为以违反知情同意原则为名提起诉讼的病人必须证明医生没有告知他重要风险（material risk）。不幸的是，在重要风险和非重要风险之间并没有明确的分界线。一般而言，如果一种风险可能会影响病人的决定，那么它就是重要风险。

同意表示可以采取多种形式，包括口头同意、默许、书面同意、一般同意以及特别同意。口头同意和书面同意的法律效力是一样的，因为法律并没有要求同意必须采取书面形式。不过，口头同意的认定需要双方之间的合作，因此当出现不同意见时很难证明是否曾经取得过口头同意。

在某些紧急情况下，医务人员必须立刻采取行动来挽救病人生命或避免永久性的健康损害时，这时通常就用到了默许。当在急诊室面对一个失去意识的病人，如果不采取行动将导致更大的伤害或者将违反公认的医学实践时，那么可假定已经获得了同意。不过，必须指出的是，如果一个病人曾打算拒绝某种治疗方案，其后失去了意识，那么也必须尊重他们此前的自主决定。相似的，急诊室里的急诊病人如果保持着活跃的思维能力和自主决定能力，那么也可以拒绝挽救生命的治疗措施。

默许的另外一种形式并不发生在紧急情况下，而是当病人自愿接受某种治疗方案，并且暗示同意的情况。例如，某人可能注意到一艘船上的一队旅客正在排队接受注射。这个人然后也加入到了队列中，准备接受注射，而并没有提供事先的授权。他进入队列的自主行为和呆在队列中接受注射的行为就构成了默许。

书面同意是受推荐的同意表示形式。这种同意形式在病人的意向上提供了合法、具体的证明。医生在法律上有义务告知病人其提供的任何程序的相关信息并获得他们的同意。这种获得病人同意的义务不应由医疗小组中的其他人来进行。

通常当病人被收治入某一科室的时候会签署一份一般同意表格。这种一般同意表格的主要内容是允许卫生保健服务提供者从病人的最佳利益出发，开展几乎所有医学上确实必需的医疗或者外科程序。不过这种表格的签署并不意味着医务人员获得了全权委托，而只是获得了常规服务或常规接触的同意。它们本身并不是为某些特殊的高危程序或治疗方案设计的，也不代表着对这些程序或方案的授权。

特殊的高危程序或治疗方案使病人处于某些不寻常的危险中，因此在提供这种服务之前要求完成特定的同意表格。通常医疗机构会列出要求获得特殊同意的程序或治疗方案的名单，同时提供相应的签署同意表示的表格。这种特殊的表格通常在医生向病人解释某种程序或治疗方案的时候才进行签署，标上日期并获得旁证。为了使这些表格真的有效，应该在程序或治疗方案开展前的一段时间就得到签署。

信息公开标准

知情同意使得自主的自我决定成为可能。法院中的主要争论则是决定应该用什么标准来衡量信息公开水平。现在已经提出的有两种标准，一种是专业学会标准（professional community standard），另外一种则是理性病人标准（reasonable patient standard）[6]。

专业学会标准

卫生保健服务提供者向病人提供的信息量，应该与学会内其他理性的提供者在类似情况下提供的信息量保持一致。这种观点构成了1906年“Natanson诉Kline”案例的判决基础[7]，该判决提出医生必须向病人公开有关钴治疗副作用的信息。这个标准的理论基础是：医生和病人是一种特殊的信托关系，双方拥有信息的不对等及病人对医生的高度信任，使得医生必定要从病人的利益出发来做出行动，不存在任何利益冲突问题。所提供信息的数量和性质则由行医传统和专业学会来决定。此标准的应用似乎会产生很多问题，因为标准所关注的不是病人对信息的理解，而是医生的行医标准。由于医生和他们的病人在社会、经济和教育水平等方面通常存在很大的差距，所以这个标准的最佳应用也不一定能达到让病人做到真正自主的信息沟通水平。

理性病人标准

这个标准认为：一个虚拟的理性病人为理解自身情况和不同的治疗选择所需的信息量和类别，就是医生需要提供的信息量和类别。这个标准首次于1972年“Canterbury诉Spence”案例的判决中提出[8]。法院指出：“对个人来说，真正的同意是知情前提下的选择，这种知情是个人对不同方案及其风险做出合理评价所必需的。”这个标准的论据是：医生提供的信息量和类别必须是病人作为真正的自主决策者所需的信息。然而虚拟的理性病人并不等同于任何一个普通人。理性病人永远不会受不合理的恐惧或个人特性所影响。一份法律文本这样描述了理性病人：

> “他不应该被界定为一个有时会做出不合理的行为的普通人，他是一个仔细谨慎的人，总是按标准行动。”

一种对理性病人标准的批评意见是“虚拟人”的性质问题。谁能说这个“人”在信仰、认知能力和社会背景方面与真正的病人相似？

以病人为中心的标准

可能我们需要的是一种**以病人为中心的标准**(patient-centered standard)，即根据个体病人的特性和能力来决定满足知情同意要求所需的信息公开程度。

这种更主观的标准使得医生可以根据病人的客观情况来决定不同的信息公开程度。一个宁愿要无痛生命的病人与一个不管有没有痛苦都希望延长生命的病人是不同的。在前面提到的"宁愿成为伟大作家"的案例中，一个把"具有能力的生命"看得比其他所有方面都重要的人，可能与虚拟理性病人是相当不同的。

在实践中，法院似乎并没有提供清晰的指导，因为在不同的时候，他们既是病人自主也是家长主义的强有力的支持者。在几个里程碑式的案例中，法院支持了自我决定和知情同意的绝对需要。而在另外一些案例中，法院则允许治疗特权和专业决定权的存在。**治疗特权**(therapeutic privilege) 是知情同意准则的法定例外情况，允许提供者在有些情况下无需得到同意也可继续治疗。这些情况包括急救、病人无行为能力、病人抑郁或情绪不稳定告知信息可能会造成伤害等。后述情况是治疗特权相当有争议的一个领域，因为基于"合理的医学判断"而做出的保留信息的决定为专业决定主义打开了大门，其代价则是牺牲个人自主。

法院在立场上的摇摆在不同时期案例的不同判决中得到了集中反映，例如早期1905年的"Pratt诉Davis"[9]案和1914年"Schloendorff诉纽约医院联合会"[10]案，后期的案例如1972年的"Canterbury诉Spence"[8]。在上述两个早期的案例中，法院判决体现了对个人自主的严格尊重："在一个自由政府下，自由公民首要的和最大的权利是个人不受侵犯的权利，换句话说，即他对自己的权利……"[10]这种对自己的权利是至高无上的，即使医生给病人带来利益的意愿也不能凌驾在这种权利之上。如果没有得到病人的同意，那么利益本身并不是充分的理由。在Schloendorff案例中，一位妇女拒绝接受外科手术，但是允许医生在麻醉状态下对她进行检查。在检查过程中，外科医生发现了需要切除的纤维瘤，并切除了这些瘤，因为这些措施从医学角度看是有益的。Cardozo法官在其评论中指出：

"每一位成年且具有健全思想的人都有权利决定对自己的身体做什么；一个没有得到病人同意而执行了手术的医生，即构成了对病人权利的侵犯，应对伤害负责任。"[10]

在后期的案例中，法院不再坚持对个人自主的严格尊重，允许一定程度的善意欺骗。“Canterbury 诉 Spence”案例中，病人是一个 19 岁的男性，由于严重的脊椎痛接受了椎板切除术。手术后，他试图在没有帮助的情况下自己起来小便。在这个过程中，他摔倒在地，脊椎痛复发并导致腰下瘫痪。虽然他曾经被警告不要在没有协助的情况下移动，他还是以院方没有警告其瘫痪的风险为由向法院提出了诉讼。

虽然对该年轻男性深表同情，但是法院认为医生在解释瘫痪风险方面并没有疏忽。如果医生根据医学判断认为欺骗将对病人更加有益的话，在治疗特权的原则下也可以限制信息公开的数量。

我们认识到，信息公开有时候会让病人变得非常痛苦甚至发狂，以至于阻碍了他们的理性决策，或者使治疗更复杂甚至阻碍了治疗，或者可能对病人造成心理伤害……关键的质询点是：医生是否是根据合理的医学判断而认为风险信息的交流会对病人的福祉构成威胁[8]。

法院对知情同意的具体要求并没有提供一致连贯的意见，有时似乎从要求全部公开转向允许家长主义。批评家们如 Jay Katz 等人把知情同意比喻成一个童话[11]。他认为，虽然这个原则因其简单性非常吸引人，它并没有做到给病人提供决定权力的承诺。当前医学实践的现实并没有实现这种承诺，经常是非常马虎地做一做知情同意，而并没有按照法律文本所要求的在医患之间传递足够的信息，进行足够的对话。Katz 认为目前的知情同意“只是接触一下这个原则”，“青蛙病人”并没有变成“自主的王子”。

行为能力的确定

那么，医学判断凌驾在病人自主之上且可限制病人自主的基础是什么呢？作为一般原则，医生必须尊重和坚持自主病人的决定。但是，这个一般原则不能适用于下列情况：病人的决定是基于不完全的信息、缺少理解能力，或者外部控制因素妨碍了病人的独立判断。表 7-1 概括了通常影响医生决定是否尊重重病人的愿望的道德因素和其他相关因素[12]。

表 7-1　确定病人行为能力的常用因素
1. 病人选择治疗的能力。病人是否有足够的信息和智力来做出理性选择？
2. 病人行为与其自身价值观的一致性。病人做出的选择是否真实（与其价值观是否一致）？他的选择是否是独立做出的、没有受到他人的控制？
3. 年龄。在生命受到威胁的情况下，似乎一个成熟病人的拒绝决定比一个年少病人的拒绝决定更容易受到尊重。
4. 疾病的性质。“疾病能否被诊断”和“预后是什么”都是有重要意义的，特别是在如果有适宜的治疗可能完全恢复的情况下。
5. 负责对病人的决定做出评判的医生的态度和价值观。医生的道德和宗教背景，以及他对生命和死亡的态度，都对医生的选择起着作用。
6. 临床机构。当权力分散在一个治疗小组中时，那么达成决定的方式必定与在私人机构如医生办公室和病人的家中达成决定的方式不同。

如果考察一个战后返乡不久即受伤的年轻男性的例子，我们就可以看到六个因素的作用（表 7-1）。在案例中，这个被看作是家乡战争英雄的男子，正在等待机会开始其商业飞行员的职业生涯，却不幸卷入了一个油田/天然气事故，遭受了严重烧伤、外貌受损、失明、双手残废。虽然严重受伤，但是显然他是可以存活下去的，而且他向石化公司的索赔额相当大，只要他合理地使用这笔赔偿，那么将不会有经济上的困难。

在早期治疗过程中，这个年轻人需要花很长的时间来对烧伤进行治疗和康复。在这个时候，他做出了一个决定，即他不想继续这种痛苦的治疗了，也不想作为一个失明且被毁容的人活下去。

在早期治疗阶段，我们可以认为痛苦和治疗使得年轻人在是否停止治疗方面不能做出理性的**真实决定**(authentic decision)。如果他的这个决定被允许，那么就意味着他将由于感染而早早死去。根据因素 1（病人选择治疗的能力），医务人员可以认定痛苦和治疗可能限制了病人做出理性选择的能力，因此可以不顾他的反对继续进行治疗。以病人失明和身体残疾为由，医生授权他的母亲来签署继续进行治疗的同意表格。

时间不断往前推进，年轻人依然反对接受医疗保健，医生让他去接受心理测评，以确定他的行为能力。测评结果显示这个病人确实是有行为能力的，因此他的决定是真实的：他不希望接受治疗，是因为他认为治疗所带来的痛苦比他未来生命的价值更大。病人不认为毁容、失明、双手残废后的生命还有什么价值。

在这个时候如果医生参照因素2（真实决定）、因素3（年龄）、或者因素4（预后），那么他们可能会接受病人的决定，因为他的决定似乎是真实的，他的成熟程度也没有问题，而看来他也不可能恢复到他认为有价值的健康状况（预后）。然而，医生做出的实际决定是继续进行治疗，这个决定更多的是基于因素5（医生的态度和价值观）和因素6（临床机构）。这个决定不是基于病人的愿望或者他的行为能力（competency），而是基于医生的个人价值观、病人母亲和律师的价值观，以及临床机构做出决定的制度。治疗继续进行，而病人只能以下述的想法来安慰自己接受治疗，即如果他继续忍受这些治疗，那么治疗结束之后他就可以不受限制地决定是否结束自己的生命。

这个案例说明表7-1所概括的因素确实代表了医生在决定过程中的各种考虑因素，但却未对决定本身提出清晰的解决机制。如果我们打算尊重病人的自主权，那么只需要考虑因素1（做出选择的能力）、因素2（真实决定）和因素3（年龄）就可以了。所需要的似乎是一种系统性的方法，其决定过程主要基于病人的看法和能力。真正需要解决的问题是：病人是否处在一个能够让他做出真实决定的环境？我们是否应该允许病人在这些环境下做出自己的决定？对于某些类别的个体，如儿童、精神上无能力人以及那些痛苦和精神创伤超过了临界点以至不能做出理性推理的人，限制他们的个人自主权是一种更容易的选择，现实中也经常这样做。

一般的，一个有行为能力的成年人拥有拒绝医学治疗的绝对权利，即使这种拒绝可能会威胁生命。这里牵涉的问题是病人自主，如果对病人在以下两个问题上的考察的答案是肯定的话，则可确定他享有自主：（1）病人是否理解疾病的性质和不同可选方案的后果？（2）病人的决定是否基于理性的推理？决定本身并不需要一定是理性的，但是推理过程应该是理性的。考虑到《宪法第一修正案》对宗教信仰的保护，上述的第二个问题需要进行修正，应加入“保护基于宗教信仰而做出的决定”的内容，也就是说“对于看不到的事物，一种信仰就可以被认为是真的。”在这种情况下，随之而来的就需要加上第三个问题：（3）这种基于某种宗教信仰看起来不合理的思维方式是否可以被接受？是否应被纳入《宪法第一修正案》的保护范围？一种信仰要得到保护，那么必须有足够多的人在足够长的延续时间段里持有这种信仰，或者应和其他人群所持有的被认为是正统的信仰有足够程度的相似性。

例如，耶和华见证会（Jehovah's Witness）的信仰反对输血，法院对是否尊重信仰一直没有提供一致的意见。正统的耶和华见证会信仰相信在《旧约圣经》和《新约圣经》中，上帝宣布他的信徒不应该共享血液：[13]

因为它是所有肉体的生命：它的血中就有它的生命；因此我对以色列的儿童说，你们不应该吃任何肉体的血；因为所有肉体的生命都在血中；无论谁吃血都应该被切断关系。

《利未记》(*Leviticus*) 17：14，英王钦定译本

我对他们写到，他们应避免玷污神、避免通奸、避免接触窒息而死的东西、避免血液。

《使徒行传》(*Acts*) 12：50，英王钦定译本

对于见证会的信徒来说，接受输血可能使他们能够在地球上延续其生命，但是却把他们置于永远切断和上帝关系的危险之中。

医生是否要尊重这种性质的决定不是基于他认为这种个人信仰是否合理，而是基于这个决定是否由有自主能力的成年人做出。1965 年，在芝加哥的一个案例中，一位妇女反复告诉她的医生她理解行动的后果，但是出于宗教信仰她不能接受输血，法院认为：

即使我们可以认为上诉人的信仰是不明智、愚蠢或者荒谬的，但是如果这种信仰对社会没有压倒性的危险，我们不应干扰这种信仰……在她生命的最后时刻，唯一的目的只是强迫她接受违反其宗教信仰、并曾在早前在完全知情的情况下表示过拒绝的医学治疗措施。[14]

一位持有耶和华见证会信仰的自主病人，其做出的不接受挽救生命的输血的决定可以得到尊重。我们可以这样做，因为他们理解病情的性质和选择的后果，因此满足问题 1。他们可以依赖《宪法第一修正案》来保护他们的权利，因为他们的决定不是理由的问题，而是信仰的问题，适用问题 2 的推论。有趣的是，如果上述病人的信仰不是一个受保护的正统信仰，而是一种类似“First Poo Baa of Mu”的信仰（居住在 Mt. Shasta)，那么我们可能会认为这种决定是错误的，因而为了保护病人可能会限制他们的自主权。

但是，即使是受保护的信仰，病人也必须满足问题 1 的要求，也就是说他们必须理解他们病情的性质和不同选择方案的后果。如果有一个人根本就

没有被治疗过而宣称他将被治愈不会面临死亡，那么他不符合“知晓并接受其行动的潜在后果”这一要求。另外一个人告诉你他确实理解拒绝治疗的后果可能是死亡，但是他感到需要遵循教义的要求，并把命运交托在上帝的手上。这两种情况是非常不同的。

耶和华见证会或其他限制接受医疗服务的正统宗教的信徒的自主权并不意味着他们的儿童也可以拒绝医疗服务。法院认为父母没有决定儿童生死的权力。

父母自己可以自由地选择成为殉教者。但是这不意味着，在他们的儿童达到具有完全、法律认可的判断力，能够为自己做出选择之前，父母也可以自由地选择让他们的儿童也成为殉教者。[15]

在这些案例中，法院通常会任命一个**临时指定监护人**(ad litem)，专门代表儿童利益做出医疗决定。在这种情况中，通常除了医疗决定之外，儿童不会搬离家庭或脱离父母的控制。

在全美的护理院中，估计有 80000 个病人有各种程度的老年痴呆。根据我们的指南，其中大多数可以被判定为不具有做出医疗决定的能力。在处理急性病的医疗机构中，如果病人垂死而涉及做出是否复苏的决定，则大约50%的当事人是无行为能力人。确定行为能力以及判定如果没有行为能力由谁来做决定的问题，在相应的解决体系成立之前，将继续困扰现代医疗保健服务。这种解决体系的要点将在后述章节中讨论。

对无效治疗的知情需求

近些年来，病人对无效治疗的要求是一个令人头痛的问题，并已成为卫生保健提供者面对的伦理困境。当卫生保健提供者认定各种进一步治疗努力都无效然而病人还要求继续进行治疗的时候，应该怎么做呢？1991 年，美国胸科学会做出了一项声明，提出在所有延续生命的治疗都徒劳的情况下卫生保健服务提供者所承担的义务：

一名医生没有伦理上的义务来提供无效的延续生命的干预措施……即使

这种干预是病人或者其代理决定人所要求的。强迫医生提供显然是无效的医学干预，将损害医疗职业伦理的完整性。[16]

虽然提供被判定为无效的延续生命的治疗不是一种伦理上的义务，但是法院也不是一直都愿意允许停止这种治疗。1990 年 1 月，一名 85 岁的妇女被从一家护理机构运送至一家医学中心接受急诊服务。海尔格·旺格勒女士需要紧急插管，并被接上了呼吸机。在一次中断呼吸机的尝试中，病人心跳停止了，不得不进行复苏。在心脏停跳和复苏之后，病人进入了**持续植物状态**(persistent vegetative state)。主治医生认为已经没有进一步的措施可做，继续进行生命支持服务是徒劳的，没有一种治疗能够逆转潜在的疾病进程或者让妇女恢复到一种有相当功能的状态。虽然继续治疗被认为是徒劳的，但是病人并不是**脑死亡**(brain death)。

医生联系了旺格勒先生，讨论给她妻子去除呼吸机的事。在谈话中，丈夫告诉医生，虽然他妻子没有就这问题给过任何意见，但他希望任何该做的都继续照做，医生不能扮演上帝的角色。丈夫认为死亡对他妻子而言并不更好，去除呼吸机的做法只是我们文化在衰亡的又一迹象。

对医务人员来说，他们的请求似乎完全与理性的医疗保健和控制费用的需要相一致。虽然继续对旺格勒女士进行治疗的费用由老人保险项目基金来承担，但是医生觉得当事人已经消耗了为社区福利而筹集的资源中的相当份额。明尼阿波利斯星星论坛 (Minneapolis Star Tribune)[17]的一篇社论以下述方式概括了这件事：

> 医院的请求植根于现实，而非傲慢。他们（医生们）应该自由地提供一种诚实并尊重实际的信息，并按这种信息行动：“对不起，我们已经不能再做什么了。”

由于卫生保健提供者的请求在医学上似乎是合理的，而丈夫的选择也是清楚真实的，因此这个僵局最后交由法院来审判。1991 年 1 月 1 日，法院同意了丈夫的意见，任命他代表妻子的利益。三天后，病人死于多器官衰竭。

显然，在卫生保健提供者的道德完整性和允许让病人及家属能够做出自主真实的选择之间进行权衡是非常困难的决定。问题的表面又是自主与有益原则之争。

如果我们开始限制病人要求无效治疗的权利，那么可以限制他们的自主到何种程度？据研究，要求提供无效治疗的权利本身并不符合卫生保健环境。在卫生保健中，虽然我们有义务提供帮助而不是损害，并且应永不停歇地为病人的利益而工作，但是这并不等于“消费者永远是正确的”。一个胸部疼痛的病人没有权利要求提供不必要的心脏旁路搭桥手术。

然而无效治疗的问题超出了根据医学技术做出正确决定的范畴。这些都是承载了价值问题的决定，而一般在这种价值问题中，往往是病人的价值观而不是医生的价值观会获胜。在一个案例中，医生指出病人接受心肺复苏后存活可能性只有千分之一，因此劝告病人考虑事先做出“不复苏”的指令。病人则反问医生，如果不接受心肺复苏，他的机会是多少？谁来确定多少概率的生存机会就是太小了，可以不用考虑？

显然，我们对无效治疗问题还没有得出一致的结论。职业完整性似乎要求医生可以停止无效治疗，不管有没有得到病人或其代理人的同意。

小结

卫生保健服务提供是一种共同参与的行业，专家和消费者一起合作，确保服务提供能使彼此都满意。作为专家，执业者知道从纯粹医学意义上来说需要些什么东西，但是他们不知道病人的价值偏好会对他们提供的服务中哪些会被病人接受、产生何种影响。

由于社会上一般认为病人通过实施个人自主权有权决定保健服务的性质。确保病人的决定基于适宜的信息对执业者而言非常关键。对所有侵入性或有风险的医疗程序（可能带来伤害的）都要求获得知情同意。医生必须告诉病人关于程序的性质和目标、风险和利益的相关细节，并提供其他合理的可选方案的信息。

信息公开有几种标准，但是今天大多数执业者认同理性病人标准。这种标准要求信息的公布方式能让一个虚拟的理性病人理解信息并做出决定。由于我们所有人在价值观方面都是独一无二的，因此现在可能需要制订出一套更主观性的标准，而不是用“理性病人标准”。

虽然普遍认为自主成年人有权决定上述问题，但是有时候病人的自主性会受到疼痛、创伤、年龄和精神能力的影响。通常，当成年人有能力问答两个问题的时候就认为他具有行为能力：首先，病人是否理解病情的性质和不同的治疗方案；其次，病人做出决定的过程是否理性？当决定基于受保护的宗教信仰而不是推理做出的时候，第二个问题应做出某种调整。

家长主义从最好方面来看是基于有益准则和为病人带来好处的冀望。但在现代卫生保健中，这种冀望不是推翻一个有行为能力的病人的个人自主权的正当理由。

复习题

1. 通常，关于接受还是拒绝卫生保健服务的决定不仅取决于医学专业知识，更取决于病人的价值偏好。下面关于健康的不同价值偏好可能会让病人就是否接受保健做出不同的决定。按你认为的重要程度将以下陈述进行排序。

（1）“我想要活得尽可能的久。”

（2）“如果要靠呼吸机我就不想活着了。”

（3）“如果不能过积极的生活，我根本就不想活着。”

（4）“不管你做什么，也不管处于什么情况，只要我不遭受任何痛苦就好。”

（5）“与其过着一种让我不能成为自己的生活，我宁愿死去。”

回忆本章中所讲述的关于终末期疾病患者的案例，上述五项价值表述中哪一项最好地反映了这个作者的决定？

2. 下述案例反映了病人自主原则和带来好处避免伤害指令之间的冲突。你认为在每种情况下应该做什么。

（1）一位孕早期的年轻妇女脸上长了一些不是很严重的粉刺，并不影响外貌。她近来获悉有一种新的药物可以治愈这种粉刺，要求医生给予这种处方。在向概括介绍这种新药效果的《医生桌头参考》进行咨询后，医生发现这种药物存在导致胎儿畸形的可能。但这位妇女想要冒这个风险，要求医生给她开这个新药。

（2）刘先生是一个中年男人，有心脏病家族史，他父亲和叔叔都早死于这种疾病。近来他在中等强度的运动之后开始呼吸急促。他非常害怕，并对于他是否患上了与亲戚们一样的疾病产生了一种病态的恐惧。

在医生对他进行检查之后，他告诉医生如果结果是个坏消息就不要告诉他了。检查结果显示他确实有严重的问题，除非他同意立刻接受手术并改变生活方式，否则他可能会面对一次大的心脏病发作。

(3) 史密斯夫人是一位 32 岁有两个孩子的年轻女性。她是耶和华见证会的信徒。在一次严重的交通事故中，她出现了似乎可能危及生命的内部出血。医生希望对病人进行输血以稳定她的情况，这样才可以对她进行探索性的外科手术并止住出血。病人拒绝了这种治疗，因为根据她的信仰，上帝的意愿是反对这样做的。

面对病人的决定可以有两种方式，即根据病人的行为能力决定是否接受她的这个决定。试说明什么情况下决定是真实的自主决定，应该得到尊重，什么时候不是？说出你的理由。

a.“我拒绝输血，因为这与我的宗教信仰不符。我觉得接受输血违反了上帝的意愿。我了解这个决定的后果，愿意把命运交在上帝的手中，他会祝福我的，他是仁慈的。”

b.“我拒绝输血，因为这与我的宗教信仰不符。我觉得接受输血违反了上帝的意愿。我知道只要我忠于他的意愿，他就会祝福我拥有一个长久的生命，给我养育孩子成人的机会。”

在“人类服务部诉 Nothern”的案例（563 SW2d 197，1978）中，我们可以看到类似的推理方式。那个案例中一个清醒且有智慧的 72 岁老年女病人表达了她既想活着同时也想保留她坏疽的脚的愿望。由于保留坏疽的脚与活着这两个愿望不可能同时达到，法院认为她的愿望属于幻想，因此命令从她的利益出发采取保护性的服务。

(4) 琼斯先生是一个好动的老年人（80 岁），他住在一个护理院里，除了一个年轻的侄子之外就没有近亲了。在一次散步中，他的腿被弄破了，后来被感染并变成了坏疽。他发起了高烧，对问题失去了反应。医生认为挽救他生命的唯一方式是锯掉他的腿。侄子告诉医生，如果被截肢，他不认为他叔叔会想继续活着。病人没有留下关于在这种情况下怎么做的预留医疗指示。

a. 在你就此案例做出决定之前，需要调查所有事实——通常包括谁、什么、为什么、什么时候以及怎么样等方面。在做出决定的过程中，列出你要回答的问题，以及你愿意与之讨论这个案例的人（例如，病房的护士长）。

b. 当你询问琼斯先生的律师的时候，你得知这个侄子是琼斯先生的唯一继承人，而琼斯先生非常富有。这个情况会改变你的决定吗？

c. 一旦你收集了有关这个案例的所有事实，分析了各当事人的动机，做出决定的下一个步骤就是提出所有具有初始可信度的解决方案。现在估计每一个解决方案对下列当事人分别会产生什么影响：琼斯先生、侄子、医生。

d. 说出你的决定，根据涉及的基本准则评价你的决定。你的决定是支持了还是牺牲了这些准则？

3. 你是一个放射技师，正在对一个怀孕的病人做超声检查。这位妇女想要通过这次检查确定孕周，以确定她是否可以合法的要求流产。如果你个人是持“支持生命”观点的，你会开展这项检查吗？你的执业自主在这里发挥了什么作用？

4. 在“Canterbury 诉 Spence”的案例中，为了确保满足知情同意要求，什么信息需要向 19 岁的当事人进行解释？

5. 在“Stepp 诉 印第安纳就业保障部评审委员会”的法律案例（521 NE 2d 350，Ind Ct App. 1988）中，一位实验室技术员由于拒绝对标有 AIDS 警告的小瓶执行化学检查，因而被解除了工作。如果专业人士有专业自主权，难道这位技术员不能拒绝提供这种服务吗？不管你持什么意见，解释你的理由。

6. 在近期一篇文章中，埃西家斯（Ezekial）和琳达·伊曼纽尔（Linda Emanuel）提出了四种医患关系模式[18]。将这四种模式与罗伯特·维芝提出的模式（本章前面部分介绍了他的模式）进行比较。

家长主义模式：在这个模式中，医患双方的互动是为了确保病人做出的决定能最好地促进其自身健康福利。卫生保健服务提供者有选择地提供信息，目的是鼓励病人同意接受医学上最适宜的干预。在这种模式下，卫生保健服务提供者起着监护人的角色。

提供信息模式：在这个模式中，卫生保健服务提供者给病人提供所有相关信息，允许病人选择他所希望接受的干预。这种模式的概念植根于这样一种观念，即病人知道他自己的价值体系，只需要获得能够做出适宜、以病人为中心决定的相关信息。在这种模式下，卫生保健服务提供者起着一个技术专家的角色。

解释模式：这个模式下，医患双方的互动是为了阐明病人的价值观和他到底想要什么，然后由医生帮助病人选择符合这些价值观的干预。在这种模式下，卫生保健服务提供者起着一个咨询者或建议者的角色。

协商模式：在这种模式下，卫生保健服务提供者寻求帮助病人确定和选择在特定的临床情况下，卫生保健所能实现的最佳价值。卫生保健服务提供者帮助病人澄清自己的价值观念，同时也帮助病人了解不同治疗选择的各个方面。提供者不仅与病人讨论病人能够做什么，还讨论在这种情况下病人应该做什么。在这种模式下，卫生保健服务提供者起着老师和朋友的角色。

关键词

遗弃（abandoned）
临时指定监护人（ad litem）
真实决定（authentic decision）
脑死亡（brain dead）
能力（competency）
不复苏指令（do not resuscitate order）
重要风险（material risk）
专业自主（professional autonomy）
以病人为中心的标准（patient-centered standard）
专业学会标准（professional community standard）
持续植物状态（persistent vegetative state）
理性病人标准（reasonable patient standard）

参考文献

1. American Medical Association, *Code of Ethics* (1848).
2. *A Patient's Bill of Rights,* statement issued by the American Hospital Association and affirmed by the AHA House of Delegates on February 6, 1973.
3. John Stuart Mill, *On Liberty,* ed. Gertrude Himmelfarb (New York: Penguin Books, 1974), pp. 68–69.
4. Pedro lain Entralgo, "What does the word 'Good' mean in 'Good Patient,' " in *Changing Values in Medicine,* ed. E. Cassel, and M. Siegler (New York: University Publications of America, 1979), pp. 127–145.
5. Robert Veatch, *A Theory of Medical Ethics* (New York: Masik Books Inc., 1981).
6. Gary Anderson and Valerie Anderson, *Health Care Ethics* (Rockville, MD: An Aspen Publication, 1987), pp. 199–200.
7. *Natanson v. Kline,* 186 Kansas 393 P2d 1093 (1960).
8. *Canterbury v. Spence,* 464 F2d 772, at 785–787 (DC Cir 1972).

9. *Pratt v. Davis,* 118 Illinois App 161 (1905).
10. *Schloendorff v. New York Hospital,* 211 New York 125, 105 NE, 92, 93 (1914).
11. Jay Katz, "Informed Consent—A Fairy Tale?" in T. Beauchamp and L. Walters, *Contemporary Issues in Bioethics* (Belmont, CA: Wadsworth Press, 1982), pp. 191–197.
12. Mark Siegler, "Critical Illness: The Limits of Autonomy," *The Hastings Center Report* 7 (October 1977), 12–15.
13. Leviticus 17:14, Acts 12:50, Old and New Testament, *Authorized King James Version* (Salt Lake City, UT: The Church of Jesus Christ of Latter-day Saints, 1984).
14. In re *Estate of Brooks,* 32 Illinois 2d 361, 205 NE (1965).
15. *Prince v. Mass.* 321 US 158, 166 (1944).
16. American Thoracie Society, "Withholding & withdrawing life sustaining therapy," *North American Review of Respiratory Disease,* 144, 728, 1991.
17. *Minneapolis Star Tribune,* 26 May 1991, 18A.
18. E. Emanuel and L. Emanuel, "Four Models of the Physician-Patient Relationship," *Journal of the American Medical Association* 267, no. 16: 2221–2226.

第8章

公正和稀缺资源分配

美国的卫生保健
卫生保健危机
政府参与
卫生保健的微观和宏观分配
形式公正和实质公正
公正理论
管理型保健
双层体系和适当的最低水平
俄勒冈州分配制度
救生艇伦理学
治疗类选法
小结
复习题
关键词
参考文献

目的

理解当前美国全国性的卫生保健危机并在公正的原则下考察潜在的解决方案。

学习目标

阅读完本章后读者应该理解并能够：

1. 区别老人保险和穷人保险这两个全国性项目；
2. 讨论美国的预付制和按病种支付方式是怎样尝试控制卫生保健费用的；
3. 说出美国社会里三种引起卫生保健费用快速膨胀的力量；
4. 定义并区分卫生保健资源分配中的微观和宏观分配方式；
5. 定义并区分形式和物质公正；
6. 说明公平机会原则与物质公正的相关性；
7. 定义并区分与分配公正问题相关的功利主义、平等主义和自由主义的理论立场；
8. 定义医疗效用和社会效用，并举例说明它们是如何应用于稀缺资源的微观分配的；
9. 讨论“救生艇伦理”的过程，并把它与我们处理第三世界国家的问题联系起来；
10. 讨论治疗类选法的过程，并把它与重症监护单元中的床位的微观分配联系起来；
11. 列举管理型保健用来控制费用的机制；
12. 列举管理型保健用来控制费用，但妨碍了医患关系引起了伦理学关注的机制。

美国的卫生保健

一个强壮的美国人不能忽略他的同胞们的渴望——穷人的福利、老人的卫生保健、年轻人的教育。我们不是为了财富本身来发展国家的财富。财富只是一种方式，人民才是终点。我们所有的物质财富，如果不用于扩大人民的机会，则对我们几乎没有益处。

约翰·肯尼迪（John F. Kennedy）

我们对更健康、更长寿的生活展现出前所未有的期望，然而这种期望我们不再能用无限的手段来达到了；如果想要不对我们的个人生活和其他社会机构带来损害，我们甚至连当前的卫生保健体系都无法维持下去。[1]

丹尼尔·卡拉汉（Daniel Callahan），哈斯汀中心主任/共同创建人

可能世界上所有人定义的“良好生命”的最共同特征是健康。健康被认为比其他几乎所有因素如财富、教育或者社会地位都更具价值。一项哈里斯民意测验（Harris Poll）表明超过90%的人赞同如下表述：“每个人都应该拥有最好的卫生保健服务，就像一个百万富翁得到的治疗那样好。”[2]

20世纪后半叶医学技术和治疗方法的进步使得卫生保健实践从秘方变成了魔法子弹。一个接一个的致死性瘟疫得到了控制，像天花这种疾病已经被彻底消灭。这是一个事情可以做得更好的年代：更好的营养、更好的卫生设施、更好的疫苗。所有这些相对不是很昂贵的健康措施，联合在一起为美国人创造了更好的健康。随着抗生素的发明，在一段时间里，我们获得了对细菌性感染的控制，肺炎不再被看作是令人恐惧的儿童和老年人杀手。

在许多经济领域，竞争者已经使美国的工业和应用科学相形失色，但是在医学科技方面，则没有哪个国家比我们城市的超级三级医疗中心发展得更好。我们的国家健康研究所是世界上最好的生物医学研究组织之一。我们人均医生的拥有量比大多数发达国家要多，而一些健康议题如体重、吸烟、运动、饮酒和个人卫生等，是我们的出版物和电子新闻媒体每天都关注的内容。虽然这一代美国人是历史上最健康的一代，但健康的实际改进与对更好的健康的主观感觉并不匹配。我们活得更长、更好了，然而整个国家报告的严重急性病发生率则比过去更频繁、延续时间更长。似乎我们已经降低了轻微不适的门槛，现在则更易把细微的不适看作是严重疾病的信号。从某种意义上说，我们已经成为一个为健康担忧的国家。

卫生保健危机

无论以何种方式进行测算，美国卫生保健的费用都是令人惊讶的。目前社会在卫生保健上花费了国内生产总值（Gross Domestic Products，GDP）的13.7%，其绝对数量等于每年花费超过一万亿美元。在20世纪的后半叶，人

均医疗费用的增长了超过 1000%。而未来人口学的变化，包括人口老龄化，将对已经压力沉重的卫生保健体系施加更重的负担。虽然医学先进技术的使用已经并将继续其奇迹般令人眼花缭乱的表现，但是这些奇迹的代价是沉重的经济负担。

卫生保健行业与大多数其他行业不同，技术进步并没有带来人力需要方面的下降。实际上，情况正好相反。通常，一项新的医学技术（如超声波检查技术）的出现，即意味着需要有一整批的专业技术人员来提供必要的服务。如果当前有关卫生保健的法律和实践持续下去，那么美国年度卫生保健费用在 2000 年将达到 17000 亿美元，大概相当于美国 GDP 的18.1%。除非采取重大的费用控制制度，否则到 2030 年左右，在生育高峰期出生的小孩达到 70 或者 80 岁时，美国卫生保健费用估计将会达到 160000 亿美元，占 GDP 比例超过 30%。

很难想像如果把 30%的 GDP 都花费在卫生保健上将出现什么情况。虽然健康是一个优先领域，但是它并不是唯一的优先。很多有行为能力的成年人过量饮酒、过度饮食、过量抽烟、运动太少，而现在已经有清晰的证据表明这些行为对个人健康有害。实际上，如果健康被看作是第一位的，那么这些情况就都不应该出现。良好的健康虽然被普遍认为具有积极的价值，但也只是我们社会中各种互相竞争的价值内容的一种。允许卫生保健费用超过控制快速上涨，就是允许它消耗掉本来用于教育、快速交通、道路、桥梁、新的投资、社会福利和国防的经费。我们社会在卫生保健领域已经面临着必须解决的筹资危机。

虽然已经花了这么多钱，但是人们依然觉得要做的事情还是很多。6 个 65 岁以下的美国人中就有一个人缺少基本的卫生保健保障。美国和南非是现代工业国家中唯一两个没有提供普遍健康覆盖的国家。工作的改变、裁员、某些特定疾病不包括在保险报销范围或者似乎永远存在的保险费的上涨，都可能导致失去保险。据估计，在 1993 年的任一天，超过 3900 万的美国人既没有公共保险也没有私人保险。即使那些目前拥有保险的美国人也不能确定明天他们会不会因为财富上的变化而进入没有保险的行列。超过半数的美国人说他们担心可能会在未来五年的某个时刻失去保险。总的来说，健康保险危机很大程度上是一个中产阶级问题，因为穷人享有美国穷人保险。有工作的成年人和他们的赡养人是无保险者中的绝大多数——占了 84%[3]。

没有享受保险保障会引起财务上的问题，也会影响卫生保健结局。没有健康保险家庭的孩子通常得不到预防保健服务，得不到听力、视力和发育筛检，而这些筛检是早期干预的前提。即使对那些没有慢性疾病的儿童来说，也存在着错过或者延误推荐计划免疫项目的趋势，使得这些儿童患急性和慢性疾病的危险性增大[4]。成年人如果买不起保险，通常就会忽略小病放弃常规保健，而这些服务可能会使疾病在早期就得到诊断和治愈。没有保险的成年人这样做的结果是，他们往往在疾病的晚期或变得比较严重时才去寻求服务，而这时候的卫生保健服务往往非常昂贵。从群体比较来看，没有保险的人在到达医院之前就死去的概率是有保险的人的两倍。

美国卫生保健系统的另外一个弊端是服务可及性的分布不公。对于城市里的穷人来说，问题在于贫穷，他们在获取医疗服务上存在和获取其他商品或服务一样的问题。对于农村人口来说，问题则不仅仅是贫穷，农村地区相对于城市地区低得多的人口医生比例使问题更复杂。对于一些早期治疗往往至关重要的严重疾病，如心脏病发作和脑血管意外，大城市里的病人有望在几分钟内就得到急诊服务，而与之相反，在一些农村地区的病人可能需要等上数个小时才能得到至关重要的急诊服务。

分布不公问题的一个重要原因是全科医学向专科医学的历史性转变。在第二次世界大战前，典型的医生形象是按服务收费的全科医生，单独工作，提供从儿科到老年病的各种服务。而到 20 世纪末，美国面临着全科医生的短缺，目前大多数医生是专科医生，他们只专注于某个特定的医学分支或特定的年龄段。早期多数是个体行医，现在更多的医生则属于团体行医，有些是医院中拿工资的雇员，有些则加入了一些其他的非传统模式服务提供组织。

作为美国人，在 20 世纪结束的时候，我们对美国卫生保健体系感到不安。虽然媒体充满着发现新药和新疗法、聪明的研究人员和医生用这些新发现使脊柱受伤的人恢复行走能力、降低了中风之后的智力损害、促进不育夫妇的生育能力、对高危胎儿提供产前诊断服务等报道，但是我们还是普遍存在着一种危机感。卫生保健系统消耗了太多的美元，已经超出了我们的控制。而即使已经花费了这么多钱，还有很多的市民缺乏基本的卫生保健保障，必须以急诊室来作为他们获取卫生保健服务的地点。我们应该通过某种方式完成两件看起来似乎互相矛盾的事：削减卫生保健费用，同时扩大卫生保健服务的可及性。

大多数中产阶级家庭在世纪之交发现他们处在一种个人收入相对降低的境况，丈夫和妻子都必须到社会上寻找工作，以维持稳定的生活质量。这些家庭在日常生活中都害怕遭遇灾难性疾病，或者害怕工作状况的改变可能会导致他们的保险水平下降，从而使他们置身于卫生保健这个救生艇之外。正是在这种不确定性的氛围中，卫生保健分布问题被广泛地进行讨论。社会上普遍觉得我们正在进入一个发生改变的分水岭时期，但是对此还没有达成一致意见。

政府参与

在 19 世纪的大部分时间里，美国政府对私人企业采取一种放任的态度，包括卫生保健行业。这种放任政策建立在高度崇尚努力工作、勤俭节约和个人责任的宗教和哲学基础之上。这种支持发展政策的效果是物质产品和服务的显著增长。不过，亚当·史密斯（Adam Smith）描述的“无形的手”不能平等地分配这些商品和服务，整个制度产生了一种社会达尔文主义，即让强者更强甚至发展到具有掠夺性，而代价是牺牲了弱者和无组织者。

当美国进入 20 世纪的时候，公众舆论开始谴责放任政策的无情。政府被要求控制猖獗的个人主义、在向人群提供服务方面承担一种积极的角色。如果说 19 世纪的普遍观点是认为政府对个人没有责任的话，20 世纪的一些智者则声称个人对解决自己的困难没有责任，应该由集体行动来解决大多数问题。许多舆论要求实现卫生保健的权利，但是很少有舆论要求个人应该采取一种更好的生活方式，使自己对必需的卫生保健服务提供需要更少[5]。

健康权利是一个有趣的概念，因为它假定在社会中的某个地方存在一种健康的供应，这种供应可以进行分配，而如果社会能够适当地组织起来，就能够向它的市民提供这种服务。当我们认识到对“到底什么构成健康并没有统一定义”的时候，这种概念就变得更难想像了。一些组织如世界卫生组织给出了一个很宽泛的定义：“一种身体、精神和社会适应完全良好的状态，不仅仅是没有疾病。”[6]虽然很难想像一种健康权利或提供这种权利的分配体系，但是设想具有一种卫生保健权利则没有那么困难。对这个问题的思考要考虑这样几个问题：如果卫生保健是一种权利，那么它是否对使用这种权利的市民创造了一种义务？如果卫生保健是一种权利，那么谁应该有责任来为它的使用买单？

事实是，即使在某些情况下一些预防保健服务如儿童早期免疫接种服务可以免费得到，但是依然有许多儿童未得到保护，这种事实使得社会感觉非常受挫。一个社会能否要求使用卫生保健权利的市民改变其行为？如果父母没有能够带孩子到诊所去接受免费的标准免疫接种，他们是否应该为此受到惩罚？如果某人由于酗酒损坏了自己的肝脏，那么是否可以拒绝给这个人进行肝脏移植？在轻易签名支持建立一种惩罚那些“积极”导致自己不良健康水平的人的制度之前，请先考虑一下饮食过度、饮酒过量、抽烟太多、开车太快这些人群的巨大数量。对他们应该采取什么措施？即使社会决定从某种程度上拒绝对吸烟者、饮酒者、过度饮食者提供福利是正确的，那么对那些吃太多红肠、在野外登山、采集蘑菇的人怎么办？对那些参与各种对健康有负面影响但很有趣的事情的人怎么办？

20 世纪，政府在为社会提供卫生保健服务方面承担了越来越多的责任。表8-1回顾性地介绍了一些旨在增加卫生保健服务可及性的政府项目。

表 8-1 美国政府卫生保健项目

1935 年	《社会保障法》，对妇女儿童保健提供资助，给残疾人提供支持。这是联邦政府首次在对公众提供卫生保健方面承担积极责任。
1959 年	建立联邦雇员健康福利项目，对在职联邦雇员及其家属提供基本的住院和大病医疗保险。
1965 年	老人保险（Medicare）和穷人保险（Medicaid）认可项目。老人保险是指为 65 岁以上的人群和获得社会保障福利两年以上的残疾人支付他们的卫生服务费用。在过去 20 年中，花费在生命最后一年中的卫生保健费用大约已经占了老人保险总预算的 30%。 穷人保险（社会保障法中编号 XIX）授权联邦配对提供资金来帮助各个州为某些低收入人群或接近联邦贫困线的人群提供卫生保健服务。老人保险和穷人保险都是权利项目，对所有符合要求的人自动提供这些福利。
1983 年	启动了老人保险预付制，即在医学诊断出来之前就已经设定好了费率。由于对给定病种的支付是事先定好的、固定的，因此卫生保健机构有控制费用的强烈动机。最常见的费用控制形式是减少服务、降低员工数、缩短病人住院天数。病人实际上“更快、更虚弱的”被送回家了。

续表

1993 年	比尔·克林顿总统任命了一个国家卫生保健改革任务小组，由第一夫人希拉里领导，旨在设计出一个彻底检查卫生保健体系的计划。这个任务组的工作似乎引起了大多数美国人的强烈反应，但在议会中没有通过。
1991～1994 年	众议员 Pete Stark 发起了名为 Stark I 和 Stark II 立法工作。虽然允许存在有限的一些例外情况，这项法律旨在预防医生把老人保险和穷人保险的病人转诊到医生拥有财产利益的卫生保健机构中去。立法假设是医生把病人转诊到他们自己拥有财产利益的卫生保健机构中之后，经常提供不必要的服务，增加向穷人保险和老人保险的收费水平。

虽然社会上普遍感觉美国的卫生保健体系处在危机之中，当前似乎并没有改变这种情况的全国性意愿。议会中大多数关于卫生保健的动议只是踩在了问题的边缘，如提高工作人口获得保险的方便性等。

卫生保健危机这个问题不会消失。实际上，确实存在一种卫生保健危机。当前的美国卫生保健费用已经太高了，但还在继续增长。必须找到一些保证质量、增加可及、控制费用的途径。不管这种改变是出于政府的干预还是由市场力量带来的，但这确实是美国进入 21 世纪时必须解决的问题。这是一个让卫生保健服务提供者感到挫折的时代。一个执业者的话非常清晰地指出了当前行业中存在的困境：

我们当前致力于提供最好的保健服务，让所有人平等享有，保证提供者和接受者的选择，同时也要控制费用。但很清楚的是，我们不可能同时达到这四个目标。我们面对着价值和目标的冲突。[7]

卫生保健的微观和宏观分配

美国在微观和宏观层面上都面临着卫生保健分配问题。宏观分配通常是由议会的委员会、州立法机构、保险公司、私人基金会、卫生组织确定应该花费多少钱，以及应该制定什么种类的商品和服务等。宏观分配问题体现在诸如以下问题中：应该提供什么种类的卫生保健？谁将获得这些服务，理由是什么？费用如何分担？谁将提供这些服务？谁控制这些问题？微观分配是关于谁将获得稀缺资源（如住重症监护单元、先进技术、器官移植）的更个人化的决定。

形式公正和实质公正

稀缺商品和服务的公正和均等分割通常被认为是**分配公正**（distributive justice）问题。亚里士多德提出的**形式公正**（formal justice）要求是指在分配中"平等的人必须得到平等对待，不平等的人必须得到不平等对待"。形式公正不试图对平等性的确定提供任何标准，除了说平等的人必须被平等对待之外，对于应该如何对待平等也未作说明。在形式公正下，任何标准都可以使用：年龄、性别、婚姻状况、土地拥有权，其假设是标准可以平等地应用于所有类似情况下。确定关于如何对待平等的相关特征或道德相关标准的是实质准则，构成了**实质公正**（material justice）的基础。

社会曾经使用了各种标准来对资源进行分配。表 8-2 列举了一些常见方法，但是没有穷尽所有可能的标准[8]。

表 8-2 分配商品和服务常见方法

每个人获得平等份额
每个人根据需要获得份额
每个人根据价值获得份额
每个人根据贡献获得份额
每个人根据努力获得份额
每个人根据社会价值获得份额

伦理上最不能接受的分配方案是那些把受贫穷或疾病的影响而处于不利地位的人和组织置于最后来考虑的方法。"只有当群体的财产是群体成员的道德责任，或者只有当这种财产是那种可以克服的财产的时候，不同阶层人群之间的财产不均等在道德上才是正当合理的。"[9]平等对待所有人的尝试形成了**公平机会准则**（fair opportunity rule），没有人可以基于他不应得的优势获得社会福利，没有人应该因为他不应得的缺陷而被拒绝获得社会福利。在公平机会准则下，性别、种族、智商、国籍、性取向和社会地位都不应该作为对卫生保健进行分配的实质公正的标准。

公正理论

在关于卫生保健资源分配的争论中，发展出了几种理论立场。一些理论要求完全放弃政府干预，商品和服务完全由自由市场的无形之手来分配。这些理论认为，即使政府已经对费用控制进行了巨大努力，卫生保健费用的增加依然对美国经济的倒退产生了威胁。这些自由市场理论的信徒觉得干预本身就是问题的来源，如果政府停止调控市场的所有努力，卫生保健价格会回到其自然水平。他们提出，兰德公司等的研究表明，那些免费获得卫生保健服务的人比那些自己至少要付 25%的费用的人其服务利用要高很多[10]。

另外一个极端则认为一个像美国这样的富足社会必须找到一种途径来支付卫生保健费用。这些理论认为社会成员都处在一种社会契约之中，人类因疾病而对卫生保健服务的需要创造了整个社会的一种道德义务。因此社会有在其资源能力范围内提供这些商品和服务的集体义务。

这两种立场，不管是把分配交给自由市场的无形之手，还是基于社会责任集体提供服务，都部分源自于以下三种理论立场中的一种或多种：**平等主义**（egalitarianism）、**功利主义**（utilitarianism）、**自由主义**（libertarianism）。

平等主义理论

平等主义理论强调对商品和服务的平等可及。平等主义理论家相信一个像美国这样的富足社会必须找到一种方式来对所有市民提供全部的卫生保健服务。倡导“卫生保健权利”的人对平等主义理论感到非常舒服。平等主义的拥护者经常把加拿大和英国这样的社会普遍可及的卫生保健体系看作是美国应该效仿的模范。在平等主义的最极端形式中，理论家们认为任何偏离分配绝对平等的做法都是不公正的。一些人对卫生保健问题采取一种浪漫的观点，没有考虑到人类需要的资源稀缺性的现实。他们认为导致我们不能不受限制地免费获得卫生保健的障碍来自于人类的错误和组织，而不是我们人类必须在卫生保健和其他需要的商品和服务之间做出选择。当面对资源稀缺和人类欲望无限这种不可回避的矛盾时，浪漫主义者经常把问题归结于人类的错误，如浪费、欺骗、或者是吝啬的政治制度，声称这些才是真正的障碍，从而保卫了他们不存在稀缺性的幻想。

平等主义的一种颇具用途的表述形式可以在约翰·罗尔斯（John Rawls）的契约理论中看到[11]。他认为社会安排形式是一种大家都同意的，能促进社会中所有人利益的契约。在这种共同努力中，所有人都致力于商品和服务的平等分配，除非不平等的分配对每个人都有利。比彻姆和奇尔德瑞斯认为，这种集体社会保护和公平机会准则构成了卫生保健权利的基础[12]。

功利主义理论

这些理论强调混合各种标准以获得公共效用最大化。公共效用被定义为："为最大数量的人带来最大的利益。"功利主义一般接受把政治规划和干预作为重新分配商品和财富的方法，以带来公共效用。许多西方国家的公共卫生政策是根据功利主义理论制订的。许多权威人士，如科罗拉多前州长理查德·莱姆（Richar Lamm）就把卫生保健看作是人类许多需要中的一种，必须按公共效用最大化来进行分配，并觉得"我们正在以生活为代价来对我们的疾病进行治疗。我们每天在卫生保健上的花费超过 10 亿美元，而与此同时我们的桥在崩塌，我们的教师没有得到足够的补偿，我们的工业设施在生锈。"[13]如果我们的资源是有限的，需要进行选择，那么在许多城市中技术最先进的地方是医院、最落后的是公立学校这样一种现象是否有意义？

权威人士如莱姆以及哈斯汀中心主任丹尼尔·卡拉汉等觉得，即使在社会只存在商品和服务轻微短缺的时候，卫生保健也必须实行配给制，只提供给那些将从中受益最大的人，而不给那些受益较少的人（如老年人）提供。采用这种方法的例子是英国。英国在社会、政治和医学上达成一致意见，允许执业者拒绝给虚弱的或严重痴呆老年病人提供住院服务或重症监护治疗，即使其所患疾病是可以治疗的疾病如肺炎。不过，在英国，提供更多家庭保健和老年人日常护理也被认为是合理的。但不是所有理论家都赞同把健康看作和其他商品一样，许多人赞同兰姆塞（Paul Ramsey）的意见，认为在一个像美国这样的多元社会中，把健康置于与其他商品如更好的道路交通、更好的学校、更好的桥梁等冲突之中将是"道德推理上几乎不可救药的，如果说不是完全不可救药的话。"[14]

功利主义分配体系如何运作的一个例子是丹尼尔·卡拉汉（Daniel Callahan）提出的，被称为“自然生命周期论点”。[15]他觉得，要想避开资源稀缺性和我们日益扩大的需要（由我们当前制度的错误和老龄化人口需要增加引起）这两者之间的不断增长的鸿沟，必须实行这样一种分配体系。卡拉汉认为自然生命周期以发生在生命循环终点的自然死亡为终点。图 8-1 列出了建立一个自然生命循环的终点的标准。应用这种理论，我们可以设想如何为自己在整个生命过程中分配资源。例如说，一个人可以把 10%的资源用于自己的产前保健，10%用于出生和儿童早期保健，10%用于青少年时期，10%用于 20 岁到 40 岁，等等。我们可以看到，这样一种分配方法可以被认为是合理的和道德的。例如，有可能我们可以说花费在个人生命早期的钱可以使他在生命晚期花少得多的钱。但是可能也有人希望把花费集中在生命的衰落时期，以更好地“反抗时光消逝”（迪兰·托马斯（Dylan Thomas）语）。如果我们可以理解以这种方式为自己分配卫生保健资金，那么说政府以类似方式分配卫生保健资金是合理的就不显得很突兀。实际上，根据对既往卫生保健费用的所有统计分析，政府很有可能在分配这些资金方面会做得很好。

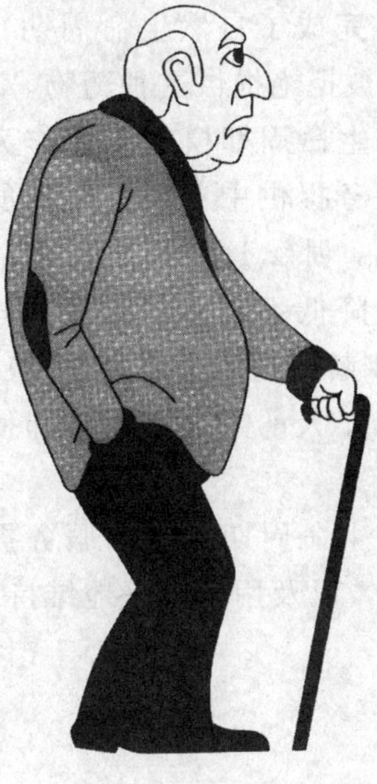

1. 一个人的一生工作已经完成。
2. 一个人对那些他负有责任的人的道德义务已经被解除。
3. 一个人的死亡似乎不会造成他人感觉或感情上的不愉快，或不会让他人陷于绝望或情绪激动。
4. 当死亡过程不是以不可忍受的和丧失体面的痛苦为标志的。

图 8-1　自然生命周期的终点

我们当前把卫生保健费用中的最大比例花费在了生命的最后几年中。1990年，美国在卫生保健上花费了估计6610亿美元左右。据估计受老人保险项目覆盖的人群当中，在当年死去的受益人（占总受益人群比例为5.9%）花费了大约27.9%的钱[16]。我们可以说从人道主义来看这是最好的政策，但是我们必须也看到，这是对有限的卫生保健资金的无效率使用。

因此，自然生命周期将以自然死亡作为终点（大多数发生在78～82岁之间），自然死亡应该被接受，不应该发展延长生命的技术。卡拉汉提出了下列实践准则：（1）在一个人已经度过了一个正常的生命周期之后，不应该再用医疗保健服务来抗拒死亡。（2）在自然生命周期之后的医疗保健应该只用于缓解痛苦。（3）存在延长生命让生命时间超过自然生命周期的事实，但并不意味着一定要使用这些技术。

那些反对自然生命周期观点的人以如下理由反驳这种观点。首先，人为确定某个年龄作为自然生命周期终点的做法值得质疑。其次，卡拉汉在哪些是延长生命技术方面的表述非常含糊。根据卡拉汉的模式，一个还没有跨入指定年龄组的病人可以继续接受延长生命的药物（如胰岛素），直到他死去。但是，一些已经跨入了指定年龄组（完成了自然生命周期）的病人，当他开始需要药物来延长生命的时候，却会被拒绝提供这种药物。

尽管存在这么多缺陷，但是如果生命周期模式能够作为一个封闭系统进行运转，从限制对生命周期终点的服务提供中节约下来的所有钱都被用于增强自然生命周期其他阶段的健康的话，那么这种模式可能从伦理上来说是具有说服力的。封闭系统方法将有助于降低不同年龄组人群间存在的不平等问题，即某个年龄组似乎以牺牲其他年龄组的利益为代价获得了利益。例如，我们当前对儿童的联邦支付只有对老年人的六分之一，即使生活在贫困中的儿童比老年人要多。

在一个封闭的系统中，从限制对生命周期终点的服务提供中节约下来的所有钱可以被投资于儿童时代的健康，以及用于更好地维持老年人的健康。

自由主义理论

自由主义者强调个人对社会和经济自由的权利。他们既不关心也不对物质商品和服务如何分配提出要求，只要求分配制度是自由选择的。在美国，除了慈善事业、社会福利和军方医疗服务之外，我们选择用自由市场方法来分配大多数商品和服务。图 8-3 给出了“管理竞争”模式下关于自由主义者的未来的一个幽默画面。自由市场方法近来受到批评，因为它没有为整个国家创造出一种统一的卫生保健服务提供制度，而只是一整套微观体系。其中有一些运转良好，另外一些则似乎已经崩溃。

管理竞争计划？

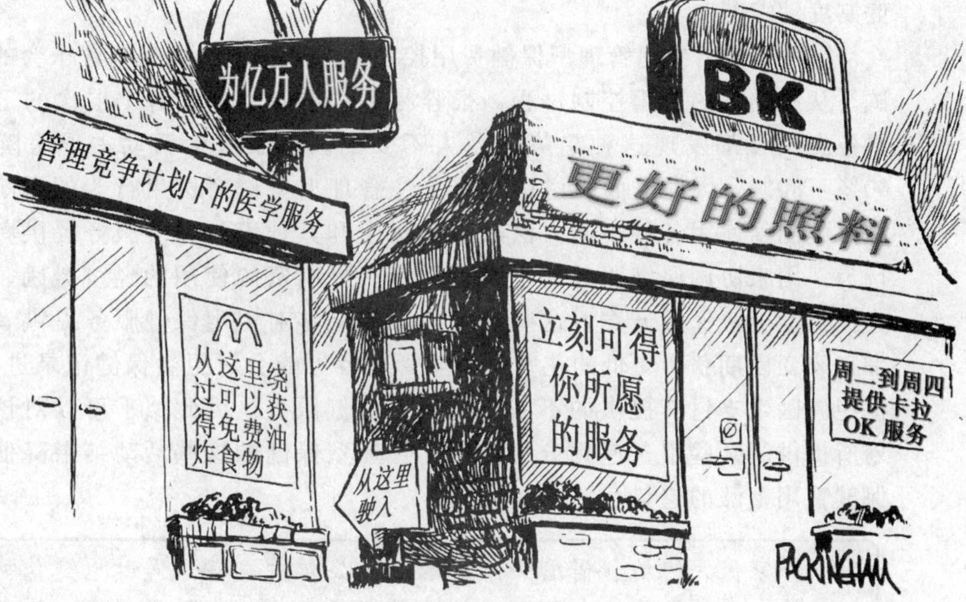
为亿万人服务
管理竞争计划下的医学服务
从这里绕过可以获得免费油炸食物
从这里驶入
BK
更好的照料
立刻可得你所愿的服务
周二到周四提供卡拉OK服务
PACKINGHAM

图 8-2

我们基于支付能力这种实质准则而运转的自由市场制度一般用某种形式的自由主义观点作为这种制度的根据和理由。由于我们对个人自由和个性化国家性的倾向，很可能某些自由市场的要素会与任何我们所采取的国家卫生保健计划共存。

管理型保健

最近的卫生保健改革工作发生在管理型保健（managed care）制度上，试图对不断攀升的卫生保健费用以自由市场方法加以限制。本质上来说，管理型保健是指那些通过初级保健医生来协调卫生保健计划的统称。我们现在处于卫生保健正在以令人炫目的速度发生变化的时代，很难确切地说出管理型保健到底是什么。由于当前制度的多样化，有人把管理型保健描述成为现代的“Jekyll and Hyde”（有两种不同面目的人，译者注），指出管理型保健这个词告诉你的不一定就是你正在到达的[17]。正如华盛顿邮报的维克托·柯恩所说：“如果你已经看到了一种管理型保健制度，你就只是看见了一种管理型保健制度。”[18]

图 8-3 给出了把管理型保健费用控制技术应用于一场交响音乐会的有趣尝试。从所描述的费用控制过程，很容易可以看到为什么各个层次的卫生保健服务提供者都发现这种趋势是令人不安的。由于医生活动占了医院费用的60％～80％，因此下面的讨论主要关注管理型保健对医生行为的影响。管理型保健制度使用各种不同方法来改变医生和其他卫生保健服务提供者的行医行为。用来协调保健服务的个案管理者、限制资源使用的经济激励、指导服务提供的卫生保健方案，这些措施都寻求能够对卫生保健服务提供者的行为带来改变以期获得更低的花费。个案管理者可能会对卫生保健记录进行评阅，拒绝向医生支付其提供的不必要的卫生保健服务，因此似乎可以对该保健计划所提供的某些服务起到分配作用。管理型保健的这些活动结果降低了卫生保健费用上涨的趋势。

一家很大的加利福尼亚州健康保险公司的总裁，同时也是他所在社区的一个交响乐团的理事会主席。有一次他不能参加音乐会，把票给了他保险公司下面卫生保健费用控制处的主任。第二天早上他问主任觉得音乐会怎么样。这个主任并没有表达出常见的礼貌用语，而是交给了总裁一份如下所述的备忘录。

“基于实况考察，对 Civic 交响乐团在舒伯特‘未完成交响曲’上的表现提出下列评价和建议，签名呈送。

1. 对公共演出而言，乐团指挥是没有必要的。乐团显然事先已经排练过这出交响乐了，显然也已经事前得到了指挥的认可，因此演出质量和水平是已经确定的。让指挥只在演出后的回顾性同行评阅会议上作为评论者显然能够节省相当多的钱。

2. 在相当长的时间里，四个双簧管的演奏者无所事事。他们的数量应该减少，他们的工作应该被分散到整个演出过程中间，这样消除了活动的顶峰和谷底。

3. 12 把小提琴都是用同样的乐谱演出一样的音调，这是不必要的重复。这个部分的人员应该大力削减，可以带来大量节约。如果要求有较大音量，可以通过电子放大器来获得，这可以达到非常高水准的可重复质量。

4. 在演奏第 16 个音符上花费了很多努力。由于多数听众无法区分这种快速演奏，因此这似乎也是过度精炼了。我建议所有音符应该围绕最近的第 8 音符进行。如果这样做，我们用学员和较低等级的演奏者来演奏这台音乐会也不会降低质量。

5. 用小号来重复弦乐器已经演奏过的章节似乎没有什么有用的目的。如果经由一个评审委员会来消除所有重复的章节，那么整台音乐会可以从 2 个小时缩短到 20 分钟，在工资和管理费用上能节约很多支出。实际上，如果舒伯特也从费用控制的角度来解决上述问题，可能他已经完成了他的交响乐了。”

匿名

图 8-3　对管理型保健的沉思

媒体也报道了关于管理型保健参加者之间令人忧虑的利益冲突。美国医学会[19]表达了它对管理型保健对医患关系潜在有害影响的关注，并对在管理型保健体系中行医的医生提出下述四个指南。

1. 费用控制工作不应该危及病人福利。

2. （管理型保健计划的）保险覆盖内容不应该影响执业者提供知情同意的责任。

3. 执业者有责任扮演病人建议者的角色。

4. 病人必须承担选择自己的卫生保健计划的责任。

每个**健康维持组织**(health maintainance organization，HMO）组织都至少有四个不同的利益相关者，这些人或者组织可以从 HMO 的成功中获得合法利益。图 8-4 说明了管理型保健体系里面不同利益相关者的范畴。这四个主要的利益相关者都有权利做出合理的期望，但是也必须认识到可能会发生无数的利益冲突问题。病人有权利期待具有高质量、合理的可及性以及时受到尊重的医疗保健服务。卫生保健服务提供者和工作人员有权利期待获得公正的工资水平、职业发展和维持提供高质量服务所需的工作环境。所有者有权利期待从投资中获得合理的回报，对保护基层的提供者也拥有合理的权利。社区有权利期待 HMO 组织成为一个好邻居，提供稳定的就业机会、社区服务和卫生保健服务可及性。社会如何才能保证病人的利益、卫生保健服务提供者的利益、所有者的利益和社区的利益保持一个适当的均衡？社会如何保证降低费用、增加效用和消除不必要的治疗的合理目标不会导致出现一种让病人获得更少个人化关注、更差的保健服务的体系？社会如何保证让提供者消减服务提供以保住他们的工作的压力不会导致社区对高质量的保健服务的可及性降低？

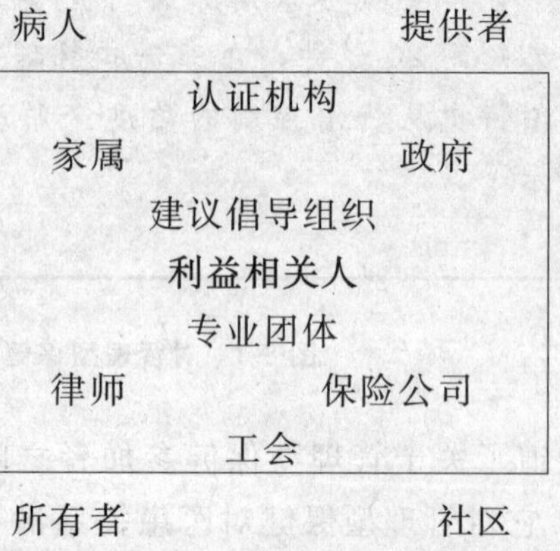

图 8-4 管理型保健的利益相关人

利益相关者之间目标的冲突不一定导致不正当行为。很显然的是，有时候市场力量也不能保护脆弱人群，特别是当能力和信息不对等的时候。社会认识到了这个问题，法律上把某些群体界定为受托人。受托人是指在信托基金中持有财产的人，即托管人。信托关系是指一个人对他人负有法律责任，法律要求他根据后者的利益做出行动。常见的信托关系包括律师和顾客、公司执行官和股东、公务员和公众、商业伙伴之间的关系，在某些背景下，医生、护士、其他卫生保健服务提供者与病人之间的关系也是信托关系。信托关系的中心特征是某种形式的责任。在卫生保健服务提供者和病人之间的信托关系中，一旦建立了这种关系，提供者就有责任提供适宜的标准保健服务。如果卫生保健服务提供者不能提供适宜的标准服务，他就可能要违背他对病人的信托责任。

卫生保健服务提供者苦恼于管理型保健制度在他们和病人之间加入了第三方，由第三方对提供什么类型的保健服务做出决定。卫生保健服务提供者必须在决定管理型保健体系的性质方面承担更多的责任。作为病人和提供者之间的信托关系的结果，病人有权利期待他的利益得到保护。这些期待包括一些重要的内容，如职业能力、职业自主、尊重人、保健的连续性、有益或无害、病人建议、保密，以及可能最重要的一点是不要有利益冲突。

虽然管理型保健似乎初始在降低卫生保健费用方面是有效果的，但它引起了公众关注的对抗性反应。大多数美国人（59%）指出他们担忧如果他们生病之后，他们的健康计划是否会更关注于节约费用而不是给他们提供最好的治疗。虽然当前的管理型保健计划一般来说还是让人满意的，健康计划的投保人还是表达了对未来可能发生事情的关注。总的来说，其他卫生保健组织被认为比管理型保健计划更加好一些。绝大多数美国人认为护士（83%）、医生（69%）、医院（61%）和制药公司（62%）做得不错。在对公众的关注做出回应的方面，已经出现了一些推进管理型保健项目的努力，特别是在法律强制实行的国家标准领域。

双层体系和适当的最低水平

关于卫生保健商品和服务宏观分配的一种有趣理论是双层体系。这种方法保障每个人都可以获得基本保健和灾难性大病的保健。这种适当的最低水平保健的提供将按需分配，每个人都保证可以获得对基本保健和灾难性大病保健的平等可及。第二层则基于个人的支付能力，要求个人自己为延伸可能是更好的服务付费。当美国正在试图增加对那些不能在市场中竞争得到较好地位的人的服务时，这种功利主义和自由主义价值观的混合可能确实是具有吸引力的。

俄勒冈州分配制度

一种接近上述双层体系概念的计划是俄勒冈州分配制度，该制度旨在让更多人群享受到卫生保健的福利。1983 年，为了扩展俄勒冈州能够获得可接受水平的医疗保健的民众数量，俄勒冈州就卫生政策召开了公众会议。这些会议最后形成了一个名为“市民卫生保健议会”（Citizens Health Care Parliament）的组织。该组织产生了两个报告：“社会必须做出决定”和“卫生保健资源分配中的生命质量问题”。俄勒冈州卫生服务委员会使用复杂的成本—效益分析技术，开始评价每项医疗服务对本州市民的相对价值。每项服务根据三个因素进行排序：公众对于价值的理解、效果或结局、成本。在此后的优先顺序设定中，俄勒冈州拒绝给一些老人保险的受益人支付一些医学上重要的服务。通过降低费用，节约下来的成本被用于增加服务人数。基于公众理解、效果和成本三个因素而被认为最有价值的服务是产前保健，而价值最小的服务是那些不孕不育治疗和整容手术。俄勒冈州的目标是通过不提供现代医学的每项服务来扩展获得保健的市民数。1988 年针对这些行动的立法使俄勒冈州成为美国明确决定对卫生保健实行分配制度的州[20]。

也有人认为没有什么东西应该是配给的，每个人都应该被提供每样东西。我们为什么不能拥有所有东西？（就像我们拥有整个蛋糕，完全吃掉它一样）据预测，到2020 年，如果当前的趋势继续，那么美国将把每个美元中的 36 美分都花在卫生保健上。由于这个局面是行不通的，因此我们现在在健康方面的情况就像是某种救生艇伦理学，有太多太多的市民需要服务，而资源又太有限。

救生艇伦理学

1842 年，美国轮船“威廉·布朗”（William Brown）号撞上了纽芬兰附近的一座冰山，开始下沉。船员和一半乘客设法离开轮船挤进两艘过度拥挤的救生艇。24 个小时之后，其中一艘小船在公海中开始浸水。船员们开始担忧起来，因为除非减少小船中的人员数量，否则所有人都将失去生命。后来做出的决定是给予已婚男人和所有妇女优先权。在这种制度下，14 个单身男人被扔出艇外，两个年轻女性是被扔进水里的男人的姐姐，她们也选择跳进了水里。几个小时之后，救生艇中的幸存者被路过的轮船救起。

在他们回到费城之后，除了水手赫尔姆斯之外的所有船员都消失了。赫尔姆斯被带到法院，接受谋杀那些被扔到水里的乘客的审判。辩护律师认为这种行动是挽救生命所需的，因为当时没有跳进水里的自愿者。辩护律师从保护家庭完整性的功利主义观点和保护无助妇女的义务论观点出发，认为船员们的决定是正当合理的。法院基于生命神圣性这种不同的义务论观点，指出摸彩可能是唯一合乎伦理的方法，水手赫尔姆斯被宣判有罪[21]。在伦理学家兰姆塞的著作中，他强烈地重申这种随机选择方法是在平等的人中进行选择的最佳方法：

> 每个人都有活下去的平等权利，这种权利与个人价值及社会价值无关，应该是占统治地位的准则。当不是所有人都可以得救，也不是所有人都需要死亡的时候，在所有平等的人之间进行随机选择是实施这个准则的最佳方法。[22]

救生艇伦理学（这个名称来自于上述故事）经常被用来描述工业化的西方国家和世界上其他国家之间的关系。当世界上似乎越来越多的人口生活在贫困和瘟疫中时，我们可以把这种情况比喻成救生艇正漂浮在人类悲剧的海洋中[23]。谁应该被救起来免遭淹死？我们选择的标准是什么？

治疗类选法

在某些方面与救生艇伦理学类似的是治疗类选（triage）过程。这种分配稀缺资源的过程通常在战争或悲剧的危机时刻被采用，并被认为是正当合理的方法。当在战时使用这种方法的时候，通常是把伤员分成三个组别。第一个组别是自己能走动的伤员，他们只有表面伤口，只需要进行最低水平的保健。这些士兵在前几分钟经常被忽视，或者如果他们能够被重新送回战场则对他们立即进行包扎。第二组是受到致命伤的士兵，他们被给予麻醉药来帮助缓解疼痛，但是对他们的伤口不进行治疗。第三组是严重受伤的士兵，他们立即得到了治疗，因为对他们进行治疗的生存比例最高。分析下述关于分配重症监护单元床位的案例。

案例研究：一个空间问题

这是一个繁忙的夜晚，急诊室重症监护单元（Intensive Care Unit，ICU）只剩下两张空床位。凌晨两点，救护车冲进了急诊室大门，送来了三个在枪击事件中受伤的病人。

显然，秘密警察设计的圈套在毒品交易时被识破，一个警察和两个毒品贩子受伤。三个人的情况似乎都很严重，都需要在ICU中接受服务。

1. 考虑你将如何决定谁可以获得ICU床位。

2. 由于经常是在执行公务时受伤，那么在这种情况下社会效用是否是对稀缺资源进行微观分配的适宜方法。

当ICU不能容纳所有需要进去的病人的时候，对ICU病床的分配采用了类似治疗类选法的准则。经常使用、类似在战场上所用的标准是最佳预后标准或医学效用(medical utility)。哪一个病人有最大的存活机会？从这个标准派生出了诸如留有不复苏指令的病人是否应该接受重症监护的问题，因为事实上我们可能不会对他进行加强治疗[24]。第二个常见的准则是社会效用(social utility）准则——即挽救具有最大社会价值的病人。当美国总统到访任何一个主要城市的时候，当地的严重创伤专科都会留出床位以备紧急情况使用。基于社会价值准则，总统对我们社会的价值使得他可以最优先地使用这些资源。不过，社会效用和医学效用准则都有其固有问题。医学效用，或称最佳预后，经常很难以评价。而社会效用，或称社会价值决定，似乎会引起诸如种族主义、对老年人的歧视、男性至上主义、对智障和精神病人的歧视等问题。可能最不偏不倚的制度是那种“先到先服务”的制度，或者是采用随机选择方法，认为所有病人从本质上是平等的。

通过社会价值标准进行微观分配的一个有趣（虽然也是让人困扰的）实践是20世纪60年代早期建立的由匿名委员会来决定谁应该获得肾透析的做法，当时对这种疗法的需要远远超过了可以提供的服务量。在西雅图，这些委员会根据诸如年龄、性别、婚姻状况、养育人口数、净价值、收入、教育背景、未来潜力、情感稳定性等因素来做出决定。有趣的是，当这些被选中可以接受治疗的人后来离了婚、开始酗酒或者经济收入下降的时候，委员会也不剥夺他们接受治疗的机会，虽然他们事实上已经不符合标准了。由于这个标准缺乏中立性，委员会的选择实质上偏向了男性、高加索人和中产阶级及以上阶级的人。兰姆塞引用的一段评论把这种选择过程称为“一种中产阶级让给中产阶级的恼人画面”，并认为“在美国太平洋以西以北地区，即使是肾衰竭的索洛（Henry David Thoreau，美国思想史上一个重要有创见的人物，其作品包括《文明反抗》和《瓦尔登》等，译者注）都不能得到治疗。”[25]

虽然不像西雅图的事件那么突出，但是心脏病和肺病康复费用之间的差距似乎也是社会价值标准的产物。遭受心脏病突然发作的病人通常比肺病病人更加年轻。一旦心脏病人康复之后，他们通常可以回到自己的工作岗位，继续进行工作、继续缴税。而肺病病人则通常是退休的人，一旦康复之后，病人可以得到更好的生活质量，但是通常不会有产出，不会再上缴税收了。这两种形式的康复对病人来说都是需要的、有益的，但是事实上，心脏病康复服务提供得更多，得到更多资助，也更可能获得第三方付费者的支持。

小结

在美国，虽然我们已经有非常高水准的卫生保健，但是服务需求增加和昂贵的延长生命技术的应用引起的费用膨胀正在对整个卫生保健体系产生威胁。1997 年，美国 GNP 中的 14％被用于卫生保健，在可预见的将来，这个比例趋向于继续增长。即使已经通过预付制等方式实施了大量的政府干预，这些费用依然在快速上涨。我们无力控制费用的最终结果将会是让越来越多的市民被摒弃在卫生保健系统之外，没有钱来购买保健服务，没有保险，没有可以帮助他们支付费用的健康福利保障。一份近期的研究凸现了我们卫生保健系统正面临的问题：没有保险的婴儿，虽然其所患医学问题比那些拥有商业保险或享受穷人保险福利的婴儿更严重，但是所获得的医疗服务却更少。没有保险的美国人所遭遇的这种卫生保健质量的下降似乎遍布整个国家。当我们奋力解决谁应该享受什么、谁应该买单问题的时候，整个国家都充满着一种关于卫生保健的危机感。

关于卫生保健资源的微观和宏观分配的全国性讨论主要围绕着公正原则。关于公正问题，平等主义、自由主义和功利主义理论的支持者们提出了各种不同的分配方案。图 8-5、图 8-6、图 8-7 概括了三种方法。各种不同的选择方案横跨政治哲学的整个范围。有些人赞同实施一种纯粹的资本主义方法，由自由市场的无形之手来控制费用。另外一些人则认为需要实行一种功利主义体系，由政府来对保健进行分配，通过限制特定类别的病人对某些治疗的可及，达到为最大多数人提供最佳服务的目的。还有一些人则赞赏平等主义的方案，认为在资源许可范围内，每个人对所有保健都拥有平等的可及性。

这种方法寻求在现有体系的基础上，通过税收扣除、税收减免、偿还优惠券等措施鼓励每个人购买健康保险。一些市民可以通过自行购买获得健康保险，另外一些人可以由他们的雇主给他们购买，低收入人群将获得税收扣除或优惠券，使他们买得起健康保险。

图 8-5 私人市场方法

这种方法呼吁政府提供全国性的健康保险。每个人都可以保证获得基本的住院和医生服务。雇主不再被要求对全面健康计划做出经济贡献。私人健康保险公司在这个计划中将没有任何作用，但是可以通过补充保险提供额外的保障。

图 8-6 基于政府的方法

这种方法有时被称为“自己玩还是付费”（play or pay）方法。这种方法要求雇主要么给雇员提供健康保险（play），要么向政府缴税由政府建立公共计划来提供保险保障（pay）。不管哪一种方式，每个人都可以获得健康保险，要么来自雇主，要么来自政府。对于那些老年人和残疾人，仍然可以采取老人保险。

图 8-7 基于雇主的方法

目前已经提出了关于卫生保健资源宏观分配的几种混合模型。这些模型呼吁建立一种双层体系，第一层对所有市民按需分配，提供一种适当的最低水平的基本保健和灾难性大病保健；第二层则是那些自已有支付能力的人可以获得更完备、可能也更好的保健服务。对所有人提供一种适当的最低水平的保健的双层体系概念构成了俄勒冈州卫生保健体系的基础。

在微观分配层次，各种组织努力对不同资源进行分配，如人工心脏、新鲜器官和重症监护单元床位。目前已经提出了几种类似于类选治疗方案的制度，其选择标准基于社会和医学效用、支付能力、先到先服务、摸彩等概念。不管最终选择了哪种制度，要想在伦理上站得住脚就必须不能过多地牺牲社会上的弱势人群或那些因病丧失能力的人群。关于什么构成“更好的使用”的决定标准必须符合实质公正准则和公平机会准则。这些都是困难的决定。不幸的是，当我们准备进入新世纪的时候，我们当前所处的状况相当糟糕，图 8-8 精确地反映了这一点。

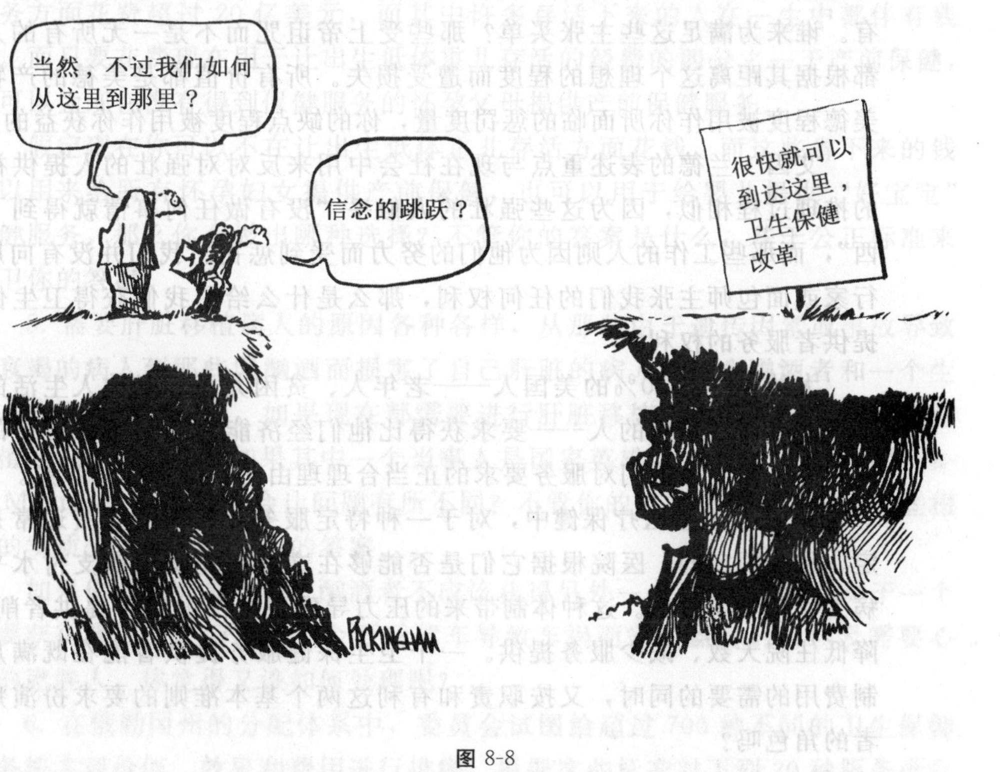
当然，不过我们如何
从这里到那里？
信念的跳跃？
很快就可以
到达这里，
卫生保健
改革
PACKINGHAM

图 8-8

上可以有不止一种服务）。

一旦我们排好了序，可以通过给我们的选择赋予一个权重因素来更好地区别这些服务。做法是首先把所有服务的各自序号加起来，然后除以服务的总数目（本题是20），以此得到权重因素值。然后对每个序号用权重因素来除，就可以更好地区别不同服务。

	排序	加权值
1. 产前保健		
2. 新生儿重症监护		
3. 乳房X线摄片		
4. 心脏康复		
5. 护理院维持服务		
6. 遗传筛检		
7. 肺部康复		
8. 好宝宝保健		
9. 药物康复		
10. 吸脂		
11. 整形外科		
12. 器官移植		
13. 烧伤中心		
14. 不孕不育诊所		
15. 初级保健服务		
16. 营养学		
17. 运动医学		
18. 艾滋病治疗中心		
19. 化疗		
20. 牙科和畸齿矫正		

7. 观察你加权后得到的排名前五种和后五种服务项目。它是否反映出了

你对价值的认知？你认为你对某年龄组的服务更偏好一些吗？你对社会效用存在偏爱吗？药物康复和艾滋病人怎么样？

8. 现在有一个四张床位的重症监护室，有七个病人需要这里的床位。下面是对这七个病人的一些简短描述。你不能基于“先到先服务”的标准来选择入院病人，因为他们几乎同时出现在你病房的门口。

(1) 琼斯先生，一个 75 岁的肺气肿病人。他已经退休，留有不复苏指令。

(2) 周小姐，27 岁的血友病患者，在一次输血中因血液污染而感染艾滋病。

(3) 罗杰斯先生，65 岁的退休将军，充血性心脏衰竭。

(4) 兰金女士，52 岁的家庭主妇，酗酒，患急性肝脏疾病。

(5) 鲁宾小姐，23 岁大学生，在一次聚会中因饮酒吸毒过量而处于持续昏迷状态。

(6) 卡尔顿小朋友，一个 12 岁的儿童，遭受继父毒打之后头部留下伤口，处于持续植物状态。

(7) 斯柯，一个严重发育障碍的唐氏综合征青少年，智力年龄只相当于 5 岁，患吸入性肺炎。

选择你准备收治的四个病人，说明排除其他三个人的标准。

9. 如果重症监护室的床位短缺，那么留有不复苏指令的病人应该住入吗？你如何做出谁留下、谁离去的决定？你会使用医学效用、社会效用或者一种平等主义的“先到先服务”标准吗？

10. 一些权威人士如丹尼尔·卡拉汉认为，只要我们不断地去满足个体对卫生保健资源的需要和愿望，那么我们注定以失败告终，因为个体对推迟死亡这个必然事件的需要和愿望似乎是没有尽头的。如果我们以一个健康社会所需标准来提供卫生保健服务，那么我们就可以控制卫生费用。

请你概括你认为一个健康的社会要符合哪些要求。例如“一个健康的社会需要有足够的工人努力很好地工作，以满足他们自己的需要和社会的需要。”在你的答案中，确保你考虑到了国防、民主制度和受教育的市民。

根据你对社会需要的描述，我们需要对那些超过 55 岁的人进行器官移植或给那些出生体重低于 500 克的婴儿提供新生儿保健吗？通过医学技术把我们的期望寿命从当前的 75 岁延长到 95 岁的做法能够让我们的社会真正受益吗？你觉得从一种基于个体需要的制度转向一种基于社会需要的制度是否有意义？写出你对这种建议的感受。捍卫你的思想。

11. 在这个题目中，你将看到关于卫生保健服务提供的三句价值表述。另外写出三句你赞同的价值表述。

（1）在卫生保健服务的分布中，公正原则应该凌驾在其他原则之上。

（2）社会有照料受难者的道德义务。

（3）任何卫生保健服务提供体系都必须不把筹资责任更多地放在那些最买不起医疗保健服务的人身上。

12. 犹他州和内华达州是西部相连的州。两个州在气候、收入水平、卫生保健服务提供水平以及其他许多方面都非常相似。不过，犹他州的居民是美国最健康的人群之一，而内华达州的居民则是最不健康的人群之一。这似乎是生活方式决定的。犹他州居民主要是摩门教徒，宗教教义要求他们不饮酒、不吸烟、不非法服食药物、家庭结构相当大且稳定。而内华达州的烟草和酒消费量则非常高，家庭结构更不稳定一些。

假定你赞同个体应该对影响卫生保健费用（公众必须承担）的生活方式选择更加负责任，那么你认为可以采取哪些禁止措施来控制酒精、香烟和药物的消费呢？稳定的家庭似乎对卫生保健费用有积极的影响，那么可以考虑通过哪些激励来促进形成更稳定的家庭呢？

一个相关的例子是健康保险扣除条款中的一项风险分析内容。如果是重度吸烟者、重度饮酒者或者是离婚的成年人，那么他就需要付更高的保险费，这很大程度上类似驾驶记录不良者必须付更高的车险费率的做法。

13. “对管理型保健的沉思”（表 8-3）是对管理型保健的匿名评价。这种批评是否公正？列出健康相关专业和护理专业人员所经历的管理型保健中存在的问题。捍卫或批评“对管理型保健的沉思”中所反映的观点。

关键词

分配公正（distributive justice）

平等主义（egalitarianism）

形式公正（formal justice）

自由主义（libertarianism）

实质公正（material justice）

医学效用（medical utility）

社会效用（social utility）

治疗类选（triage）

功利主义（utilitarianism）

参考文献

1. Daniel Callahan, *What Kind of Life* (New York: Simon and Schuster, 1990).
2. Ruth Purtillo, "Saying No to the Patients for Cost-Related Reasons," *Physical Therapy, Physical Therapy Association* 68, no. 8 (August 1988): 1243–1247.
3. Senate Committee on Labor and Human Resources, *Report* (1994): 103–317.
4. Kogan, Alexander, Teitelbaum, et al., "The Effect of Gaps in Health Insurance on Continuity of a Regular Source of Care among Preschool-aged Children in the United States," *Journal of the American Medical Association* 274, 18 (1995): 1429–1435.
5. *Congressional Digest* (October 1994): 226–232.
6. Preamble to the Constitution of the World Health Organization (1946).
7. Daniel Callahan, *What Kind of Life.* (1990).
8. Gene Outka, "Social Justice and Equal Access to Health Care" in *Ethics and Health Policy* (New York: Ballinger Publishing Company, 1976): 79–91.
9. Tom Beauchamp and James Childress, *Principles of Biomedical Ethics* (New York: Oxford University Press, 1989), 271.
10. Newhouse, Corris, et al., "Some Interim Results from a Controlled Trial of Cost-Sharing in Health Insurance," *New England Journal of Medicine* 305 (1981): 1501–1507.
11. John Rawls, *A Theory of Justice* (Cambridge: Harvard University Press, 1971).
12. Beauchamp and Childress. *Principles of Biomedical Ethics,* p. 276.
13. Richard Lamm, "Rationing of Health Care: The Inevitable Meets the Unthinkable," *Nurse Practitioner* 11 no. 5 (1986): 581–583.
14. Paul Ramsey, *The Patient as a Person: Exploration in Medical Ethics* (New Haven:Yale University Press, 1970), 240.
15. Daniel Callahan, *Setting Limits: Medical Goals in an Aging Society* (New York: Simon and Schuster, 1987).
16. Peter Singer and Frederick Lowy, "Rationing, Patient Preference and the Cost of Care at the End of Life." *Archives of Internal Medicine* 152 (March 1992): 478–480.
17. C. M. Clancy and H. Brooks, "Managed Care—Jekyll or Hyde?" *Journal of the American Medical Association* 274, 4 (1995).
18. Victor Cohn, "A Map of the Health Care Maze," *Washington Post,* May 30, 1995.
19. American Medical Association Council on Ethical and Judicial Affairs, "Ethical Issues in Managed Care," *Journal of the American Medical Association* 273, 4 (1995).
20. Barbara Combs, "Two Ethics Compete in Debate on Health Care Rationing." *Critical Care Nursing* (1990).
21. *United States vs Holmes.* 26 Fed Case 360 (CCED Pa 1842).

22. Paul Ramsey, *The Patient as a Person,* p. 256.
23. Amitai Etzioni "Spare the Old, Save the Young," *The Nation* (June 11, 1988).
24. Barbara Edwards, "Does the DNR Patient Belong in the ICU?" *Critical Care Nursing Clinics of North America,* 2 no. 3 (September 1990): 473–479.
25. Ayn Rand, *Atlas Shrugged* (New York: Signet Books, 1975): 958.
26. Editorial, "Bubble Boy," *Journal of the American Medical Association* 253, no. 1 (January 4, 1985).

第 9 章

拒绝和取消生命支持

使用这个词时，经常用来指两种非常不同的事物。一种是指“有生命的东西”，用来把现实世界中的事物分成基本的两类：一类是小虫子、灌树、鹿和人类等活的东西，另外一类是空气、水、矿石等“无生命的东西”。当我们问“在其他星球上是否也有生命?”这种问题时，我们指的是生物学意义上的生命。不过，从某种意义上来说，生物生命(biological life)不仅仅包括人类。我们也把“人类生命”从其他生物生命中分离出来单独归为一类，从婚礼、事件、关系等方面来理解人类生命，因此可以称其为社会生命(biographical life)。在一个曾经非常流行的电视节目“这是你的生命”中，所指的就是社会生命。我们的生命事件，如我们的关系、梦想和期望，真正地把我们和其他生命形式区分开，使我们成为独一无二的人。

任何从事危重病医疗保健服务的人员都很容易想起那些由于受伤害而进入ICU（重症监护病房）的病人，他们往往处于昏迷状态，需要提供生命支持系统。如果大脑广泛受损，而医疗保健的质量很高，那么有一些病人能够以持续植物状态(persistent vegetative state，PVS）继续生存数月甚至数年。在当前的技术下，我们能够从生物学意义上延续病人的生命，但是我们不能恢复他们对自己或他人的意识。在很多情况下，病人可能继续存活多年也没有回复意识。南希·克鲁真（Nancy Cruzan）的墓碑（见图 9-1）显示了我们对“生物生命”的个体价值问题的迷惑程度[4]。

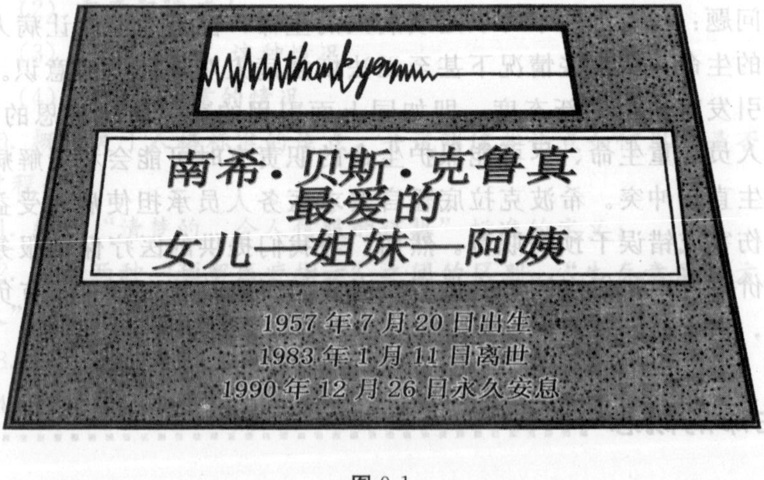

图 9-1

不惜成本地保持“生物生命”的决定导致了大量的个人和社会悲剧，消耗了大量人力和稀缺资源，却似乎看不到任何好处。因此，我们所面临的问题是：当所有个人人格已经不可回复，所有能做的只是延续“生物生命”的时候，我们应该做出什么选择呢？

脑死亡

应该严格区分涉及生命支持的两类病人：一类是**脑死亡**(brain death) 病人，另一类是**持续植物状态**(persistent vegetative state，PVS) 的病人。一些脑部严重受损的病人，在现代心肺功能支持技术的帮助下，也能保持其身体在无脑部活动存在的情况下继续存活数日乃至数月。这种客观现象与传统上以心肺功能丧失为标志的死亡定义发生了很大的冲突。作为这些技术改变带来的结果，美国绝大多数州的司法体系接受了脑死亡的概念。图 9-2 是哈佛医学院临时委员会提出的脑死亡标准[5]。

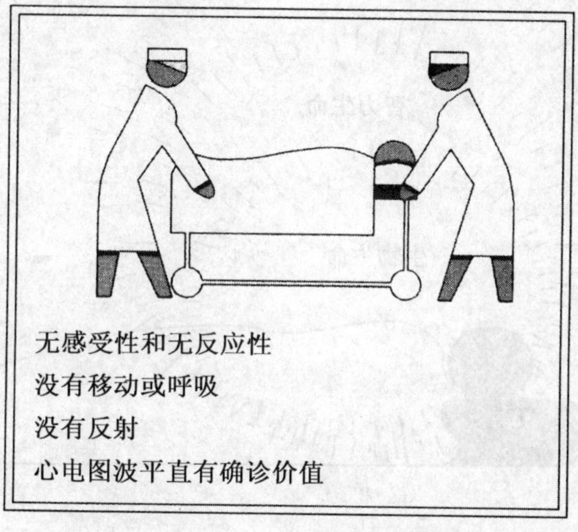

图 9-2　哈佛脑死亡测试

家属通常对脑死亡的判定存有疑虑，因为病人这时还有自然的体温和肤色，心电图还显示窦性心律，胸部也还在随着呼吸机的每个循环而起伏。家属认为这些都是生命存在的迹象，因此需要一段时间让他们理解真实的情况。在这段让他们理解并接受病人已处于脑死亡状态的辅导时期，为了能够及时获得可供移植的器官，医务人员经常会向家属提出是否同意捐献的问题。

病人处于脑死亡状态的时候，自然的转变就已经发生了。因为已经没有任何措施可以挽救病人的生命，病人已经处于死亡状态。医务人员这时的主要工作应转变到向遭受亲人离去之痛的家属提供支持。从现实意义上看，家属变成了需要医务人员关注的病人。当撤销生命支持设备的时候，应对家属的反应保持足够的敏感性和极大的关注。通常应慢慢地关闭生命支持设备，这样病人会出现心跳停止，显示出传统死亡的指标。但是，撤销生命支持设备并不是一种“允许死亡发生”的行为，因为尸体（脑死亡定义的尸体）不可能再死一次。出于对家属的尊重，对法律纠纷的恐惧，职业者可能会暂缓去除生命维持设备，但是从一个死者身上去掉呼吸机不需要获得谁的同意。

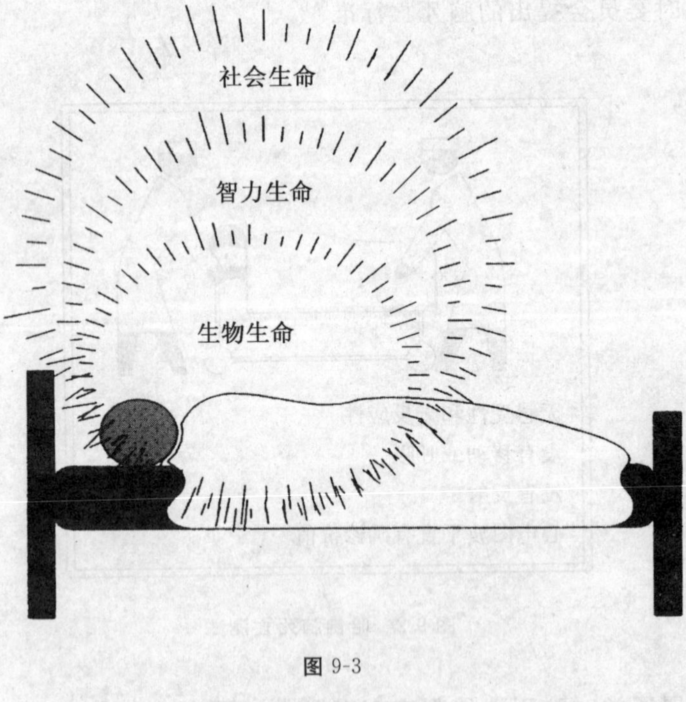

图 9-3

关于什么构成死亡的一个有趣表述来自于托马斯·佛洛（Thomas Furlow)[6]，他把死亡不是看作一个事件，而是一个撤退的过程（图 9-3）。根据这个模式，死亡过程可以比喻为三个同心圆。最外面的圆圈由个人的人际关系组成，被称为社会生命(social life)。最外面的部分是我们生命中最脆弱的部分，通常也是最早死亡的部分。然后个体就退回到中间的圆圈，它代表人类的智力生命，把我们人类与生物世界中的其他生物区分开来。由大脑指挥的意识和互动是这个层面的特征。一旦死亡过程超过了这个区域，社会意义上的死亡就发生了，只剩下了最里面一个圆圈，即生物生命，主要由脑干控制。如我们前面已经指出的，这种形式的生命不是人类所特有的，其他非人类生命都具有这种生命的共同特征。失去这个区域的功能则构成了生物意义上的死亡。一些权威人士认为医学对死亡概念进行修订的时候已经快到了，死亡概念应不仅是以脑死亡为标准，而应该以大脑皮层死亡为标准[7]。根据后一种标准，只要一个人的大脑而不是全脑不可逆的失去了功能就可以被认为已经死亡了。在这种标准下，许多在植物状态下生存多年的持续植物状态病人将会被判定为已经死亡。不过，因为病人有可能从持续植物状态中恢复，因此这种标准确实存在问题。如果是脑死亡，那么只要拔掉呼吸机，躯体立刻停止工作。处于持续植物状态的病人，一旦被拔掉现在已经被看作是普通护理措施的呼吸设备，会恢复自主呼吸。要采纳这种标准则必须推进积极安乐死，而对于后者我们当前并没有达成共识。

持续植物状态

1975 年 4 月，一位 21 岁的姑娘在朋友聚会上饮入了数量未知的酒精和镇静剂。朋友们把处于昏迷状态中的她送入了医院，期间有两次呼吸暂停，持续至少 15 分钟。呼吸停止导致了脑部受损，后被诊断为处于持续植物状态(PVS)，已经没有任何认知功能。PVS 的特征是处于一种永久性的睁眼无意识状态。病人并非处于昏睡状态，她醒着但是没有意识。通常这种病人的眼睛空空洞洞的，并呈现一种严重收缩的体位。临床上，PVS 即意味着大脑皮层功能不可逆转的损伤。一般这种情况下脑干还保留着功能，病人能够自主呼吸。但是，他们并不符合脑死亡的标准，因为他们还有引出反射、自主呼吸、存在对外界刺激的反应。从持续植物状态中恢复的机会相当渺茫。以下面准则观察：因心脏停跳经历的 PVS 病人为 3 个月，40 岁以下受过脑部伤害的PVS病人为6个月，25岁以下受过脑部伤害的PVS病人为12个月，他们获得任何形式恢复的机会都低于千分之一。

这位21岁的病人在这种状态中度过了7个月，由呼吸机和进食管维持生命。这时医生告诉她的家属，根据他们的判断病人已经没有重获意识的希望，如果撤销呼吸支持她就会死亡。听到这个残酷的预后消息后，她的家属要求撤销呼吸支持。根据他们的宗教信仰，这样做符合上帝的意愿，而且他们相信他们的女儿也不想这样活下去。但是，由于这个病人不符合脑死亡标准，医生们拒绝了家属撤销呼吸机的请求。在这种情况下，家属把这个事情递交到了法庭。

新闻界对这个较早时期案件的报道使得每个人都知道了病人的名字克伦·安·昆兰（Karen Ann Quinlan)，并且使大家越来越意识到需要有一种程序来决定在什么情况下可以撤销给病人提供的特别治疗[8]。在下级法院的判决中，法院拒绝了家属获准撤销呼吸支持的请求。但是，在接到家属的上诉后，新泽西州最高法院推翻了下级法院的决定，指定克伦的父亲作为她女儿是否撤销呼吸机问题的监护人。法院的判决指出，当一个人已经没有恢复**认知清醒状态**(cognitive sapient state）的机会时，保护生命的意义已经弱化了，而根据个人隐私权可以要求取消这种负担沉重的生命支持，由监护人做出决定。克伦的护士在获悉法院可能会准许其家属撤销呼吸机之后，开始慢慢地使病人减少对机器的依赖，以至于当最终呼吸机被撤销之后，病人继续保有呼吸。克伦在持续植物状态中又度过了10年。1985年6月，她感染了急性肺炎后死去。抗生素可能可以维持她的生存，但是最后没有被使用。

在撤销呼吸机之后的10年中，克伦靠进食管喂食和静脉输液维持生命。如果这些措施和呼吸机一起被撤销，那么她10年前就可以死去。克伦的例子引起了许多伦理学思考，即对于已经没有机会恢复的病人，问题不仅仅是撤销呼吸机，而是区分什么是**普通保健**(ordinary care）和**特别保健**(extraordinary care)。

普通保健和特别保健

一般认为，放弃维持生命所需的特别保健是合乎伦理规范的，但是继续提供普通保健则是必须的，是一种义务。在1957年罗马教皇通谕中，教皇

Pius 十二世提出了对“延长生命”的有关观点，并在随后的表述中再次确认了这种观点：“一个人应仅仅使用普通方式（来延长生命），而是否‘普通’方式由这个人所属环境、地点、时间和文化所确定。也就是说，这种方式不应对自己或他人带来任何沉重的负担。”[9] 虽然这个通谕对实践不具有约束力，但重要的是它指出资源可以被期望用于保持生命的神圣性。

关于什么是普通保健什么是特别保健的争论通常导致对服务进行分类，如把吸氧、抗生素、静脉输液列为普通保健；而把呼吸机、体外吸氧器和透析服务列为特别保健。这种分类方法有两个基本缺点，即没有考虑到技术进步和病人参照问题。例如，美国 1960 年代的时候透析设备极其稀缺，因此这种治疗被看作是特别保健。而到今天，随着技术进步和用于医疗卫生行业的资源增加，美国已经拥有足够多的透析设备，肾透析也已经变成了普通保健。第二个缺点是缺乏病人参照。对一个已经 92 岁晚期癌症的病人来说属于特别保健的服务，可能对一个 30 岁刚接受阑尾切除手术的病人来说则属于普通保健。缺乏病人参照的一个很好的例子是对克伦·安·昆兰的鼻饲喂食和静脉输液。在正常的情况下，这些措施都被认为是普通保健。但是在这个例子中，这些措施使得克伦在撤销呼吸机之后，在没有任何个人价值的情况下继续存活了 10 年。由于这些措施实际上并没有提供什么利益，因此或许也可以把它们看作是特别保健。

图 9-4 给出了杰拉尔德·克里（Gerald Kelly）神父列出的普通保健和特别保健的定义，同时考虑了成本、痛苦、不方便和潜在的利益。这个定义同时考虑了技术改变和病人参照方面的因素。任何形式的保健，如果不能提供什么利益，就应该是特别保健。在这个定义下，静脉输液和鼻饲喂食如果用于 PVS 病人，那么由于它们不能产生什么利益，可以被看作是特别保健[10]。根据这种推理思路，分类主要应是基于保健的用途和带来的负担，而不是治疗措施本身的技术特征。不过，另外一些学者认为食物和水从实际意义上来看根本就不能算是医疗保健措施，而是“所有人类之间应该互相提供的照顾”，是我们共有人性的一种表现[11]。与站在一旁让病人死亡相比，这种不给予食物和饮水的做法似乎可以在更大程度上被看作是导致了病人的死亡。

普通方式：指所有能提供具有合理希望的利益，无需额外的花费、痛苦和其他不方便就可以获得的药物、治疗措施和手术程序。

特别方式：指所有必须发生额外的花费、痛苦和其他不方便才能获得，使用后不能提供具有合理希望的利益的药物、治疗措施和手术程序。

图 9-4 普通方式和特别方式

人格

对处于持续植物状态无望恢复的病例的看似适用但颇具争议的推理思路是检查病人是否还具有人格(personhood)。虽然我们一般都同意人类具有某些权利和特权，而岩石、树木和动物则不拥有这些权利，但是到底这两者间的本质区别是什么呢？哪种类型的生命可以被认为是生命的载体呢？哪种类型的生命可以被认为是人呢？

一些哲学家如约瑟夫·弗莱彻尔[12]和范伯格[13]曾试图定义生命必须具有某种特征才可以被看作是一种权利的载体。其中一些标准如：

1. 可以说他拥有利益，某些东西符合他或她本身的利益。

2. 具有清醒的认知意识，具有记忆、期望和信仰。

3. 能够处理关系。在理想化真正的“人”时，人际关系似乎是本质性的内容。

4. 拥有未来感。如果一个人不能认识到未来就像现在一样在将来的某个时间会来到的话，那么这个人在多大程度上可以算是真正的人呢？“你想成为什么人?”这种话只对人类有意义。

如果我们接受上述标准是人成为权利载体所必须满足的条件，那么持续植物状态的病人则不符合这些标准。在克伦·安·昆兰的案件中，在她发生事故之前，她可能有投票、自由选择等权利。但是一旦她不可逆转地损失了大脑皮层功能之后，认为她还拥有这些权利就显得不可理解了。这些病人已经不能被认为权利对他们而言还有意义，不管是生的权利还是死的权力。因为处于不可逆转昏睡状态的病人已经不能被认为是拥有利益的人，我们对他们做的任何事情都和他们的利益无关。从这个含意看，我们做或者不做什么行为更多地依赖于其他人的利益，社会、家属、卫生保健提供者，这些人可以被认为是权利的载体，而病人自己则可以不在考虑范围之内。一些人建议人格应该替代脑死亡成为法定的死亡标准。另外一些人把人格标准看作是一种灾难性的倒退，担心这可能会使得将来一些无助的未成年人遭到可怕的对待。历史上确实出现过这种让人恐惧的先例，如社会的某一个团体否认其他人具有人格，从而据此使奴隶制或绝育正当化。可以反驳这种哲学观点的理由是现在关于人格界定的标准已经非常基本。只要人格定义坚持“自我意识”的标准，那么任何潜在的可能受迫害的未成年人也都会受到这条标准的保护。否认 PVS 病人具有人格并不意味着我们就可以说他们什么，也不是说我们就可以为他们或对他们做什么，只是把他们排除在那些被认为是权利载体的人群之外。

显然，涉及人格问题的推理思路对生物医学伦理学研究至关重要。大多伦理学思考的中心内容是人，是能够承载个人权利和责任的生命体。历史上，社会中的一些群体如妇女、黑人和美国印第安人都曾被认为是不具有人格的。我们当前对流产问题的争论也是最明显的情形，争论的目的是寻找对人类的定义。我们社会中许多人认为自从怀孕开始，胎儿就已经成为拥有一切权利和特权的人，而其他人则认为只有当胎儿能够在体外存活时才拥有权利。如果接受以存活作为拥有人格的标准，那么胎儿是否拥有人格在某种程度上则取决于认定胎儿从什么时候开始能够存活的技术，如在美国是从约 24 周开始，在埃塞俄比亚则是约 30 周。随着未来人造子宫的应用，可能从怀孕开始胎儿就可以认为具有人格了（在体外存活了）。依据我们在何时赋予生命人格，我们可以得出非常不同的伦理决定。从体内流掉一片组织是一回事，从体内流产掉一个人则又完全是另外一回事。

预留指示

1983 年，南希·克鲁真（Nancy Cruzan）在 25 岁的时候驾车失控，跌进了一个壕沟里。虽然她在事故现场就被复苏了，但是却再也没有获得意识。就像克伦·安·昆兰一样，南希也被诊断为处于持续植物状态，医生估计她在进食管的支持下能够再活 30 年。在描述当时的情况时，她的父亲说：“自从事故发生后，我们感到她对任何事物都再也没有一种通过思考后的反应。

我们感到能够为她做的最仁慈、最人道的事情就是帮助她离开这种处于生与死之间的监狱。”[14]在获悉预后情况后，她的家属要求撤销进食管，让南希死去。当密苏里州康复中心拒绝了这个请求之后，家属把这个案件递交到了下级法院，下级法院支持了家属的请求。然而，州最高法院推翻了下级法院的判决，认为州司法体系在保护生命方面的责任凌驾于父母要求拒绝对女儿进行治疗的权利之上。

1989 年 12 月，克鲁真案件成为美国最高法院讨论的第一个“死亡权利”案件。在判决中，最高法院支持了密苏里州最高法院的立场，认为即使是家属，在缺乏病人愿望的“清楚的、令人信服的证据”的情况下，也不能代替已经没有能力的病人做出选择。在这项五票对四票的判决中，最高法院判定各个州根据下述理由确实拥有这些权利：[15]

- 涉及保护人类生命的问题，各州有权利确定一种未获认定的利益；
- 生与死之间的选择是一种高度的个人事务；
- 当无能力的病人在没有深爱着他们的人作为代理决策者时，可能会发生决策权滥用的情况；
- 涉及保护人类生命的问题，各州有权利表达一种未获认定的利益。

为了迎合法院提出的“清楚的、令人信服的证据标准”，南希的三个朋友站出来声称他们和南希在事故前曾经有过谈话，期间她明确表达了她永远也不想以植物人状态活下去。据此，密苏里州法院不再反对她父母的行动，进食管被撤销了。南希·圣鲁真在进食管被撤销后很短时间内就死去了。

法院在类似案件中对“清楚的、令人信服的证据”的要求，增加了社会对**预留指示**(advanced directives) 的兴趣。遵照 1976 年加利福尼亚州的判例，大多数州通过了某种形式的**生存意愿**(living will，见图 9-5)，“死亡权利”，或者“有尊严的死亡”法案。不过，在生存意愿和代理决策者的法律方面并没有建立统一。在一些州，预留指示只有当病人处于终末期或死亡已经非常临近的时候才能生效。而在另外一些州，当医生判断继续治疗可能对病人有利且如果这种治疗是基于对有效医学的良好信仰，那么医生不遵照病人的生存意愿可被免除民事和刑事起诉。超过 20 个州规定这种意愿在怀孕期间无效[16]。

我，＿＿＿＿＿＿＿具有完整的思考能力，我自愿宣布这个声明：

如果我患有无法恢复或无法重新获得有意义生命的疾病、病情、伤害或者智力极度退化，我要求撤销或不要提供生命支持服务。

应该被撤销或拒绝的生命支持服务包括但不局限于下列内容：

心脏复苏、呼吸机支持、抗生素、人工喂食和进水。

我进一步要求治疗只应限于姑息性的治疗，即使这种治疗会缩短我的生命。

特别指示：

1. 关于我希望得到什么保健的特别指示：

2. 关于我不想要什么保健的特别指示：

我的家属、医疗机构、任何医生、护士和其他参与我的保健的医务人员不应该为遵循我在这份声明中所表示的愿望而承担任何民事和刑事责任。

我是在仔细考虑后签署这份文件的。

我理解这份声明的意义，我接受其后果。

日期：＿＿＿＿＿＿＿＿　　签名：＿＿＿＿＿＿＿＿

地址：＿＿＿＿＿＿＿＿

这份声明是我们在场的情况下签署的。声明人具有完全的思想能力，没有任何胁迫、欺骗或不正当的影响，自愿做出上述声明。

旁证者签名：＿＿＿＿＿＿＿＿

旁证者签名：＿＿＿＿＿＿＿＿

图 9-5　生存遗嘱的声明

由于这些法案中存在的不一致性和局限性，许多权威人士建议使用**长期委托书或预立代理人**（durable power of attorney）的形式来取代生存意愿形式。在这种形式中，你可以提名某个人作为你的代理人，在你失去能力、不能自己做出决定的时候，代理人可以代表你的利益做出医疗决定。在你失去能力后而希望愿望被人所知的方面，这种法律形式提供了最大的弹性，因为

代理人能够根据你所处的情况变化做出反应。死亡权利协会为建立预立代理人制度提出了下列理由：[17]

1. 根据病人的情况、预后和对终末期保健的已知愿望，给予或撤销对特定医疗或外科措施的同意。授权采取终结生命的措施，包括缓解疼痛；

2. 用来向卫生保健提供者给予豁免；

3. 用来雇佣和解雇卫生保健提供者；

4. 获取和解密医疗记录和其他个人信息；

5. 在必要情况下求助法院，就医学治疗决定寻求法院授权；

6. 花费或扣留开展医学治疗所必需的资金。

根据美国医学会的一项研究，只有很少一部分市民曾经签署过任何形式的预留指示。年轻人和穷人是最不可能实施这种形式的。和许多其他社会问题一样，穷人和最不知情的人由于拥有最少的保护而受到伤害。1990 年《病人自我决定法案》(Patient Self-Determination Act of 1990，PSDA，见图 9-6）命令所有得到联邦“穷人保险”和“老人保险”计划补偿的医院、护理机构、家庭卫生保健机构、养老院和健康维持组织（HMOs）向成年顾客提供有关生存意愿和其他形式预留指示的信息[18]。虽然护士和其他卫生保健提供者在给病人提供预留指示的教育方面发挥着关键的作用，法律禁止他们为所服务病人指定预立代理人作证人。

虽然最高法院在南希·克鲁真案件的判决保持在有限的焦点上，但是这个判决还是加强了几个关键方面的认知。首先，最高法院认为有能力的个体可以拒绝延长生命的治疗措施。其次，最高法院认为进食管和其他延长生命措施没有什么法律上的区别。当以下所列的两种情况之一得到满足时，食物和水也可以被拒绝给予：[19]

1. 治疗措施无效时：指所有提供营养的努力都已经无效且会引起痛苦等情况，如有些病人的心脏情况非常差，任何静脉输液都会超过心脏的负担。

2. 没有产生利益的可能性时：虽然在绝大多数情况下提供营养和水是合乎情理的，但是如果家属和保健者一致认为治疗措施已经不可能带来利益时，如在 PVS 状态，那么放弃这些措施不应受到阻碍。

参议员 John Danforth 起草了《病人自我决定法案》（PSDA），作为《1990 年综合平衡法案》的部分内容。PSDA 旨在支持那些受到老人保险和穷人保险计划支持的病人在接受还是拒绝特定医学干预方面自主决定的权威性。法律要求这些机构：

1. 在入院时向病人提供关于接受或拒绝医疗干预的权利的信息。机构负责向病人提供有关预留指示的信息，并协助做好建立预留指示的准备工作。

2. 机构应建立并维持关于病人权利的书面政策。它们应对工作人员、病人和关心预留指示的社区提供教育。

3. 病人关于建立或拒绝建立预留指示的愿望应在病史中得到记录。

图 9-6　1990 年病人自主决定法案（PSDA）

代理决定的标准

法院不是基于人格标准做出判决的，而是创造了允许代理决定的标准。当个人没有能力拒绝治疗时，通常医生、医院或者家庭成员可以在实施决定前向法院寻求解决问题的方法。根据**国家权力**（parens patriae）的思想，州司法机关坚持有益和无害准则，基于一种合法责任接受这些案件。这种责任要求对法律上没有行为能力的人提供保护，免受他们本身不能避免的伤害。在个人没有能力为自己做出决定的情况下，法院一般用下述两种代理决定标准：一种是最佳利益标准，另外一种是替代判断标准。

最佳利益标准（best-interest standard）通常考虑一些有形因素，如伤害和利益、身体和财务上的风险等。在卫生保健领域，法院判决可能会依赖于一些公认的真理，如“健康比生病更好”、“活着比死亡更好”等。在父母拒绝给孩子提供挽救生命治疗的情况下，州司法机关经常基于最佳利益标准推翻父母的决定。

替代判断标准（substituted-judgment standard）与最佳利益标准不同，它认为根据自主原则，治疗还是不治疗的决定必须由病人自己做出。病人没有民事行为能力为自己做出决定的事实不能剥夺他自主决定的权利。在这种情况下，需要选择一个替代者，要求他代理病人做出决定。也就是说，让他做出一个没有行为能力的病人在有行为能力的情况下会做出的决定。在克伦·安的案例中，她父亲可以从她既往的生活经历中得出她在这种特定情况下想要怎么做的决定。如果病人在有能力的时候，通过谈话或预留医疗指示清晰地表达过他们在这种情况下如何做的意愿，替代判断似乎是一种合理的方法。

有两种案例会使这些问题变得更加复杂化。一种是有能力的个人在变得没有能力之前没有表达过他们的意愿。第二种则是可能从来没有满足过能力标准的精神障碍病人。什么标准最符合这些病人的利益呢?

这两种情况下最佳利益标准似乎最符合病人的利益，也就是法院可以根据有益和无害准则而不是根据病人自主来做出判决。这似乎为决定提供了一个更正确的基础，特别是在病人从来没有获得过行为能力的情况下。

约瑟夫·塞克维斯（Joseph Saikewicz）的案例是最佳利益标准用于为不能为自己接受还是拒绝治疗做出决定的病人的例子[20]。约瑟夫患有重度发育迟滞，其智力能力只相当于 3 岁小孩，在一个精神卫生机构活到了 67 岁。1976 年，他被诊断患有终末性白血病。即使进行化疗，他恢复的机会也低于 30%，而且即使恢复也只能延长一段短期的生命，可能不到一年。而如果不进行化疗，他可能再活几个月就会死于感染。

关于是否给约瑟夫提供化疗的问题是因为这种化疗要求使用一种强力化疗药物，这种药物可能会引起呕吐和不舒服。此外，由于工作人员不能让病人理解病情的性质和治疗的理由，治疗时可能需要限制病人的身体活动。约瑟夫接受治疗的机构向法院请求指导。两个医生被传唤去作证，他们反对使用化疗。法院判决不要给予化疗。后来这个决定被上诉至最高法院，最高法院做出了和下级法院同样的判决。约瑟夫在高级法院发表全部意见之前就死于肺炎。法院判决指出可以指定一个监护人来做出判断，但是这种判断必须基于病人的最佳利益。为了确保病人的利益得到了考虑，法院要求召开一个对抗性的听证会，而不是仅依赖于医生、家属和医院委员会的意见，正如在昆兰案例中所提出的。

知情否决

在克伦·安·昆兰、南希·克鲁真和约瑟夫·塞克维斯案例中，病人被认为没有能力自行做出决定，需要他人帮助决定是继续治疗还是撤销治疗。近来，在其他一系列案例中，有决定能力的病人在能够理解他们病情的性质和拒绝治疗的后果的情况下，选择了知情不同意。

威廉·巴特林（William Bartling）是一个 75 岁的慢性肺病患者，还患有其他四种终末性疾病。当他要求从身上去掉呼吸机的时候，他的决定能力没有问题。医院拒绝了他的要求，因为如果去掉这个设备，肯定将加速他的死亡。当医院拒绝接受他的生存意愿作为去除呼吸机的根据时，他上诉至法院，而法院支持了医院的决定。巴特林好几次试图自己去掉呼吸机，直到后来被限制了身体活动。虽然巴特林和他妻子都多次重复提出他们拒绝治疗的请求，但他的最后 6 个月还是在呼吸机的帮助下度过的。他在上诉法院推翻下级法院的判决、做出支持他的判决之前就死去了[21]。

伊丽莎白·宝亚（Elizabeth Bouvia）是一个 28 岁的四肢瘫痪病人，患有严重的大脑性麻痹。在住院期间，她要求控制疼痛，并要求被允许饿死。医生和医院当局拒绝了她的请求，她被通过鼻饲管强制喂食，以保持体重。她请求停止这种进食，医院拒绝了，即使她的决定能力完全没有问题。在接下来的几年中，宝亚几次去法院，上了媒体的头版头条，并成为倡导**死亡权利运动**(right-to-die movement）的一个象征。下级法院支持医院的决定，但是这些决定最终被上诉法院推翻。上诉法院在其判决中指出，宝亚是一个年轻人，具有长期存活潜力的事实与她拒绝进食的请求本质上无关。判决指出继续存活时间的长短并不是问题所在，问题的关键是病人主观感觉到的生命质量。并指出："如果存在一项权利，那么是什么动机促使当事人行使这种权利与此无关。"虽然宝亚案例没有从法律意义上确证基本的死亡权利，但是它确实成为了知情不同意权利发展过程中的一个里程碑式的判决[22]。

这些案例似乎显示我们对允许个人自主和知情不同意已经渐渐达成了一致的意见。病人拒绝医学治疗的法律权利在超过 80 个法院判决中得到了支持[23]。法院似乎越来越趋向认同病人有被允许死亡的权利的观点。法院判决中强化了以下几个关键内容：

1. 病人的病况和是否允许拒绝治疗无关。病人拒绝治疗的权利不依赖于他是否患了终末性疾病。

2. 病人对自己生命质量和保持生命质量所必需的治疗的感觉最为重要。伊丽莎白·宝亚可以再活 40 年并可以成为生产力的事实不能推翻她拒绝治疗的自主选择权利。

3. 在机械生命支持和鼻饲管喂食之间不存在法律意义上的区别，两者都是侵入性的。

4. 保留和撤销护理的区别在法律上没有意义。

不复苏指令

心肺复苏(Cardiopulmonary resuscitation，CPR）和先进的心脏生命支持(ACLS）是理论上可以提供给医院里所有病人的服务。到1970年，有一个现象已经非常清楚，即对于某些类别的病人来说，被复苏并不符合他们的最佳利益，医院开始启动关于**不复苏指令**(Do Not Resuscitate order，DNR）的政策。由于在选择这些病人的标准上存在不确定性，20世纪70和80年代是一个充满困惑的时期，卫生保健支持人员处于各种指令的重重迷雾之中，必须找出一条途径。这种指令包括口头指令、缓慢指令、局部指令、紫色点等等。图9-7区分了这些不同种类的DNR指令。现在卫生保健组织联合认证委员会要求所有医院都要制订DNR政策。图9-8提供了现代卫生保健机构建立DNR政策的一般指南。

指令：对心肺复苏服务的要求。在医院中，指令通常包含先进的心脏生命支持技术的所有内容，包括：吸氧、呼吸机、心脏按摩、必要时进行电击、抢救药品等。这些指令有时被称为“蓝色指令”或其他一些名称，表示需要急诊医疗队伍做出相关的回应。

没有指令：DNR（不复苏)，记载在病历上要求不使用心肺复苏技术的指令。以前，经常在病历上标记“红色标签”或“紫色圆点”来表明该病人要求不使用心肺复苏技术。

缓慢指令：指卫生保健小组放慢急救复苏过程，看起来像是在急救其实只是提供了进行急救假象的一种做法。这种做法更多的是为了安慰家属而不是病人真的能够被抢救回来。

化学药品指令：这种指令的目的与缓慢指令类似。在这种做法中，卫生保健小组的医务人员提供复苏所需的药品，但不提供其他服务。缓慢指令、化学药品指令和其他仅提供部分服务的形式只为获得表面效果的做法是否适当，这确实是一个问题。

图 9-7　不同 DNR 指令

即使现在 DNR 指令已经得到了广泛使用和接受，病人的选择还是引起了一些关注。在我们现在这个费用控制和资源紧张的时代，DNR 病人应该被收入重症监护单元吗？研究显示这些病人在 ICU 中比其他没有 DNR 指令的病人病情更严重、住院时间更长、预后更差、消耗更多资源（人力资源和财力资源）、死亡率更高。在 ICU 死亡病人中，39％是那些有 DNR 指令的病人[24]。

1. DNR 指令应该书面记录在病案中。
2. DNR 指令应该明确指定将被取消的治疗。
3. 病人当他们还有决定能力的时候，应该参与到 DNR 决定过程中。他们的参与和希望应该在病案中得到记录。
4. 不给予心肺复苏技术的决定应该与卫生保健小组的其他成员进行讨论。
5. 对于 DNR 状态应该常规地进行检查。

图 9-8　DNR 指南

在哈斯汀中心出版的《终止垂死病人的生命延续治疗和保健指南》中，作者总结说 DNR 指令的意图不是要阻止其他任何治疗的使用，也不是要阻止收治病人入院和在重症监护单元接受治疗。当病人在重症监护单元以外的地方不能获得治疗（治愈性或者姑息性的）的时候，病人的自主权利、有益权利、无害权利，以及其他对职责忠诚的要求，使得病人使用 ICU 服务成为一种合理选择[25]。

当医生、病人、家属和工作人员都已经达成理解之后，才是执行 DNR 指令的最佳环境。在这个领域，价值偏好对选择有很大影响。在一个案例中，医生试图提出让病人设立 DNR 指令。他首先告诉病人如果再遭遇一次这种病情发作，CPR 成功的机会是千分之一。病人的答复则是如果不进行 CPR，他存活的机会是多少。不管机会是多少，病人都想要获得这种希望，他对统计数字并不感兴趣[26]。虽然医患之间对DNR指令的讨论在理论上可以促进病人的自主控制，但是研究一致显示只有20%留下DNR指令的病人在实施DNR指令前与医生讨论过他们对是否复苏的偏好。

“婴儿Doe”事件

与自主成年人的知情不同意或者当事人不可能再有决定能力的替代判断情况不同，有一些情况涉及撤销或拒绝给婴儿医疗服务。没有哪种决定比在这种情况下的决定更让所有当事人烦恼，父母和卫生保健服务提供者都一样。1982年春天，一个称为Doe的婴儿（Baby Doe）天生就患有食道气管瘘和一种被称“唐氏综合征”的智力发育障碍疾病。如果要对婴儿进行喂食，那么就应该立即进行食道气管瘘修补手术。如果他是一个“正常的婴儿”，那么是否进行手术的决定毋庸置疑。但对于这种情况下是否建议进行手术，医生们存在意见分歧，而父母在法院的支持下决定从婴儿的利益出发拒绝手术，婴儿Doe随后死去。父母基于这样一种观点做出了他们的决定，即继续存活并不符合他们孩子的最佳利益，因为他会一直面对严重发育迟滞的情况[27]。

1983年3月，作为对“婴儿Doe”案例和其他类似案例的回应，美国健康和人类服务部发布了一项“临时最终规则”，指导处理1岁以下婴儿健康问题，并要求获得联邦资助的卫生保健机构在醒目位置张贴反歧视告示，保护这些婴儿。告示应提供“残疾婴儿热线”，那些目击婴儿获得低于“常规医疗服务”情况的人可以拨打这条热线进行投诉[28]，联邦政府会派遣代表对此进行调查。因为害怕在自己机构中也出现类似“婴儿Doe”事件，各个卫生保健机构不得不参与原本相当私人化的医患关系并参与其中的决策，这对各个机构在婴儿保健问题上确实产生了急剧降温效果，让它们必须非常谨慎。告示的力量在法律和卫生保健服务提供者的道德义务之间引发了一种潜在的冲突。法律责任本身并不能创造出道德责任，反之亦然。

“常规医疗服务”的定义非常含糊，其含意是指挽救生命的必需服务，不管被挽救的生命其潜在的质量或生命价值如何。在这些问题上，似乎医学应该远离决策过程，即使面对那些天生大脑缺乏关键部件的婴儿也是如此。全国媒体纷纷讨论“婴儿Doe”事件，并将其与民权运动和大屠杀事件联系在一起。一些人觉得在“婴儿 Doe”事件中有些做法具有根本性的错误，政府有责任保护这些婴儿。保守派专栏作家帕特里克·布查南（Patrick Buchanan）在其有趣的（虽然夸张）“灾难性下滑”观点和“楔进”推理观点中强烈地表达了这种意思。

一旦我们支持这种功利主义伦理，也就是认为人类拥有决定谁有资格活着而谁没有这种资格的完全自主的权利，那么我们就好比登上了一辆旅客列车，这辆列车在我们上车地点和比尔克瑙营（Birkenau，二战时的集中营）之间没有安排车站。

一旦我们接受那种认为某些阶层的人如不想要的未出生胎儿、发育障碍或残疾没有人要的婴儿等的生命不值得受到法律保护的观点，那么当希姆莱博士（德国纳粹党秘密警察头子）拍拍我们的背，问我们他是否可以灭绝吉卜赛人和犹太人的时候，我们又可以站在什么道德立场上来谴责他呢？[29]

与其他重要的问题一样，正反双方都得到了强大力量的支持。反对进行管制的是那些诸如美国儿科学会和美国医学会这样的团体。支持进行管制的则是那些诸如美国发育障碍市民联合会这样的团体，他们觉得是否提供医疗保健服务的决定与当事人是否残疾无关。换句话说，如果一个“正常的婴儿”在同样的情况下将获得外科手术，那么残疾婴儿也应该如此。在每天出生的将近 400 万婴儿中，大约 10% 属于早产或者存在较大的出生缺陷。现代外科技术和新生儿保健技术已经相当不可思议，不过这些婴儿中的许多人仍然面临着未来重度残疾的生活。婴儿 Doe 事件后，在对超过 1500 个热线电话报告的调查中，政府发现报告中只有 3 起所涉及的婴儿确实如报告人所述被拒绝提供适宜的医疗保健服务。

1984 年，议会通过了《儿童虐待修正案》，为什么时候停止向这些婴儿提供医学对症治疗是适宜的这个问题提供了指南。当主治医生根据合理的医学判断认定情况符合任何下述一项时，医生就没有义务提供姑息性治疗以外的其他治疗。

1. 婴儿处于长期、不可逆的昏迷状态。

2. 提供这种治疗也只是：

(1) 延长垂死时间；

(2) 在改善或纠正婴儿面临的所有威胁生命的病情方面没有效果；

(3) 对存活无益。

3. 提供这种治疗对胎儿存活实质上是无效的，在这种情况下治疗本身可能是不人道的[30]。

1986 年，在总统医学伦理委员会提出建议后，美国最高法院判决关于“婴儿 Doe”的管理规定没有得到 1973 年《康复法》第 504 条的授权。法院强调保护儿童是各个州司法机关的责任，主要负责为儿童做出决定的人应该是他们的父母，假定这种决定符合孩子的最佳利益。根据这个判决，联邦政府退出了对类似“婴儿 Doe”事件的管理，在某种程度上父母和医生又可以在公众视野之外对这些问题艰难地做出决定了。

无论谁是主要决定者，伦理问题依然存在。尽管父母有隐私权，有权利独自就他们孩子的问题做出决定，但是这种权利并不是一种绝对权利，不得延伸至虐待儿童。在这些情况下，什么是孩子的最佳利益呢?

如果婴儿的智力和身体残疾是不可抗拒的，提供延长生命的医疗服务虽然能挽救婴儿生命但是婴儿活着的唯一感觉只是疼痛和痛苦，那么这种做法并不人道。另外一方面，如果只是因为认为婴儿不符合某个特定模式的样子就拒绝对孩子进行医学治疗的做法同样是灾难性的。在极端情况下，对这些孩子的医疗服务决定是很容易做出的。但是当情况不是那么清楚的时候，关于什么构成孩子的最佳利益这个决定则是一个真正的问题。在这种情况下，基于生命质量或人格的考虑来做决定可能是最适当的。生命要想有价值，就必须包括某些质量内容，如意识、获得人际关系的潜力等。这种观点与理查德·麦考密克（Richard McCormick）的著作中所表述的观点一致。理查德·麦考密克是一个耶稣会牧师，他支持基于生命质量来做出决定：

确实存在这样一种情况，即他所处的情况本身就代表着对任何真正意义上的人类潜力（如发展人际关系）的否认，承认这一点既不是不人道的，也不是违反基督教义的。当出现这种情况的时候，难道不治疗不正是最好的治疗吗?[31]

从人格语言来讲，一个婴儿如果在目前或将来都没有发展出自我意识或人际关系的潜力，那么就可以说他根本就没有什么利益可言。因此以符合婴儿最佳利益为名向他提供延长生命的医疗服务就显得不可理解，对婴儿来说，设备连接在身上 5 分钟或 5 年并没有什么不同。

器官捐献

1967 年 12 月，南非的克里斯蒂安·巴纳德（Christiaan Barnard）开展了第一例人类心脏移植手术，打开了一个全新的医学世界。目前在美国的大多数主要城市中都建立了器官获取中心，成为大多数器官移植项目的生命线。把器官从一个人身上移植到其他人身上现在已经非常普遍，虽然并不是所有的文化团体都显示了同样的接受程度。一些传统文化基于对葬礼时身体完整性的需要，对器官捐献持相当强烈的保留态度。

大多数捐献者都是年轻人，他们在碰到不可预测的事件如交通事故、谋杀、自杀或者颅内出血导致脑死亡之前都是健康状况极佳的人。接受脑死亡标准对成功地开展器官捐献工作来说非常关键。不过，对脑死亡的快速判定导致了这样一种情况，家属被迫在面对亲人突然逝去的恐惧的同时，也要面对是否要捐献所深爱者的器官的抉择[32]。

在过去几十年中，对移植器官的需要出现了急剧上升。当前可以用于移植的器官和组织包括肾、心脏、肺、肝、骨髓、皮肤、角膜和胰腺。在所有移植领域，存活率和成功率都获得了显著改善，在角膜移植领域恢复视力的成功率已经接近 100%。

器官是一种稀缺资源，潜在的需求远超过器官供应，而且不幸的是这种差距还在不断扩大。如同其他稀缺资源一样，我们现在必须面对诸如谁应该获得这种资源、应该采取什么适当的政策来协助增加稀缺资源的供应等问题。

一般关于器官获取的公众政策是自愿捐献。1986 年《综合预算平衡法案》第 6 章第 1138 条要求医院建立器官获取的方案，否则就不能获得穷人保险和老人保险的资金。50 个州都颁布了《统一解剖赠品法》，在死者生前没有明确表示同意或拒绝捐献的情况下，通过承认捐献卡和生前意愿的法律地位、承认近亲的法律权利等措施，来协助提高捐献器官的供应。自由选择和自愿捐献一直是围绕器官获取的大多数法律和道德观点的哲学基础。

不过，在提供充足实质上是来自"生命的礼物"的器官供应方面，显然

议性。一个98岁患严重老年性痴呆且世界上已经没有一个亲属的老人，如果他感染了肺炎，那么可能会被允许平静地死去。但是关于卫生保健服务提供者的责任问题主要不是反映在这些极端情况中，如一个先天性无脑儿，而是反映在那些并不极端的情况中，涉及的病人有发展出人格和有意义生活的潜力。在极端情况下，当病人不存在任何潜力或者说撤销或拒绝治疗似乎符合病人的最佳利益时，可以允许一种消极的安乐死形式。安乐死从字面上看起来是一种温柔、容易的死亡过程，可以分为积极和消极安乐死两种。本章涉及了消极安乐死的问题，即不采取任何延长生命或避免死亡的措施。积极安乐死则是指采取积极措施来终结生命，当前大多数伦理规范禁止这种做法。第十章将主要讨论积极安乐死问题。

复习题

1. 这个案例的当事人是一个年轻人，是依赖呼吸机的四肢瘫痪者，他辗转于不同的医疗机构，希望撤销呼吸机。法院承认他是一个有行为能力的成年人，允许他撤销自己的生命支持系统。

在这个案例中，法院、卫生保健服务提供者、生命权利运动分子和教堂都没有提出呼吸机应该继续被接在这个病人的身上。在他从法院获得撤销生命支持系统的允许后，病人决定不这样做了，而是继续靠呼吸机生存下去。

这个案例提出了这样一个问题，即这个年轻男性对“死亡权利的要求”是真的还只是用另外一种方式表达“你们还关心我吗？”第二个问题是，接受他的请求是基于对他个人自主的尊重，还只是对“你们还关心我吗？”这个问题做出的“不关心”的回答。

有一种思想认为，我们当前对“死亡权利”的接受，特别是对那些处于无意识状态需要由代理决策者来帮助做出决定的人的“死亡权利”的接受，在相当程度上是一种灾难性的下滑，在将来可能不会被用来保护个人自主或隐私，而是被用来作为一种粉饰，掩饰我们消灭那些我们认为其生命不具有价值的人的行为。

2. 在下述涉及撤销或拒绝医疗保健服务的各种情况中，鉴别所需的不同推理过程和理论。

(1) 持续植物状态的情况

（2）深度发育迟缓病人

（3）类似“婴儿 Doe”的情况

（4）知情不同意的情况

上述情况中哪一种最适合使用代理判断？如果是这样，什么构成了“最佳利益”或“替代判断”？

3. 哲学家约瑟夫·弗莱彻尔发表了一篇文章，列出了一个人所具有的特征。下述内容来自于他的绝对标准：

（1）最低智商：没有获得最低标准的智商或者不可逆地失去了智力，只有生物生命的，不属于人。

（2）自我意识：观察婴儿的自我意识发展让我们从中感受到很多欢乐；在心理治疗中，失去自我意识表示病情非常严重。

（3）自我控制：个体如果不受他人的控制（不受限制），也不受自己的控制。

（4）时间感：记忆、现时感和对未来的期望。

（5）人际关系能力：人际关系对成为有意义的生命来说似乎是本质性的要求。

（6）对他人的关注：对自我以外的关注是一个“真正的人”的关键特征。

（7）好奇：人是一个学习者；完全的漠不关心属于非人。

（8）交流：完全与他人脱离联系不是人性的特征。

（9）大脑皮质功能：个人现实依赖大脑功能；它构成了社会意义生命和生物意义生命之间差别的基础。

（10）个人特性：人都是独特的；要成为一个人就要有特征，可以通过名字标识或识别。

从构成人的角度，把上述标准从最重要的到最不重要的进行排序（根据你的观点）。检查那些你认为对人格来说非常本质的内容。如果你觉得某些特征是本质的，你必须认为那些不具有这项特征的人不拥有人的权利和特权。

根据上述你选出的人格标准，说出它将如何影响你在下述案例中的决定。

南希·克鲁真

约瑟夫·塞克维斯

伊丽莎白·宝亚

婴儿 Doe

4. 假定“婴儿 Doe”可以逐渐成长，可以认识到自己，认识到周围的事物，可以走路、交流和玩耍，甚至可能上学校，那么不提供外科手术的决定是否合乎伦理？无论你的答案如何，用伦理标准来说明你答案的正当合理性。需要指出的是，法律决定在伦理上是中性的，反之亦然。一些事物在法律上确实是正确的，医学上也是正确的，从社会角度看也是正确的，但是道德上则是应该受谴责的。问一下门格勒（Mengele）医生（纳粹战犯，在集中营里开展残忍的实验），他确实觉得他所做的一切从社会、医学和法律角度都是正确的。

5. 马丁内斯先生是一个 75 岁的慢性阻塞性肺部疾病患者。他由于上呼吸道感染入院治疗。他和他妻子曾经请求如果需要心肺复苏的时候，不要对他开展心肺复苏。在病史中记录了病人的 DNR 指令。在第三层楼的病房中，他靠抗生素、输液和氧气维持生命，情况似乎变得好一些了。不过，马丁内斯先生的氧气突然断掉了，这导致了呼吸衰竭。当治疗师发现时，他的病情已经非常糟糕了，整个人痉挛在床上。

马丁内斯先生应该被送往重症监护室进行抢救吗？在重症监护室里呼吸机可以治疗他的呼吸衰竭，而且他的氧气水平可以得到检测。不管你的答案如何，请提供伦理根据。

6. 在近期一份护理杂志的问答专栏中，记录了这样一件事。一名医生给一位护士护理的所有艾滋病人都写下 DNR 指令，即使明知一些病人希望尽一切可能来治疗他们时也是如此。这位护士问医生的职责是什么，而医生只是耸耸肩说：“我知道什么对我的病人最好。”你对这位护士将提出什么建议？

7. 在近期一个案例中，当事人是一位 86 岁的女性，靠呼吸机维持生命。医生得出结论，认为治疗已经是无效的了，将不能逆转疾病的发展过程，也不能把病人恢复到一种可接受的机能状态。他们与女病人的丈夫就去掉呼吸机的事情进行接触。丈夫告诉他们说，即使是处于持续植物状态，他妻子也会想要继续活下去。卫生保健服务提供者应该怎么做？

关键词

预留医疗指示（advanced directives）

最佳利益标准（best-interest standard）

社会生命（biographical life）
生物生命（biological life）
脑死亡（brain death）
认知清楚状态（cognitive sapient state）
清楚的、令人信服的证据标准（clear and convincing evidence standard）
不复苏指令（do not resuscitate orders，DNR）
长期委托书或预立代理人（durable power of attorney）
安乐死（euthanasia）
普通保健和特别保健（ordinary and extraordinary care）
人格（personhood）
持续植物状态（persistent vegetative state，PVS）
国家权力（parens patriae）
1990 年病人自我决定法案（patient self-determination act of 1990，PSDA）
生命质量（quality of life issue）
死亡权利运动（right-to-die movement）
替代判断标准（substituted-judgment standard）

参考文献

1. Albert Schweitzer, as quoted in *Doctor's Dilemmas: Medical Ethics and Contemporary Science* (Great Britain: Harvester Press Limited, 1985), 22.
2. Morris Cohen, *The Faith of a Liberal* (New York: Henry Holt and Company, 1946), 287.
3. Ruth Macklin, *Mortal Choices* (Boston: Houghton Mifflin Company, 1987), 7–8.
4. Nancy Cruzan gravestone.
5. Ad Hoc Committee of the Harvard Medical School to Examine the Definition of Death, "A Definition of Irreversible Coma," *Journal of the American Medical Association* 246, no. 19 (Nov. 13, 1981).
6. Thomas Furlow, "Tyranny of Technology; A Physician looks at Euthanasia," *The Humanist* 34, 4 (1974): 6–8.
7. John Sorenson, *Determination of Death: The Need for a Higher Brain Concept in Medical Ethics,* ed. Monagle and Thomasma (Rockville, MD: Aspen Publishers, 1988).
8. *In Re Quinlan,* 70 New Jersey 10, 355 A2d 647, 79 ALR 3d 205 (1976).
9. 1957 Encyclical "Prolongation of Life" as quoted in Brody Howard, *Ethical Decisions in Modern Medicine* (Boston: Little, Brown and Company, 1981), 91.
10. Gerald Kelly, *Medico-moral Problems* (St. Louis: Catholic Hospital Association, 1957), 129.
11. G. Meilaender, "On Removing Food and Water: Against the Stream," *Hastings Center Report* 14 (1984) 11–13.

12. Joseph Fletcher, "Indicators of Personhood," *Hastings Center Report* (1972): 1–4.
13. Joel Feinberg, "The Problem of Personhood," in T. Beauchamp, and L. Walters, *Contemporary Issues in Bioethics* (Belmont, CA: Wadsworth Publishing Co., 1982), 108–115.
14. Nancy's Father's statement.
15. *Cruzan v. Director, Missouri Department of Health,* 110 US SCt, 2841 (1990).
16. Agile Freedman, "Right-to-Die Guidelines Murky in Most States," *Health Week Briefing Paper,* Phillips Medical Systems (March 1990): 30–33
17. Society for the Right to Die, *Handbook of Living Will Laws* (New York: Society for the Right to Die, 1987).
18. Anne Allen, "Advanced Directives Provide Answers for Tough Questions," *Journal of Post Anesthesia Nursing* 7, no 3 (June 1992): 183–185.
19. George Annas, "Transferring the Ethical Hot Potato," *Hastings Center Report* (November 1987), 20–23.
20. *Superintendent of Belchertown State School v. Saikewicz,* 373 Mass 728, 370 NE2d 417 (1977).
21. *Bartling v. Superior Court,* 163 Cal. App3d 186, 195 (1984).
22. *Bouvia v. Superior Court,* 179 Cal. App3d 1127 (1986).
23. Thomas Scully and Celia Scully, *Playing God* (New York: Simon and Schuster, 1987), 92–123.
24. Barbara Edwards, "Does the DNR Patient Belong in the ICU?" in *Critical Nursing Clinics of North America.* W. B. Saunders (September 1990): 473–479.
25. Council on Ethical and Judicial Affairs, "Guidelines for the Appropriate Use of Do-Not-Resuscitate Orders," *Journal of the American Medical Association* 265, no. 14 (April 10, 1991): 1868–1871.
26. Thomas Scully and Celia Scully, *Playing God* (New York: Simon and Schuster, 1987), 23.
27. Mary Rhoden, "Treating Baby Doe: The Ethics of Uncertainty," *Hastings Center Report* (August 1986): 34–42.
28. J. C. Moscop and R. L. Saldanha, "The Baby Doe Rule: Still a Threat," *Hastings Center Report* (April 1986): 8–12.
29. Patrick Buchanan, "The Dividing Line," an editorial in the *New York Times,* 15 November 1983.
30. Ruth Macklin, *Mortal Choices: Ethical Dilemmas in Modern Medicine* (Boston: Houghton Mifflin Company, 1987), 123.
31. Richard McCormick, "To Save or Let Die: The Dilemma of Modern Medicine," *Journal of the American Medical Association* 229 (1979): 172–76.
32. Lois Christopherson, *Heart Transplants—Making Choices: Ethics Issues for Health Care Professionals,* ed. Emily Friedman, (Chicago: American Hospital Publishing, 1986).
33. Arthur Caplan, *Ethical and Policy Issues in the Procurement of Cadaver Organs for Transplantation,* ed. Emily Friedman (Chicago: American Hospital Publishing, 1986).

第10章

安乐死:实践和原则

目的

理解关于安乐死的争论。本章鉴别了安乐死的不同形式，考察了对在现代卫生保健中进行安乐死实践的各种支持和反对观点。

学习目标

阅读完本章后读者应该能够：

1. 定义和区分消极安乐死和积极安乐死；
2. 讨论采纳“死亡权利”的两种主要观点；
3. 讨论反对在现代卫生保健中进行积极安乐死的宗教和非宗教观点；
4. 概括介绍当前卫生保健系统对积极和消极安乐死实践所采取的立场；
5. 概括美国临终关怀运动的性质，讨论这种运动对安乐死的争论将产生什么影响；
6. 讨论当前法律和法院判决对美国“仁慈谋杀”实践存在的模棱两可性。

安乐死的法律立场和社会立场

不要温柔地走进那个美好夜晚，
老年人在最后时刻应该燃烧激情、欢欣鼓舞，
满怀激情地面对生命之光的逝去。

迪兰·托马斯（Dylan Thomas）

如果我们彼此之间有爱、有友谊、有互相尊重，那么我们就应该帮助彼此去死亡，这一点我无论如何强调都不过分。如果彼此没有这种关系，那么请袖手旁观，不要干预。

德雷克·韩弗利（Derek Humphry），Hemlock 协会共同创立者[1]

德雷克：

你得到了你所想要的。自从我被诊断患癌症以来，你已经做了所有可以加速我死亡的事情。我不是认识到你在做什么的唯一的人。你所做的一切，遗弃、放弃和连续骚扰一个垂死的女人，所有一切无法用言语来表达，没有

语言可以描述你这种做法的恐怖之处。

安·韩弗利（Ann Humphry）的最后遗言，Hemlock 协会共同创立者[2]

上面引用的是 Hemlock 协会两位共同创立者的两段话，从中可以发现两者隐含了对协助自杀和自我解决问题的极大争论。第一段引文关注并尊重个人自主权，因而似乎是推动死亡权利运动的。第二段引文则体现出了一种巨大的恐惧。支持死亡权利运动的社会动机是什么？我们这么做是不是因为我们对那些年老、体弱、生病和脆弱的人群失去了爱和同情，或者说我们已经不再认为这些人的生命也具有价值？那些寻求安乐死的人是因为想控制自己余下的生命呢？还是因为社会氛围让死亡过程看起来比死亡本身更令人恐惧呢？

1990 年 6 月，珍妮特·爱德金（Janet Adkins）在现在著名的克沃金（Jack Kevorkian）医生的协助下，在一个隐蔽的县公园里结束了生命。到 1998 年 6 月为止，克沃金医生共参与了 100 多起类似的事件，用他的自杀机器（Thanatron，Mercitron）帮助他人结束自己的生命。在他协助自杀的人员名单中，有患肺气肿的、有患阿尔茨海默病的、有患类风湿关节炎的、有患多发性硬化病的、也有被医生宣布为已经处于终末期的病人。这当中，珍妮特是第一个同时也可能是最令人困惑的一个。在她死亡时，她因阿尔茨海默病所致的记忆力损害也还只是停留在忘记携带钱包或者错过一堂网球课的阶段。在她结束自己生命的前一个夜晚，她还和朋友们在谈论巴赫的音乐，观点相当中肯。在她死亡前，她自己安排好了一个治疗师来协助家属处理她身后的事宜。所有这些都不像是一个典型的准备采取协助自杀的人会采取的行动。虽然常言说："太早总比太晚好"但是她的死亡似乎是有些太早了。

克沃金医生提出了一个全新的专业，即后来为大家所熟知的**医疗自杀**（medicide）。他认为，在下列类型的自杀中，让医学专家为协助自杀提供支持和指导，可能是一种仁慈的选择：[3]

强制协助自杀：指个人必须被处死的情况，如待决的死囚犯。

强制自杀：指那些遭受不可回避的严重谴责，觉得必须自杀的人。类似的例子如圭亚那吉·琼斯（Jim Jones）宗教仪式的追随者。

选择性自杀：指那些根本没有生病，但是主观上觉得必须走向死亡的情况。

选择性协助自杀：个体可能没有生病，但是其所处情况让他们觉得死亡可能比活着更好。历史上类似的例子如梅察达（Masada）的狂热分子。

代理决定自杀：这种情况指那些无法做出知情同意表示的人，因此决定是由他人做出的。胎儿、婴儿、未成年儿童可以归于这一类。

虽然克沃金医生和他的死亡机器，以及这种行为所涉及的法律问题是目前美国舆论的焦点，但是美国对于安乐死的讨论并不是最近才开始的。图10-1概括了1947年提交给纽约州议会讨论后未获通过的一份法案，内容是关于符合哪些标准可以认为安乐死是合法的。目前美国有几个州也正在准备类似的法案[3]。

1. 任何年龄超过20岁神志清醒的病人，如果身患无法治愈痛苦万分的致命性疾病，可以向法院申请安乐死，并签署一份宣誓为真实的文件，加上主治医生判断该病人疾病不可治愈的宣誓书。

2. 法院可以任命一个三人委员会（其中至少两个应该是医生），来调查每个申请病人所有方面的情况，并向法院报告病人是否理解他的请求目的，是否属于法律条款管辖的范围。

3. 如果委员会提出一个表示支持的报告，法院应该准许病人的请求。如果病人提出希望，那么安乐死可以由病人所选择的医生或任何其他个人，或由委员会来执行。

图 10-1

在类似克伦·安·昆兰和南希·克鲁真的案例中，撤销或拒绝生命支持系统所涉及的伦理和法律问题已经得到了合理的解决。类似情况中，在允许卫生保健服务提供者参与消极安乐死方面似乎也已经取得了某些一致意见。在美国，如果治疗方案无效且不存在给病人带来任何福利的可能性，那么允许死亡过程自然进行而不采取任何干预措施的做法已经得到普遍接受。每天，在100个医院中，都有病人或家属签署“不复苏”意见书，呼吸机被拔掉、静脉营养滴注被停止、拟议中的手术被取消。超过半数以上的州现在已经有了预留医疗指示方面的立法，其中许多法令特别指出病人或其代理人有权决定撤销或拒绝生命支持系统。虽然还存在某种程度上的争论，但是当前的主要问题已经不再围绕消极安乐死了。图10-2是鲍勃·理查兹（Bob Richards）

写的《老人的祈祷》，优雅地说出了社会所赞同的消极安乐死情况[4]。

但是，当前我们社会还坚持认为，协助病人死亡和放任病人死亡两者间存在重要的区别，虽然结果似乎是一样的。美国医学会伦理规范指出，除非在特殊的情况下，不然蓄意地导致他人死亡是不合法的。不过，美国医学会对在特殊情况下允许一个人去死则没有提出相同的警告。在前一种情况下，你在主动发起一种导致死亡的过程；而在后一种情况下，你只是允许死亡过程继续，死亡过程并不是你引起的。前者被认为是道德上错误的，而后者则是被允许的。对这种观点的批评者认为所谓两者间的差别是一种**诡辩**(sophistry)，因为“不做任何努力”的决定的内在含意就是决定让死亡发生。在导致死亡方面，从一个自己不能呼吸和进食的病人身上去除呼吸机、静脉滴注管和进食管是否在某种程度上比用一大丸吗啡来加速死亡过程更复杂一些？如果两者之间没有差别，那么用一大丸吗啡是否还更人道一些？[5]

老人的祈祷

原谅我，医生，但是我可以死去吗？
我知道，只要生命的火花一息犹存
你的誓言就要求你努力将它维持
用你的导管和手术刀

剖胸和心脏按摩
气管切开和强饲
但是现在我已经活了八十好几
已经活得够长了

我养大了孩子，埋葬了妻子
老友们已离我而去
因此
省下那些手术刀吧
这就是我应该走的路
我需要一点点尊严

让我静静地进入沉睡吧
没有人有权阻止我靠近上帝
当它的召唤已如此清晰
任何凡人都不应该让我留在这里

你的动机如此高贵，但是现在请听我祈祷
我的嘴唇无法言语
请你仔细看我的眼睛
倾听我的内心呼声
你将听见它在呼喊：
“原谅我，医生，但是能让我死去吗？”

图 10-2

安乐死(euthanasia) 这个词来源于希腊语“良好死亡”，在英语中则具有“容易的死亡”或者“无痛诱导快速死亡”的含意。“容易的死亡”概念又进一步被分为两个类别：**消极安乐死**(passive euthanasia)，指不采取任何行动来保留生命；**积极安乐死**(active euthanasia)，指要求采取行动来加速死亡过程。根据过程是否应病人的要求进行，安乐死又被进一步分为自愿安乐死和非自愿安乐死（没有取得病人允许）。

非自愿安乐死(involuntary euthanasia) 忽视了个体的自主权利，可能会导致不愿死亡的受害者接受死亡，很难和谋杀区分开来。我们社会对非自愿安乐死无法从道德上进行捍卫这一点没有什么不同意见。当前我们卫生系统里争论的焦点是消极**自愿安乐死**(voluntary euthanasia) 和积极自愿安乐死之间是否存在道德上的差别。有几个州已经通过立法，视自愿积极安乐死为合法。

可能重要的是区别杀害（非自愿安乐死）和自杀，虽然这两者都不是本章所关注的中心内容，本章主要围绕的是允许自愿积极安乐死这个问题。比彻姆提出了一个自杀的精确定义，把它和消极或积极自愿安乐死区分开来。我们可以说一个人是自杀，当：

1. 这个人引起了他或者她自己的死亡；

2. 其他人没有强迫他或者她采取这个行动；

3. 死亡是由这个蓄意引起自己死亡的人安排的状况引起的[6]。

虽然发生频率未知，但是医生应绝望病人的要求开出安眠药和镇痛药物处方的行为并不罕见，尽管医生非常清楚地知道病人将使用这些药物来自杀。一些医生把这种做法看作是保健连续体中最后的行动。如前所指出，自杀区别于安乐死的是卫生保健服务提供者没有参与引起死亡的行动。任何卷入病人自杀过程的医生，首先都必须确保病人确实是没有希望而不仅仅是遭受可以治疗的抑郁，这些病人通常都是患终末期疾病的。

关于克沃金和他的死亡机器，实质问题之一是确定他的病人是否在执行自杀，他是否实施了自愿安乐死，或者他是否可能谋杀了这些不幸者。当他在建造了机器、在报纸上做广告（如图 10-3 所示）、记录下整个事件、购买致死剂量的药物、安排不受打扰的地点、插入静脉滴注管、并在最后安排死后新闻发布会时，他是否还只是“病人按下按钮释放药物，结束自己的生命”这一行为的单纯的观察者呢？[7]

你家里是否有谁患有终末期疾病？
他或者她是否希望有尊严地死去？
致电医生咨询顾问
（电话号码）[7]

图 10-3

有些人发现克沃金医生的行为类似政治恐怖主义分子为引起政变而爆炸建筑物和公共汽车。这些看起来是犯罪的行为有时候会引起积极的政治改变。克沃金可能是改变的先驱，一种全新专业的先驱。这种新的专业被称为“obiatry”，这种专业的医生可以合法地在我们的社会中开展安乐死。也许将来在每个大城市都会有“obiatry”诊所。但是，一些恐怖分子的行为像是积极改变的先驱，另外一些则只是谋杀了无辜的人们，其努力没有留下任何永久的积极效果。在近期一篇发表在报纸的文章中，伦理学家亚瑟·开普兰（Arthur Caplan）认为克沃金医生的仁慈杀害运动最主要剥夺的是穷人、残疾人和妇女的生命，他的客户中更多的是受害者而不是受益者[8]。也许克沃金医生只是一个会玩弄花招的系列杀人犯。不过历史还没有证明克沃金医生到底是处于变革的前沿，还是只是一个野蛮且失去控制的怪人、可能暂时获取了头版头条的注意但最终从媒体的视野中消失。

医生以“仁慈杀害”为名蓄意加速病人死亡进程的行动，属于禁止的杀人罪范畴。习惯和刑法都把生命看作是神圣的和不可剥夺的，任何有预谋的杀害都可看作是杀人。“病人同意和人道动机”在法律上永远都不是谋杀的辩护借口。“如果他能够理解不管他的个人信仰是什么，他的行为都是社会所禁止的，但是他依然那么做，那么他的行为仍然是蓄意犯罪。”[9]

荷兰是唯一支持医生协助安乐死实践的现代国家。1991 年，荷兰只报告了 590 例安乐死，但是近期调查报道每年大约有 5000 例安乐死。在荷兰，每年医生允许至少 3000 个有残疾的新生儿死去。1993 年对这个过程的一次回顾中，议会下院给那些遵照官方指南开展安乐死实践的医生以豁免，但是没有从刑法典中把对协助自杀的惩罚给去除[10]。有些迹象显示，对积极安乐死的限制因素的放松已经引起某些医生的行为超出了可以接受的范围。1994 年一份《全国性的回顾》文章中描述了一个案例，一名精神病学家协助一个身体健康的妇女执行了自杀。这位妇女因为其两个孩子的死亡和破裂的婚姻处于忧郁状态。作为对法院允许医生忽视指南的回应，荷兰病人协会——一个残疾人权利组织，开始在其成员中分发一种小卡片，指导医生“不应采取任何旨在结束生命的治疗。”[11]这个组织的成员给议会的卫生保健和公正委员会写了一封信：

> 我们觉得我们的生命受到了威胁。我们认识到我们消耗了很多社区资源。许多人认为我们没有任何用处，我们经常注意到我们被认为是应该死亡的人。如果新的医疗立法中包含安乐死的内容，我们将发现这是极度危险和令人恐惧的。[12]

一些反对积极安乐死合法化的人以有益准则和惧怕道德开始一种灾难性的下滑为由反对安乐死实践。在这种情况下，安乐死实践首先将被局限于自愿病人。考虑到必须向那些缺乏行为能力的人提供有行为能力的人所享受的同样权利，因此如果代理人同意，那么安乐死也可以拓展到在无行为能力的病人身上实施。最后，安乐死也可以根据社会的某种需要，如配给制度，在其他人身上实施[13]。

通常反对安乐死合法化的人认为这种灾难性的急剧下滑的终点是纳粹式的种族灭绝和屠杀。这种引用纳粹德国政府行为的分析存在一些问题，因为政府不是从仁慈杀害出发发展到进行种族灭绝为最终目的。他们开始的时候就采用了一种错误的制度，通过对市民的非自愿控制，最后把整个国家引向了灾难。极权主义国家的集体行动和美国医疗、道德、法律框架下的自愿安乐死需要之间存在着巨大的差异。不过，荷兰的经验使美国的安乐死实践发生了停顿，一些观察家如卡罗斯·戈麦斯（Carlos Gomez）[14]从中得到启示，即降低生命神圣性的障碍之后，可能会导致安乐死滥用：

> 通过我对荷兰情况的研究和分析，我困惑于这样一种感觉，即自主之外的其他一些因素在起作用。我感到有些医生觉得某些病人死了更好，杀掉他们是一种人道的行为。

近些年来，民意调查显示绝大多数美国市民支持某种形式的医生协助下的自杀。1995 年 11 月，俄勒冈州的选民投票通过了一项动议（Measure 16），允许终末期病人从医生那儿获得致死剂量的处方药物，其明确目的就是结束自己的生命[15]。这个决定在法院受到了质询，因为起诉人诉称“Measure 16”违反了宪法第十四修正案的平等保护和正当过程条款[16]。

近期上诉法院的两个判决似乎使安乐死实践更接近于合法的事实。1996 年 3 月 6 日，美国第九巡回上诉法庭推翻了华盛顿州对医生协助自杀的禁令。随后，1996 年 4 月 2 日，美国第二巡回上诉法庭推翻了纽约州南区一个法院对安乐死的禁令。在这两个案件中，法庭认为，如果有行为能力的终末期病人可以要求去除生命支持系统并被允许死去，而有行为能力但是无需依赖生命支持系统的终末期病人却必须等待死亡的自然发生，这是不公平的。法庭承认各州在保护生命方面有立法利益，但是如果终末期病人或者永久昏迷病人有明示的死亡意愿，那么这种利益就减小了。判决的中心内容是医生提供药物来结束生命的权利。关于护理人员、药师和其他卫生专业人员的角色问题在这些判决中没有得到解决。

1997 年，最高法院认定宪法没有明确美国人是否有权接受医生协助自杀，并把这个问题发回各州立法机关继续讨论。在其决定中，法院把重点放在了美国谴责自杀、赞扬人类生命的传统上。法院明确表示，各州在禁止医生协助自杀方面有立法利益，但是也把给安乐死合法化的权力交给了各州。其结果是，俄勒冈州安乐死得到了合法化，虽然这个法律当前还在法院中接受质询[17]。

仁慈杀害

一个年老的阿尔海默茨女病人，其病程已经发展到不能做简单的家务，词汇只剩两个词（火和痛），还是用德语尖叫出来的。这个女病人被和她结婚33年的丈夫用枪射死。汉斯·弗洛里昂（Hans Florian）声称他打死他妻子是因为他比她大17岁，他害怕他可能会先死，丢下她一个人[18]。根据美国法律，他没有法律权力伤害他妻子，因此可能要面临谋杀罪的指控。在仔细考虑了案情之后，佛罗里达州大陪审团拒绝起诉他。

在密歇根州，73岁的伯特伦·哈珀（Bertram Harper）被认定没有谋杀他患终末期疾病的妻子，虽然他承认他把一个塑料袋套在她头上。他和他妻子住进一家汽车旅馆，妻子意图在这里自杀。当她自杀没有成功时，他把一个塑料袋套在了她头上，让她窒息而死[19]。

在弗洛里昂和哈珀这两个案例中，事实都是非常清楚的，即丈夫确实参与了结束其妻子的生命，然而两者都没有被认定应该为这种行动负责。这些案例表明，在某些特定情况下，大量美国公众同情**仁慈杀害**(mercy killing)。美国仁慈杀害行为在不断增加，1980年到1990年间所报告的案例比前半个世纪都要多。最有趣的是，在几乎所有案例中，被告都没有因为这种行为而被判入狱。相反，法院根据被告处于临时精神错乱而判定他们无罪，或者判定进行长期观察。

虽然法律对积极安乐死的态度非常明确，但是法院的判决却相当含糊。对法律来说这可能是一种正确的姿态，因为它的强硬否定立场对所有考虑实施积极安乐死者都形成了一种威慑，迫使人们深思熟虑每次事件的性质和特点（是否触犯法律）。但是何种情况下可以认为安乐死是正当合理的呢？杀死终末期病患者是否应得到允许？那些没有患终末期疾病只是对生命失去兴趣的人们又该如何对待呢？即使我们社会决定市民不仅拥有生命、自由和财产权利，也拥有死亡权力，那么医生应该扮演什么角色呢？公众对实施安乐死的支持对治疗艺术又将有什么样的震憾效果呢？

一个广为人知的医生进行仁慈杀害的事件是“结束了，黛比”事件，所涉及的医生是一个在一家大型私立医院轮转的妇产科住院医生。这位医生被值班护士叫醒，被告知一个患卵巢癌垂死的病人很难安静下来。当医生进入病人房间时，他发现病人坐在病床上，看上去非常虚弱，呼吸严重乏力。病人对医生说的唯一的话是：“让我们结束这一切吧”。医生离开病房，指导护士在注射器里注入20毫克吗啡。在告诉病人和一位女性访视者“这将使她获得休息”之后，他把吗啡静脉注射入了病人的体内，然后说“再见”。数分钟内，该女病人因呼吸衰竭而死亡[20]。

由于对这件事情的报告是以“信件”形式寄给一家医学杂志的，因此这个案件是否真实还存在一些疑问。从另外一个方面，假如它是真实发生的，那么它提出了几个严重的问题。第一，医生此前并没有看过这个病人，因此并没有建立真正的医患关系。第二，医生选择把病人的话理解成为对协助安乐死的请求，而这可能是也可能不是该病人的意向。第三，从道德上看，医生有义务考虑其他可选的临床方案，如临终关怀手段，这在缓解疼痛和痛苦方面是高度优先的选择。第四，存在其他一些能够缓解病人疼痛，让病人得到休息，同时避免引起呼吸抑制的药物。第五，这样一种毁灭性的、带来永久性结果的决定，不应该是在没有向上级咨询的情况下就做出的。考虑到所有这些问题，这个医生的行动不能符合法律在这个问题上的基本立场和标准。如果这个医生因为此事被起诉至法院，他也不可能得到像弗洛里昂和哈珀那样轻微的惩罚。

不幸的是，在许多事件中，都有卫生和护理人员卷入仁慈杀害的过程。在加利福尼亚州、密歇根州、得克萨斯州、佛罗里达州、马里兰州、佐治亚州、纽约州和北卡罗来纳州发生的一些案件都成为了全国的头条新闻[21]。大多数这些案件引起当局注意是因为在质量保证和风险管理研究中发现了成群病人死亡的事件。这些事件对社区、对病人家庭、对护理职业的影响是非常深远和负面的。公众对这些负面事件的反应强度也可以作为一种指标，来衡量普通市民与作为病人建议者的医生和护士在一起时的舒服程度。当这种信任被背叛时，很自然会有一种暴怒的反应，因为“好人不可能做出这种行为。”

仁慈杀害虽然已经是一种被接受的实践，但不应该是一种可以轻易实施的行为，因为毕竟这种行为导致人的死亡（不管出于何种动机），禁绝了未来任何的可能性。它排除了任何意料之外的可能性，如发现原来诊断错误、发现新的疗法、自行痊愈或者继续治疗可能带来改善等。这提醒我们在这方面谨慎从事是正确的，“当还有疑问的时候——不要做。”

支持和反对安乐死的争论

赞成安乐死的观点既可以从功利主义出发也可以从义务论出发进行表述。从前者的角度，安乐死可以被看作是对那些非常痛苦和/或患终末期疾病的人的关注和同情。著名伦理学家、神学家约瑟夫·弗莱彻尔（Joseph Fletcher）强烈支持这种观点，他觉得：

> 允许一个人缓慢、丑陋、失去人性的死去，比帮助他逃离这种惨境的做法，从道德上看更难认为正当合理。至少在任何人道或者人本的伦理规范中（也就是任何把人性和个人完整性看作比生物意义上的生命和机能更有价值的价值体系的伦理规范）都是这样认为的[22]。

义务论的观点则围绕个人自主权的延伸。在西方社会中，人们被赋予权利，可以根据自己的观点不受他人观点的限制，来过自己的生活。如果我们能够根据个人的内在观点来生活，那么基于自由选择的人性尊严的内涵是否也应该被延伸至对我们生命的终结？在图 10-4 中，伦理学家亚瑟·迪克（Arthur Dyck）提出了一套适合用作安乐死伦理的信仰和建议体系[23]。

安乐死伦理

1. 个人的生命属于个人，他或者她完全可以按自己的愿望进行处理。
2. 因选择自由带来的人格尊严也要求人具有结束自己生命的自由。
3. 确实存在着生命已经不值得活着的情况，不管原因是悲伤、疾病、躯体精神障碍，或者甚至是不论何种原因的完全绝望。
4. 最高价值是人的尊严，这种尊严体现在人类选择和控制生命与死亡的理性能力中[17]。

图 10-4

对那些从宗教立场反对积极安乐死的人来说，他们的基本关注点似乎是

“我们的生命不是我们的，而是上帝的礼物”这一观点。根据这种观点，人类只是受托保管生命。如果这是真的，那么我们不仅不能侵犯他人生命，也不应侵犯自己的生命，因为结束我们的生命就是毁灭属于上帝的东西。在《旧约全书》的《出埃及记》（Exodus 34：7）和《但以理书》（Daniel13：53）中，教义支持生命神圣不可侵犯的主张，特殊自我防卫的情况除外。犹太教与基督教共有的规则（Judeo-Christian）一般都谴责任何形式的积极安乐死，但是允许某种形式的消极安乐死。这之间的不同是忽略和执行之间的不同：虽然犹太教与基督教共有的规则可以忍受听任死亡发生，即允许死亡发生的行为，但是它划定的界限是不能主动采取行动来引起死亡发生。

反对积极安乐死的非宗教观点通常遵循的是“灾难性下滑”或者“楔进”推理过程（可导致重要或严重后果的小事情）。从某种含义上看，这个论点让人想起“骆驼寓言”：一只骆驼恳求主人让它把鼻子伸进帐篷里来抵御夜晚沙漠上的寒冷；一旦允许鼻子进来，骆驼接下来就会提出其他要求，主人发现他最后和骆驼睡在了一起（在帐篷里）。有没有非常有说服力的证据表明，如果允许置他人于死地，那么这种行为后来会变得非常野蛮、非常普通呢？纳粹的“最终解决方案”导致了数以百万计的犹太人、吉卜赛人和其他东欧人死亡，这个方案最初可以被看作是强制性安乐死立法，在刚颁布的时候杀害范围只包括了精神病人、畸形人和无法治愈者这些成为国家负担的人。以德国纳粹的经验为诫，对积极安乐死的批评者看到了一些杀戮的诱惑，而人类似乎并不能处理这种诱惑。可能西格蒙德·弗洛伊德（Sigmund Freud）写的是对的：[24]

所有人类灵魂都不希望的，就不需要禁止，它会自动被排除。对“不可杀人”戒律的明确强调表明，我们的祖先一直处于无休止的谋杀之中，对于他们来说，杀戮的欲望根植在血中，可能今天我们自己身上也有这种欲望。

伦理学家约瑟夫·弗莱切尔觉得，用纳粹的经验来表明一个从放荡的生活中病倒的人，从出于对人性尊严的同情和关注而采取自愿积极安乐死立场转变到野蛮的“最终解决方案”，这种转变不可能发生，而是基于一种错误的假设。他觉得纳粹经验中发生的根本就不是一种灾难性的下滑或者“楔进”式的情况，而是其体系本身在一开始的时候就非常残忍，缺乏同情。纳粹主义不是从仁慈杀害转变到最终解决方案的，他们一开始就是残忍的杀害，并继续扩展其行动。纳粹主义的行动并不是来源于其对杀戮的欲望。他们一开始就计划通过对市民进行非自愿的控制来达到其终点目标。

显然，某些极权主义国家的野蛮行动和美国的医疗、道德、法律框架下对自愿安乐死的需要之间存在巨大的差异。这种差异是如此巨大，因此用纳粹、前苏联、柬埔寨的经验可能根本就不合适。

不过，我们如何确定安乐死对某人是合适的呢？基于健康立场（如某人的生命质量）的主观观点或者一个家庭遭受着何等的痛苦能否说明我们在没有取得本人同意的情况下结束其生命的行动是正当合理的？当局杀害一个无辜人的行为是否提供了一种“楔子”，从而会打破我们设立的保护残疾人、无人要的新生儿、虚弱的老年人、无用的社会成员的限制？一旦我们允许和接受安乐死，那么按照什么理性的根据我们才能理直气壮地宣称：“这样走得太远了，不能再这样了。”可能这种理性的根据是卡罗斯·戈麦斯所呼吁的：个体病人清晰的意愿和令人信服的证据；如果病人没有表达这种意愿或者不可能表达意愿，那么就不允许有外界力量来干扰他的生命。

看起来可能美国对积极安乐死的争论还是太早了。在决定个人在这个方面是否有自主决定的权利之前，明智的做法是思考一下为什么这个概念在美国如此流行。现代社会的死亡经常意味着惊人的经济支出、疼痛、和陌生人一起被隔离以及现代医学技术对身体的侵袭等。可能更令人恐惧的是现代医学技术使人不会死去，而是继续在一种无意识状态下存活很长时间。一种当前的而不是以后的精神状态已经传染了整个人群，这是某种奇迹吗？

1996 年 2 月 14 日，《美国医学会杂志》（*Journal of the American Medical Association*）刊登了一篇科学事务理事会的题为《对垂死病人的良好保健》（*Good Care of the Dying*）的报告。报告指出有关卫生保健系统应该如何为垂死者提供服务的正确信息目前还不存在。理事会发现有关垂死病人的流行病学或者症状学、这些病人需要的服务要求，或者治疗这些病人所涉及的决策过程方面的文献几乎空白。理事会得出结论说，在我们对这些病人所需的全面保健几乎还一无所知的时候，拥护医生协助自杀作为一种解决这些病人问题的方法似乎还太早了一些，即使只是针对一小部分终末期病人。可能对积极安乐死的争论还会继续等待下去，直至我们知道了更好的答案，或者至少与现代死亡相联系的问题已经得到了改善。

临终关怀运动：一种替代方案

目前公众对积极安乐死的接受性的增加，不太可能都是基于对需要把个人自主权延伸至“死亡权力”的感知。这种支持更可能是源于一种恐惧，一种对在一个寒冷的和不熟悉的环境中，被冷漠的技术人员所包围，经历迁延性痛苦的死亡过程的恐惧。

如果上述说法是真实情况，那么重新开展的**临终关怀运动**(hospice movement）对于积极安乐死的争论颇具一些意义。“收容院”（hospice）这个词从中世纪就开始被使用，指供疲惫的旅行者休息的地方。在这个词的现代用法中，旅途和原先所指的不同，但是休息和舒适的概念则继续保留。最著名的收容院是大不列颠的“St. Christopher's”，由西斯里·桑德斯（Cicely Saunders）医生在 1967 年创建。这个地方没有任何一丝现代医院的痕迹。房间看上去非常活泼，有很多鲜花，病人们接受个人化、最终目的是消除疼痛和痛苦的治疗保健服务。在收容院中，大量精力被投入到保持病人清洁、对皮肤的护理、预防褥疮、控制恶心和呕吐，以及治疗神经心理症状方面。对那些终末期病人来说，如果要求他们在最小化疼痛和痛苦与可能加速死亡过程这两者之间权衡，他们显然会选择缓解疼痛和痛苦。家属被鼓励整天和病人呆在一起，和病人一起吃饭。只要有可能，如果精力允许，垂死病人都会被鼓励回家看看。医生和其他工作人员不穿着白大褂来回走动命令这命令那的，而是做很多抚触、握手和倾听的动作。他们工作的重点是与病人及其家属良好交流。垂死病人被尽可能地从疼痛中解除出来，被鼓励以有尊严的方式面对即将死亡这样一个现实。对于垂死病人来说，他们可能更需要**姑息疗法**(palliative care）来缓解疼痛和痛苦，而不是在提供急性病保健的医院里接受强化的治疗措施。

收容院计划的目的是提供临终关怀服务、减少疼痛、提供一种鼓励尊严的环境，但是收容院并不提供加强的治疗或者治愈方案。这个时候医学实践不一定能绝对抑制疼痛。没有一种方式能够确保病人完全免除疼痛，或者完全免除现代药物的副作用。当前收容院计划的最大问题是可及性还很不够，有更多的病人需要这种服务，但是当地的设施无法容纳。从一开始起，收容院就不仅仅是一个场所，而是一种理念。独立的收容院现在已有多种形式出现：社区志愿者计划、家庭服务、医院内临终关怀病房、医院内临终关怀小组、独立病房、或者上述各种形式的结合体。在这些形式中，卫生保健服务提供者制订一致的保健和支持体系是很重要的。并不是医院里的技术不人性化，而是其中缺乏人性化内容。收容院的基本哲学认为死亡过程是生命的一个自然组成部分。美国 NHO 的前两条标准是："适宜的治疗是收容院保健服务的目的。"以及"当已经不可能有治愈方法时，临终关怀是最适宜的治疗措施。"[25]

收容院理念在处理终末期病人方面已经证明非常有效。这是专门为垂死病人减少痛苦和提供人性化治疗的机构。收容院运动，虽然是在英国先发展起来的，现在则在美国蓬勃发展——很大程度上是由于伊丽莎白·库伯勒·罗斯（Elisabeth Kübler-Ross）医生的推动所致。

小结

在美国，对终末期病人和那些处于持续植物状态的病人进行消极安乐死的实践已经得到了法院和卫生保健执业者的普遍接受。在特殊情况下，卫生保健服务提供者发现不向病人提供进一步的延长生命技术服务、让病人死去的做法在伦理上是允许的。由于消极安乐死和积极安乐死的结果似乎是一样的，因此许多安乐死的倡导者请求放宽安乐死实践的范围，把卫生保健执业者协助加速死亡进程这种更积极的形式也包括到可允许范围里面。在美国，法律和所有卫生保健的职业伦理规范都禁止积极安乐死（包括仁慈杀害）。

在荷兰，积极安乐死的实践存在已经超过 10 年。虽然在美国大多数司法体系中这种做法是不合法的，民意测验显示公众的意见已经开始转向支持积极安乐死。广为宣传的昆兰、克鲁真、宝亚案例，以及一些团体如 Hemlock 协会的活动，已经让公众对这个问题的认识到了一个相当的高度，使得积极安乐死很有可能在未来 10 年中得到合法化。那些支持积极安乐死的人主要关注的是对迁延性、痛苦的死亡过程的恐惧，以及把个人自主准则延伸到包括死亡权力的希望。

显然，对许多美国人来说，现代卫生保健服务提供体系对待生命最后阶段的方式是令人恐惧的。冷冰冰的无菌室中充满了冷冰冰的专业人员、侵入性的管子和设备，长期逗留在无意识状态，极大的经济负担，所有这些似乎都是这种新型死亡方式的部分内容。我们的卫生保健政策经常让老年人为了获得他们需要的医疗保健服务而花光所有财产，最后让活着的配偶陷于赤贫之境。如果这些确实是导致我们对安乐死极大兴趣的因素，那么让这种死亡过程不是那么冷冰冰和令人恐惧的做法是否也同样具有吸引力呢？答案可能是对一种破碎制度的改革，而不是积极引领 obiatry 行业。

收容院中心的可及性不断增加，对于那些害怕经历痛苦、迁延、与相爱的人隔离、被冷冰冰的技术和技术人员所围绕的死亡过程的终末期病人来说，这可能提供了某些解脱。这些收容中心专门提供临终关怀服务，病人在这里可以掌握自己的死亡，为自己的死亡做好准备。

那些反对现代卫生保健实践采取积极安乐死实践的人一般基于两种推理过程反对这种做法。首先，一些人基于生命神圣的准则反对积极安乐死。根据这种观点，所有生命都具有无限价值，因此生命的任何阶段也都具有无限价值，不管这个阶段是10分钟还是10年。另外一些人反对积极安乐死则是因为他们觉得，允许对终末期病人采取协助自杀的做法可能是一种灾难性下滑的开始，或者是一种“楔进”哲学的开始。这种进程一旦开始，可能会导致对所有老年人或残疾人的灭绝政策。

那种认为允许某种合理行为很可能会导致允许另外一种不合理行为的观点似乎是有些谬误的，除非存在采取第二种行为的自然趋势。如果采纳了这种灾难性下滑的观点，那么这种观点很容易被用来消除任何新思想，让我们生活中的所有方面都维持现状。

不管卫生保健服务提供者的信念是什么，他们都应该紧密跟踪当前对安乐死的讨论。当前，在美国大多数司法体系中，积极安乐死是非法的，被认为是杀人罪。在不久的将来，这种情况可能会发生改变。如果协助死亡像在荷兰那样合法化，到那时我们将需要重新思考和修正当前的伦理规范。

复习题

1. 在莎士比亚的作品《朱利叶斯凯撒》（*Julius Caesar*）中，Brutus 在战场上被打败之后，请他的朋友 Volumnius 帮助他死去。

Volumnius，你看看外面，现在怎么样，我们的敌人已经把我们逼进了深渊；
好 Volumnius，与其等到被敌人把我们推进去，
我们自己跳进去更值得；
你知道我们两个一起上学校；
我求求你，即使是为了我们的旧爱，
当我冲进去的时候，抓住我的剑柄。
Voliumnius 回答说："那不是作为朋友该做的事，我的王。"

对不进一步沿着积极安乐死的道路走下去，不把积极安乐死作为卫生保健工作者应该采取的实践所经常给出的理由与 Voliumnius 所给出的回答很相似："把个体推向死亡不是一个卫生保健服务提供者该做的事。"在文章《关于安乐死你站在哪一边?》中，艾米·哈达德（Amy Haddad）[26]认为积极安乐死将损害护理职业，因为当前的病人把护士看作是很有教养、富有同情心的病人建议者。她们参与诱导死亡的过程是否会把她们的护士角色置于危险之中?

2. 1921 年，乔治·迈诺特（George Minot）在他 36 岁的时候被发现患有糖尿病。根据当时的医学指导，他试图通过饮食来控制这种疾病，但是显然他正在打一场注定会输的战役。1923 年，开始可以得到胰岛素了，他的疾病得到了扭转，他的生命得到了挽救。迈诺特得以继续开展他的研究，1927 年他报告说大量食入肝可以引起骨髓中的红细胞再生。这个发现成为恶性贫血的第一个有效疗法，并为他赢得了 1934 年的诺贝尔奖。

这段趣事轶闻经常被那些反对积极和消极安乐死的人引用，以支持他们"假设一种治愈方法被发现?"的观点。试回应这种发现奇迹般疗法的观点。

3. 在大卫·赖特曼（David Letterman）的脱口秀节目中，排名前十的喜剧中至少有两场源自克沃金的自杀机器（the thanatron）。其中一场对这种设备提出了如下宣传标语：

"Claus von Bulow 说'我如此喜欢它，以至于我买下了一堆!'"
"当我杀掉我自己的时候，我也清理了我的烤箱!"
"难道现在不是你诚实地审视一下你自己可怜、糟糕的生活的时候了吗?"

上面最后引用的一句话指出了减少积极安乐死障碍过程中确实存在的一个问题。我们如何过滤出那些并不是真正想死，而只是一时抑郁的人？大多数患终末期疾病的病人或虚弱的老人都会经历严重的抑郁，在那时他们可能会今天要求进行积极安乐死而明天又反悔。一些流行出版物如《最后出口》(*Final Exit*)[27]只是一些关于“怎么做”的书，它以非常轻忽的方式对待抑郁这种情感。我们可以设想一个正在经历抑郁用这本书作为自杀指南的人。假定我们决定允许积极安乐死，那么为了保护它免遭不当使用，你将采取哪些规则？提出五条这种规则。

4. 当前的诊断技术让母亲可以得到关于未出生胎儿的大量信息。如果诊断测试显示胎儿存在严重的遗传问题，那么医生经常会询问妇女是否要进行流产。这也是一种安乐死的形式吗？

5. 由于我们社会对法律规则的普遍接受，我们可能听到过这样一种观点，即由于安乐死是一种非法行为，所以我们不应该进行安乐死。这种观点合乎伦理吗？解释你的理由。

6. 很显然，个体来到隐藏在一个乡村公园的车中寻求死亡协助的做法是站不住脚的。不过，同样站不住脚的是汉斯·佛洛里昂和伯特伦·哈珀的行为，他们面临着协助爱人死亡的审判。克沃金曾建议为寻求自杀者设立“Obitoriums”，由经过培训的专业人员提供协助自杀服务。为了保护这种体系不变成社会消除弱者和不受欢迎人的方法，你觉得可以采取哪些保护措施？列出四种措施。例如，“如果没有得到两个医生的推荐（其中一个在此前不能参与过你的医疗保健），没有人可以被送进 Obiatry。”

7. 假定祖父的祖父（简称 GG）明天就要死去，但是家庭的三个成员无法抽空出席葬礼，因此死亡时间被再次推迟，这已经是他第六次延长生命了。GG 已经死过一次了，但是由于他当时在一家大型三级医院中，因此当他的心脏停止跳动的时候，医院给他接上了一颗人工心脏，恢复了他的生命。那是大概 50 多年以前的事情了，当时参与的医生和护士现在都已经死去了。

让我们假设 GG 实际上已经 125 岁了，健康状况良好，有社会保障，享受老人保险，因此他没有什么负担。他只有 90 磅重，因此给他吃饭也花不了多少钱。他坐着非常安静，因此他的衣服可以用很长时间，虽然随着时间流逝衣服的风格确实不合潮流。

当我出生的时候，家族决定不给他的人工心脏替换电池，也就是说在 6

月份举行葬礼。我理解做出这个决定并不容易，花了家族大半个下午的时间。许多反对让GG死去的人的理由是他确实健康状况很好，当然是从他的年龄来说。他的心脏很好，只有他的思想已经逐渐退化了。持赞成意见的家属成员以微弱多数胜出，因此注定了GG的命运，但是随后有人提出在场人数没有达到法定人数之前，不能做出任何决定，因此GG又"复活"了。

GG的葬礼在多年里都没有被再次提上日程——不是因为他的健康变得更好，而是因为他的亲属变得越来越少。我父母说，让他死去的决定被推迟可能是由于他从前投资的一小笔钱现在变成了相当可观的财富，而他的最近的亲属侄子，是一个不良人物，不应该获得这些钱。投票结果是让GG继续与我们同在，而他侄子在来年死去的事实显示了这次投票的远见卓识。随着他侄子的死去，似乎没有什么理由延长这位年长绅士的生命了，因此家族召开了一个特别家庭会议。GG变得更健忘了，有时会忘掉吃饭。在做出决定之前，两个正在读医学预科的年轻家族成员说他们认为应该让GG继续存活下去，作为一个老人模范。这种观点的逻辑在那次会议中获胜，GG被允许继续活下去。

那个星期以后，GG摔断了他的腿，被送进了医院，医生和护士开始讨论这个问题。他们认为，只去掉人工心脏中的动力不能被认为是谋杀，因为上帝给他的心脏还在那儿呢。如果他们去掉了动力，然后心脏停止工作了，这是上帝的意愿。

医务人员召开了一个会议，结果认为只有家庭成员才能做出这种决定。这第五次决定"让他死去还是让他活下去"的会议因为另外一个事件而更趋复杂化，即现在刚刚发明了一种新设备，如果安装了这种设备，那么GG的生命将被无限延长，可能会持续几百年。GG问题所面临的这种出乎意料的改变彻底摧毁了整个决策体系。这次会议没有做出决定，因为三个家庭成员说他们无法参加葬礼，虽然我们所有人都知道他们确实可以参加。[28]

在所有关于伦理的案例中，尝试确定决定背后的激励因素的作用是很有用的。分析上述关于GG的这个幻想案例，回答下列问题：

（1）谁是与GG的结局有利益关系的主要各方？

（2）最终决定可能是哪些选择方案？列出三个。

（3）在你上面提出的三个选择方案中，下述各方的激励因素分别是什么？

GG

家族

卫生保健服务提供者

8. 写出符合你对于安乐死（作为一种医学实践）的信念的五种价值声明。

关键词

积极安乐死（active euthanasia）

安乐死（euthanasia）

临终关怀运动（hospice movement）

非自愿安乐死（involuntary euthanasia）

医疗自杀（medicide）

仁慈谋杀（mercy killing）

姑息治疗（palliative care）

消极安乐死（passive euthanasia）

诡辩（sophistry）

自愿安乐死（voluntary euthanasia）

参考文献

1. Derek Humphry, *Final Exit* (Secaucus, NJ: Carol Publishing, 1991).
2. Rita Marner, *Deadly Compassion* (New York: Avon Books, 1993).
3. Jack Kevorkian, *Prescription: Medicide* (Buffalo: Prometheus Books, 1991).
4. Bob Richards, Poem dedicated to the staff of Harbor General Hospital, Torrence, CA, Palos Verdes Estates, CA.
5. Ronald Munson, *Intervention and Reflection: Basic Issues in Medical Ethics* (Belmont, CA: Wadsworth Publishing Co., 1983), 142.
6. Tom Beauchamp, "What Is Suicide?" in *Ethical Issues in Death and Dying,* eds. T. Beauchamp and P. Seymour (Englewood Cliffs, NJ: Prentice Hall, 1978): 97–102.
7. Jack Kevorkian, *Medicide,* p. 196.
8. Arthur Caplan, "Disabled Women Are Victimized by Kevorkian," *Detroit Free Press,* 9 June, 1992, p. 2C.
9. *Notre Dame Lawyer* 48 (1973): 1202–1260.
10. Derek Humphry, *Lawful Exit* (Junction City, OR: Norris Lane Press, 1993).
11. W. J. Smith, "Going Dutch?" *National Review* vol. 46,19 (1994).
12. R. Fenigan, "A Case Against Dutch Euthanasia," *Hastings Center Report* 19, 1989.
13. Brock, D. Voluntary Active Euthanasia in Ethical Issues in Modern Medicine, by Arras, S., Steinbock B. (Mountain View, CA: Mayfield Publishing Co. 1995).
14. Carlos Gomez, *Regulating Death* (New York: Free Press, 1991).

15. Arthur Caplan, "Sledding in Oregon," *Hastings Center Report,* June 2, 1992.
16. *Lee vs. Oregon,* B69 F. Supp. 1491 (D. OR. 1991).
17. Joan Biskupic, "Unanimous Decision Points to Tradition of Valuing Life," *Washington Post,* Friday, June 27, 1997, PAO1.
18. James Rachels, *The End of Life* (Oxford: Oxford University Press, 1986).
19. Betty DeRamus, "Without a Clear Law, We Can't Point Fingers at Assisted Suicide," *The Detroit News,* Sunday, October 1991.
20. Name Withheld. "It's Over, Debbie," *Journal of the American Medical Association* 259(2), 1988: 272.
21. Beatrice Yorker, "Nurses Accused of Murder," *American Journal of Nursing* (October, 1988): 1327–1332.
22. Joseph Fletcher, "The Right to Live and the Right to Die." *The Humanist* 34(4), 1974.
23. Arthur Dyck, "An Alternative to the Ethic of Euthanasia," in *To Live and Die, When, Why and How,* ed. R. Williams (New York: Springer-Verlag, 1974).
24. Sigmund Freud, "Thoughts for the Times on War and Death, 1915, in *Collected Papers,* Vol. IV (London: Hogarth Press, 1925).
25. National Hospice Organization, Standards and Accreditation Committee, *Standards of a Hospice Program,* McLean, VA, 1979.
26. Amy Haddad, "Where Do You Stand on Euthanasia" *RN* (April, 1991): 43.
27. Derek Humphry, *Final Exit* (Eugene, OR: The Hemlock Society, 1991).
28. Robert Francoeur, *Biomedical Ethics* (New York: Wiley Medical Publications, 1983).

第11章

流　产

目的

概括介绍围绕流产问题两种相反立场的性质：支持生命的立场（反对流产）和支持选择的立场（不一定支持流产，但是反对把流产非法化）。

学习目标

阅读完本章后读者应该能够：

1. 区别“人”（human）和“人格人”（person），并了解关于人格标准的争论；
2. 描述生命质量和生命之间的区别；
3. 列举胎儿发育的基本事实；
4. 理解流产问题的社会学；
5. 了解围绕流产问题的宗教观点；
6. 从功利主义观点，阐述流产问题中的权利问题；
7. 列举“自我防卫”论所面临的一些难题；
8. 列举“双重效果”学说的要点，并说明什么时候应用这个学说；
9. 概括介绍“汤姆森类比”的重要意义；
10. 列举宗教自由论点；
11. 从“生活计划”观点解释“支持选择”的立场；
12. 说明环境视角是如何影响你对流产问题的理解的；
13. 解释不合作主义是如何卷入流产的政治争论的；
14. 解释不同类型的流产；
15. 解释为何罗纳尔德·德沃金提出的“悲剧尺度”观点提供了一种解决流产问题的新的、具有更少争论性的方式；
16. 解释在当前关于晚期流产的争论中，为何定义问题很重要。

流产问题

如果男人也处于同样的危险中：如果他们知道他们的腹部将像晚期肝硬化那样肿起来；知道他们必须在将近一年的时间里不能喝烈酒、不能抽烟，甚至不能吃阿司匹林；知道他们将时常遭受昏晕，无法去挤市郊火车。那么我确信怀孕会被归类为一种性传染病，流产将不会比急诊阑尾切除手术更具争议性。

芭芭拉·恩里奇（Barbara Ehrenreich），作家（1991）[1]

我发现极端强调“支持选择”立场——支持妇女拥有对她的身体做出任何她希望做的处理的绝对权力——的人极端自私。实际上，我把这些女性和她们的支持者称为“支持自我”者，而不是“支持选择”者。

迪姆斯·约翰逊（Timothy Johnson）医生（1992）[2]

（在伦理道德的争论中）粉碎敌人已经成为目的，不管何种道德和伦理准则在这个过程中被践踏……成功实际上就是谁能够租赁到最多的学校巴士来把游行者运到华盛顿特区去举行游行。

C·埃弗里特·库普（C. Everett Koop）医生（1992）[2]

如果按照当前的统计数据计算，43%的美国妇女在其一生中将经历一次流产。在美国社会中，流产和离婚一样常见，是乳房癌患者数量的三倍。经历流产的妇女数是获得大学学位妇女数的两倍。不管围绕流产问题存在多少争论，流产对妇女来说是一个非常常见的经历。美国每年大概进行 140 万次流产，其中 89%在 12 孕周之前进行[3]。

在每年进行的流产总数中，44%的妇女有过流产史，82%的妇女未婚或独居。图 11-1 列举了进行流产的主要原因。流产的原因多种多样，非常复杂，从对母亲或婴儿健康的关注到“我看见了孩子傻乎乎的脸庞，我憎恨这张脸”这种荒谬的理由。对一些妇女来说，流产让她们如释重负。对另外一些妇女来说，流产经历则糟糕透了。不管出于哪种理由，进行流产的经历是真实、直接、个人的。这是一个复杂的道德问题，其复杂性远超过两极化的公众争论。有趣的是自从 1990 年以来，美国的流产率持续下降[4]。但是这项统计数字也引起了是什么原因导致了这种下降的争论：是人口学变化的结果呢？是开展流产服务的设施减少的结果呢？还是社会价值观改变的结果呢？

流产理由	
● 生活计划选择	76%
● 关系问题	51%
● 单亲状态	51%
● 胎儿健康	13%
● 母亲健康	7%
● 强奸乱伦	1%

图 11-1

什么是流产？流产一般有两种常见技术。一种是子宫吸引或真空吸引，用器具把宫颈扩大，把一根管子插进子宫，然后吸出子宫里的内容物。另外一种称作扩宫刮除术，与第一种方法的区别是它不是把内容物吸出来，而是用外科器械把内容物刮下来。后期流产较少见，一般通过盐水注射引导流产。虽然非常罕见，但是剖腹产术有时也被用来进行流产。

近来，关于晚期流产的方式问题有过非常激烈的争论。在许多这些争论中，辩论双方甚至都没有决定如何给流产方式命名。“支持选择”立场的提倡者赞成使用“完整的扩宫和刮除术”，“支持生命”立场的提倡者使用“部分出生流产”这个名词。估计美国每年大概进行600例晚期流产（孕期最后3个月），大多数都是因为存在致命的畸形或者母亲的健康存在危险。美国医学会支持对这种流产进行限制，因为它从来不是唯一合适的医学措施，也从来没有在同行评议的医学文献中出现，从来不是一种被承认的医学实践。

法律争论

在1973年之前，除非母亲的生命处于危险之中，否则流产在美国的每个州都是法定罪行。在“Roe 诉 Wade”判决中，最高法院根据《宪法第十四修正案》下“自由”条款派生出的隐私权，判定妇女有决定是否流产的合法权利。不过，这种权利不应被认为是不受限制的，最高法院也承认各个州在保护健康、产前生命和医学实践标准方面的立法权力。

最高法院的判决平衡了妇女和州的利益，在孕早期允许妇女有更大的行动自由，而当胎儿已经得到充分发育之后则州拥有更大的权力对流产事宜进行管制。在判决中，最高法院把孕期分为三个阶段（每个阶段各有12周）。在第一阶段中，各州对这个过程几乎没有什么干预的权力，是否流产由妇女和她的医生决定。在第二阶段中，各州的权力增加了，至少在保护妇女的健康方面具有更大的干预权力，也只有这些规章才是合法的。对那些认为人类生命自**快速发育期**（quickening）——通常发生在第二阶段——就已经存在的人来说，这种做法是有些问题的。他们反对这个阶段流产的观点之一是认为胎儿，特别是经过快速发育期的胎儿，已经是“人”了，因此应该得到《第十四修正案》的保护。但是，最高法院则认为“人”这个词历来只用于出生后的人类。第三个阶段从孕28周开始，最高法院允许各州把兴趣转移到对胎儿的保护上。从孕28周开始，胎儿在子宫外也已经可能存活，因此各州的主要兴趣放在了保护这种潜在的生命上。最高法院认为一旦胎儿能存活，那么就不应被流产，除非流产是保护妇女生命所必需的[5]。

在“Roe诉Wade”案中，法院的判决引起了公众疾风暴雨般的争论，因为市民和州立法机关都试图理解判决的含意，试图抵制或者拥护判决的潜在后果[6]。有一个重要的案例明确了在第一阶段，保护妇女的权利是首要的，这是1976年的“Danforth诉中部密苏里州计划生育机构”案例。在这个案例中，最高法院重新审查了一项法定条款，这项条款要求在为妇女进行流产手术前，必须获得她丈夫的允许；如果还未成年，则必须获得她父母或监护人的允许。法院认为这项条款是违反宪法的，因为它加强了在第一阶段进行流产的限制，而在这个阶段是否流产的决定应该由妇女和她的医生做出。对于未成年人，法院则认为她们和成年人一样，也拥有宪法所赋予的隐私权，虽然保护范围可能有所不同[7]。

“Roe诉Wade”案的判决给妇女提供了一种流产权利，这种权利从本质上来说是一种消极的权利，只确定了妇女在流产问题上免受干扰的自由。这种自由从某些方面看有点像所有人都平等拥有对自己的身体做或者不做什么。不受干扰的权利本身并没有创造其他人提供流产方式的相应义务。这一直是支持生命和支持选择两派的重要论战场所。1976年，议会颁布了《海德修正案》，限制用老人保险基金资助流产。在受到质询后，《海德修正案》进行了修改，允许在如果全程怀孕可能会危及母亲的生命或者是在乱伦和强奸中怀孕的情况（并已经向有关的政府机关报告）下，老人保险可以为流产提供资助[8]。

支持生命派从《海德修正案》中得到了鼓舞。他们继续发动战役来攻击那些支持流产合法化的政治家。这项修正案的批评者认为，虽然流产还是合法的，但是它似乎已经成为了富人的特权。他们质问，如果妇女太穷而不能支付必需的流产服务费用，那么流产“权利”又有什么意义呢？当提出这个问题的时候，批评者是基于公正准则呼吁大家思考这个问题。相应的，他们认为，通过保证对必要服务的可及性来确保个人权利的价值是一个公正社会的责任。得克萨斯州麦卡伦市一个名叫罗莎拉·吉米内兹的妇女的悲剧性死亡强烈地反映了这个问题的现实性。罗莎拉 27 岁，是一个 5 岁小孩的母亲。由于不能得到穷人保险对流产服务的支付，她在当地一个非法为人堕胎处痛苦地死去。自《海德修正案》通过后，她是第一个有记录地死于非法流产的妇女。

在对诸如“Webster 诉生殖卫生保健服务”案件的判决[9]中，法院认为各州可以禁止公共雇员和公立卫生机构开展或者协助开展非治疗性的流产，这个迹象表明最高法院在流产问题上转向更保守的立场。这些判决使得支持生命派觉得最高法院有望在将来进一步消融其在 1973 年“Roe 诉 Wade”判决中的立场。

1988 年 1 月 29 日，布什政府取缔了大部分通过联邦资助来提供流产协助或者咨询的计划生育诊所[10]。这个压制性命令成为了卫生保健行业关注的一个主要伦理问题，因为在医生和病人之间介入了政府。行业开始质问这种人为障碍对知情同意原则和医生或病人的自主有什么效果。作为对这项政策批评的回应，议会通过了一项法案，允许流产可以作为一种选择。不过，这个法案被布什总统否决了。克林顿总统任期的首批行动之一就是签署了一项行政命令，部分推翻了前总统的压制性命令，取消了对联邦资助的研究项目对胎儿组织使用的禁令，并命令重新审查对法国堕胎药 RU 486 的禁令。克林顿政府取消了原先对计划生育中心（提供流产咨询）接受外界援助所设置的障碍，并终止了原先对海外军事医院不得执行流产手术的禁令，只要不是公费手术，海外军事医院就可以执行流产手术。1992 年，美国哥伦比亚地区巡回上诉法院的一个专家小组驳回了布什政府发布的压制性命令。上述法院专家小组认为政府行动不当，没有经过传统的公众评论期就发布了这项命令[11]。

流产问题将会被继续激烈地争论，甚至可能变得更加火暴，因为各种立场不断地被陈述和重新陈述，对他人观点的耐心和容忍在减弱。当更多传统的改变法律或思想的方法被穷尽之后，不合作主义、骚扰、故意破坏等行为在整个国家中变得越来越流行。

"Roe 诉 Wade" 判决的主要框架还在起作用，还是当前适用的法律，虽然有些人担忧里根和布什政府所任命的法官将试图重启这个案例，对这个问题进行重新思考。论战双方都有大量的支持者，没有一方能够获得明显的胜利。有时获得政治权力一方所发布的命令往往在政治形式发生逆转时被另外一方推翻。

近来围绕此问题的暴力冲突不断升级，伴随着医生、护士和旁观者的死亡，这对各方都不是好事[12]。支持生命方声称越来越少的医生愿意开展流产服务，而如果实际上这是由于医生害怕他们自己或家属会受到身体伤害，那么支持生命方获得的胜利在道德上是空洞的。从另外一个方面来说，如果假借隐私原则，因不喜欢胎儿性别的原因而决定流产，则也使得人类生命平庸化，这种做法同样不具有很高的道德立场。在经过 20 多年的政治和法律争论之后，必须认识到流产问题不是可以通过法律命令或政治运气的转变来决定的。只有我们最终持有相同推理方式，我们才能缝合双方的伤口。如果任何一方要想真的赢得论战，那么这种胜利也应该是道德观点本身的胜利，而不是因为在某一天某一方能够强迫公众意见而获得的。

道德问题

流产问题涉及的许多概念和安乐死问题、残疾婴儿问题所涉及的概念是一样的。这些问题中，都存在对人性、生命神圣性、生命质量、自主权以及仁慈等问题的争论，也涉及一些更大的概念如自由和社会稳定。卫生保健专业人员经常处在一种必须在这些概念中做出决定的情况，更普遍的情况则是其他人用这些概念做出决定。其他人做出决定不意味着卫生保健专业人员可以忽略这些问题，因为他们往往必须执行这些决定。因此，即使我们在决定过程中不扮演什么角色，也需要在各种道德上存在冲突、情感上让人伤心的行动之间做出妥协。

两种立场

支持生命立场：反对流产，相信流产是谋杀，应该被禁止。

支持选择立场：相信流产决定是一种个人自由，因此应该是合法的。

在支持选择立场下可能还有两种子立场：

1. 可能相信流产是错误的，但是不管何种原因，流产是一种应该由个人自己决定的事情。流产问题是个人决定问题。

2. 可能相信流产根本就没有错，或者认为虽然流产是错的，但是其他方面的原因使得流产的决定正当合理。

生命神圣性论点

生命神圣性立场的最基本观点是“胎儿也是活人，因此杀害胎儿是错误的”。不过生命神圣性论点一般也允许例外情况的存在。比如自我防卫就是“不可杀人”教义中一种被广泛接受的例外情况。一般，持这种立场的人认为如果某人打算要杀你，而你能救自己的唯一途径是先杀掉这个人，那么这种防卫行动是正当合理的。一些人用自我防卫论点作为理由来解释在母亲由于怀孕而生命受到威胁的情况下流产是合理的。其他人则反对这种解释，指出只有当攻击者是蓄意要杀害你时，自我防卫才得到允许。如果一头饥饿吃人的狮子正在攻击你，你把其他人扔在狮子前进的路上来满足它的肚子从而让自己逃脱被吃命运的做法是不能被允许的。

根据神的旨意或者共同的集体决定，人类生命被认为是神圣的，或者至少是不可侵犯、不可被剥夺的自然权利或人权。下面的问题似乎比较奇怪，但是当我们说“人”时，我们到底所指为何呢？有人认为人的本质是拥有人类生命的遗传代码。也有人反对这种观点，指出遗传代码不足以构成人性，就像橡树果拥有和橡树一样的遗传代码，但是我们不会混淆这两者。这种争论提出了如下问题：“是否可以因为某个实体拥有变成人的潜力就给予它人类所拥有的同样权利？”即使我们接受胎儿是人这种观点，我们一般也会根据人年龄的不同而区分他们拥有的不同权利。一个 12 岁的孩子不拥有驾车的权利，虽然他肯定具有拥有驾车权利的潜力。儿童也不具有饮酒、吸烟或者观看分级为 X 的电影的权利。我们一般也不给我们的孩子美国总统所拥有的权利和特权，即使我们说他们也有潜力成长到获得那个位置。

遗传代码观点还有其他一些问题。唐氏综合征患儿拥有和其他人类不一样的遗传代码，实际上这种不同的代码是他们病症出现的原因。那么这是否意味着他们不拥有生命的权利呢？支持生命派可能回应说，遗传代码是实体拥有生命权利的一个充分但不是必要的条件。因此，其他实体也可以有生命权利，但是一个拥有人的遗传代码的实体，不管存在何种变异，毫无疑问拥有这种权利。

另外一个问题则是什么时候生命权利开始存在？生命权利是从一怀孕开始就存在吗？还是从可测得脑波出现开始？从快速发育期开始？从具有外部生存能力开始？还是从它进入外部世界（出生）开始？图 11-1 列出了胎儿发育的不同阶段。

人类胚胎发育的阶段

- 受精阶段：精子通常在交合后 22 小时进入卵子内成为配子，父系和母系染色体结合在一起形成一个新的基因型；
- 种植完成：在大约第 14 天的时候，合子在子宫壁着床，进入一个被称为胚胎的阶段；
- 胎儿：在第 8 周的时候第一个神经细胞开始分化。这时候胚胎被称为胎儿；在出生前将一直沿用这个称呼；
- 形成人形：这个阶段大约发生在 12～16 周。这个阶段的胎儿对刺激会有反应，可能可以感觉到疼痛；
- 快速发育阶段：发生在大约第 17 周到 20 周之间；
- 体外存活能力：在现代技术条件下，体外存活能力在第 22 周到 24 周就开始具备了；
- 出生：通常发生在 9 个月时。

图 11-1

胎儿发育过程

回答下面一系列问题需要先讨论胎儿发育的客观过程。精子和卵子的结合产生了我们所称的**孕体**(conceptus)。这时候，这个合子(zygote) 就已经具有了决定胎儿性别、头发颜色、皮肤肤色和其他各种特征的基因序列。大约 2

至3周的时候，合子在子宫壁上着床，这时就进入了被称为**胚胎**(embryo)的阶段。支持选择派经常指出这个发育阶段的胚胎和我们所称的人是非常不相似的，它看起来就像一条尾巴和腮一样。支持生命派则会很快地指出，把道德判断建基于外表是一种非常危险的道德立场，无论如何，胚胎都是一个人。

在大约8周时，我们开始称这个实体为**胎儿**(fetus)，这个词将一直被沿用至它的出生。在发育的第二个“3个月”阶段，正常的胎儿将开始活动，母亲将能感觉到这种活动，这段时期即所谓的“快速发育期”。人们曾经认为在快速发育期胎儿获得了灵魂，但是考虑到这个时候胎儿没有发生重大的医学改变，大多数人不认为能够感受到胎儿活动的这个时段与流产问题有重要的关系。到第5个月，从神经学上来看，胎儿已经能感觉到疼痛，因此至少从这个时候我们可以把它归为能感觉到疼痛的动物了。从第6个月开始，胎儿就具有潜在的外界存活能力了，有可能在脱离母体的情况下存活。从神经学上来看，胎儿在最后的“3个月”发育阶段也已经发展出了最小限度的意识。

出生通常发生在9个月之后，但是这个时候婴儿还是完全依赖于母亲，或者至少部分依赖于母亲。支持生命的理论家认为出生前的胎儿和刚出生的婴儿没有什么区别。对此支持选择派需要提出一种观点来解释为何新生儿拥有生命权利，而为何出生前5分钟的胎儿没有这种权利。由于在胎儿的整个发育过程中，改变是如此渐进，因此很难具体指定某个阶段来清晰地区别出“人”和“还不是人”。

杀人和自我防卫

到目前为止我们的讨论都假定杀人总是错。但是“杀人总是不可接受”这种说法并不总是对的，因为存在被广泛接受的例外情况，即自我防卫。如果某人要杀你，而你救自己的唯一途径是先杀掉他，那么这种杀人是允许的，至少对大多数人来说如此。有人相信这就意味着，当母亲因怀孕而生命处于危险中的时候，流产是允许的。其他人则指出，只有当攻击者是有主观故意要杀你的时候，自我防卫杀人才是允许的。例如，你不可以杀掉一个因为偶然事件威胁到你生命的无辜的人的生命。你也不能为了救自己而把无辜的人强推到一辆超速行驶的汽车前面。

对这些行动的道德评判来源于大多数行动具有的“多重性”。当打开一盏

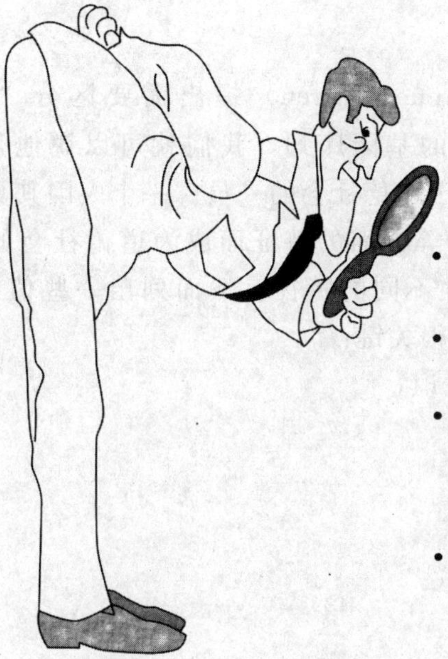
• 所选择的行动必须是好的或至少道德上是中性的。
• 好处必须不应是有害效果的结果。
• 害处必须永远不是蓄意造成的，只有当它是随蓄意造成的好处而来的时候才可以被容忍。
• 好处必须超过坏处。

图 11-2　双重效果理论

灯时，我不仅仅是给房间提供了照明，可能还是发出了某个信号、测试电力是否正常，或者其他很多很多事情。面对这种具有不止一个意义或后果的复杂行动应该如何处理呢？一种尝试是把人类行动看作具有“多重性”。双重效果(double effect) 原则理论由哲学家托马斯·阿奎奈提出。这个理论要求我们把行动的主观故意结果和其他非主观故意结果区分开来。这种理论已经被用来说明在某些母亲生命受到威胁的情况下允许胎儿死亡行为的正当合理性。卵巢癌病人有时需要接受子宫全切术，而这种手术显然会导致胎儿的死亡。需要指出的是，手术的主观故意是拯救母亲，而不是杀害胎儿。还需要指出的是，根据这种理论，如果这种拯救母亲的流产程序牵涉到对胎儿的直接杀害，那么也是不被允许的。只有当挽救母亲生命的手术程序是胎儿死亡的间接原因时，这种做法才是允许的。图 11-2 列出了双重效果原则的标准。

"人"或"人格人"

玛丽安·沃伦（Mary Anne Warren）提出需要区分"人"和"人格人"[13]。只要某实体具有人类的基因序列，我们就可以说他是人（human）；而人格人（person）则指他属于道德社会的一员。一个人因其具有道德社会所承认的道德身份，特别是权利等方面的特征而成为道德社会的一员。对于界定某人是否具有人格存在各种不同的特征。下面列出一些值得考虑的特征，这些特征对于是否具有人格都很关键：

1. 对客观物体和事件的意识；
2. 感觉疼痛的能力；
3. 推理能力；
4. 自我激励活动；
5. 交流能力；
6. 自我的概念。[14]

虽然人与人之间在上述各特征方面可能都有所不同，但是上面给出的特征似乎囊括了大多数人对人格的理解。我们脑子里有哪种推理过程呢？一条狗在交叉路口的时候可能会选择一个方向而不是另外一个，因此它也使用了某种推理过程。难道我们也希望把狗看作人吗？一些动物权利理论家提出了一个奇怪但是可能正确的观点，即一些成年哺乳动物拥有生命权利，而人类胎儿则没有。需要注意的是，在上述标准下，因受损伤而无法进行推理的人类也不能被看作是人了。重要的一点是，我们很难提出一种把胎儿看作人而不把动物看作人，或者把动物和永久昏迷者排除在人之外而没有把胎儿排除在人之外这样的标准。

那么自我激励活动又是什么情况呢？很难想像任何拥有道德地位的生物却不会指导自己的行动，或者至少它应该有这样做的动机。从另外一个方面来说，我们可以认为只要生物能感觉到疼痛，那么如果它是无辜的，它就不应该遭受不必要的疼痛。

对实体交流能力的要求是一个相当严厉的标准。新生儿不能进行真正的交流，因此如果这条是人格的必要条件，那么甚至连杀害婴儿的行为也将是可以允许的。一些哲学家如迈科·图利（Michael Tooley）[15]认为杀害婴儿的行为是允许的，因为新生儿没有自我的概念。图利主要考虑的是有缺陷的婴儿，不过，上述最后两个标准显然存在问题。

有人可能会反对这种列出人格标准的做法。不管如何，这种只给具有某些特征的人赋予道德地位的做法在历史上曾经导致种族主义、男性至上主义和宗教不容忍。但是人们也可以说，历史上这些问题是种族、性别和宗教信仰没有和实体的合理分割相匹配。那么，问题就不是因为有标准，而是因为有了不好的标准。需要指出的是，成年人类，不管什么种族、性别和宗教信仰，确实都满足这些标准。此外，除非我们打算成为**种族主义者**(speciesist)，强制给人指定道德身份，否则我们就必须提出人格标准。不管如何，我们可以设想，在未来某一天我们会遇到不具有人类遗传代码的外星人，而我们可能希望给他们赋予人格。

沃伦并没有提出人格要求满足上述所有特征。前三项或四项特征可能就已经是充分的了。我们应该指出，事实上孕体不满足上述任何一个标准。一个胎儿有可能感觉到疼痛的最早时间是第8周，因为这时脑部活动可以被探测到了，而感觉疼痛涉及脑部活动。但是这并不意味着一个8周大的胎儿能够感觉到疼痛。8周只有可能是感到疼痛的最早时间。在胎儿出生之前，其他特征一般都不存在。

生存能力观点

沃伦没有提到的另外一个人格标准是**存活能力**(viability)，主要关注生物独立性方面的特征。有人认为只有当胎儿能够在母体外存活才具有道德身份。这种观点的思想是人格要求实体具有某种不依赖他人的独立性，特别是独立于母亲。由于胎儿依赖母亲才具有其身份，因此随之而来的推论就是母亲对于是否让他存活具有最终决定权。不过，一旦胎儿获得了外部存活能力，母亲就不再对胎儿具有独占性的权力了。实际上，各州可能在关注是否出现可存活的胎儿方面具有强制性的利益。这种观点的推理过程是，一旦胎儿能够存活，它就不再需要完全依赖于某个特定的母亲，因此如果其他人希望从原来的母亲那里接过让胎儿存活的负担，那么他们应该被允许这样做。考虑到有大量的人在收养孩子问题上碰到的困难，这种观点不是没有优点。如果其他人希望照顾和抚养一个婴儿而不是让它被流产，则很难想像谁会反对这样做。

反对用存活能力作为人格标准者认为存活能力随不同时间、不同地点而有所不同。这是指随着医学技术的发展，判断胎儿是否能够存活会有不同标准。更麻烦的是这样一种现实，即一个胎儿在美国的一家大医院里将成为一个“人格人”（能够存活），而在一个没有先进医疗设施的发展中国家则可能就不是一个“人格人”（不能存活）了。人们可能会奇怪为何人格的不同概念会引起这么多问题。毕竟人格不是一种自然属性，不像我们可以从食盐中鉴别出钠那样。人格是一种道德属性，这意味着是否给予某实体这种属性是由人们决定的。此外，不同地方存活能力不同有什么不对吗？在各个时期，在世界的各个地方，都有人因为缺乏医疗设施死去。事实上，这也是某种存活能力。在某些婴儿死亡率很高的地方，通常到 3 岁后才决定是否给予婴儿人格，这时候才给婴儿取名。如果把婴儿看作人，那么它死亡带来的情感冲击会比不把婴儿看作人更大，从这个方面看，这种做法也是有某种可取之处的。

有一些哲学家相信流产问题不仅仅牵涉人格问题。朱迪思·汤姆森（Judith Thomson）认为，即使我们给胎儿以人格（她并不愿意这样做），流产可能还是可以允许的[16]。汤姆森使用了类比思考实验的方法。她建立了一种场景，然后引导我们达到她想要的结论。然后她向我们显示对流产问题的观点应如何遵循这种同样的推理方式。类比方法是非常强有力的，因为它只要求我们同意保持连贯性。你可能会发现这些论点让人生气，同时也发人深省。如果只考虑逻辑联系，下面的类比颇具价值，即使它不那么让人信服。

小提琴家的类比

汤姆森让我们设想有一个著名的小提琴家，他的肾逐渐失去了功能（图 11-3)。她让我们继续设想，有一个音乐爱好者协会决定在午夜绑架你，把你连在小提琴家身上 9 个月左右，直到找到一个捐肾者。汤姆森问我们是否觉得有义务和小提琴家在一起 9 个月还是我们觉得从小提琴家身上脱开在道德上是被允许的？她估计我们的答案会是允许把我们自己从小提琴家身上脱开，因为我们对自己的身体拥有权利。如果把这个情景应用到流产问题上，那么答案也是很清晰的。如果把自己从小提琴家身上脱开是道德上允许的，那么根据同样的推理，流产应该也是允许的。即使我们认为胎儿是一个“人”，情况也是如此。

人们可能争论说，这两者存在不可类比的地方，因为怀孕与绑架不同，怀孕是自愿的。确实不够公平。不过，被强奸后怀孕的情况呢？强奸从定义上看就是非自愿的，然而许多人认为被强奸怀孕后流产与自愿怀孕后流产一样是错误的，因为这不是胎儿的错，它是被非自愿带来的。因此，这些人肯定同意和小提琴家连在一起达 9 个月。一些人愿意忍耐，但是其他很多人则不愿意。不过，要注意的是，如果我们不愿意忍耐，那么我们也就必须同意至少在一种情况下其他考虑可以凌驾于人格考虑之上。这一点是非常关键的，因为它为支持选择派提供了一个“楔子”，使得他们可以在“无辜者拥有生命权利”这种牢不可破的论点中打开一个例外情况的缺口。一旦我们接受这种例外，那么只要同样的推理过程继续下去，我们也将被迫接受其他例外情况。

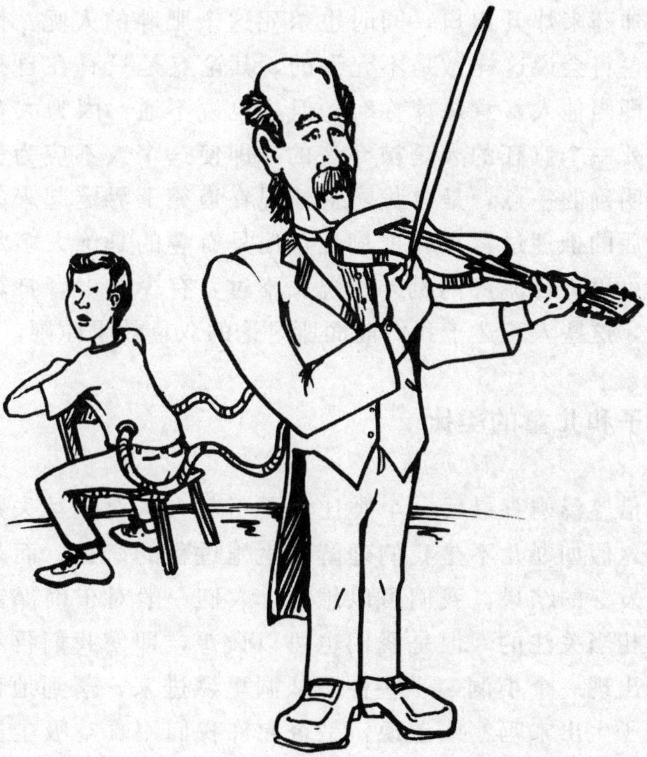

图 11-3

快速成长儿童的类比

这个类比试图引起大家对母亲因怀孕而处于危险中的流产问题的注意。设想你处于某个屋子中，屋中有一个快速成长的儿童。实际上，这个儿童成长得如此之快，以至你发现他堵住了屋子的出口，你们处于被窒息而死的边缘。你存活的唯一途径是杀死这个儿童。与上一个类比一样，汤姆森再一次给出了我们的答案：我们将会同意在这种情况下杀死儿童是被允许的。这样，我们对剥夺无辜者的生命权利又有了另外一个例外情况。这个情况是有问题的。我们真的可以接受杀死一个无辜者来挽救自己的生命吗？试考虑另外一个情况。你发现自己被困在充满洪水的地道中，唯一的出口被一个肥胖的人卡住了。洪水最终会把他挤出去，但是那时你已经被淹死了。那么你是否有权利使用炸药来炸开出口，同时也杀死这个肥胖的人呢？许多人，即使不是大多数人，将会说这样做是不允许的，其论点是只有在自我防卫时才有杀人的权利，即当他人蓄意杀掉你时。但这也说不通，因为大多数人认为在自我防卫中杀死一个疯狂的人是被允许的，即使这个人不应为他的疯狂负责。在这里唯一明确的一点，是自我防卫情况在道德上界定起来并不清晰。尽管自我防卫背后的推理过程存在模糊性，但是有趣的是绝大多数人把挽救母亲生命看作是可以进行流产的例外情况。不过，有少数声音打算区分母亲所处的不同危险，这些人着迷于我们前面所讨论的双重效果原则。

地毯上的种子和儿童的类比

我们借鉴汤姆森最后一个类比是要引起大家对避孕失败情况的注意。试设想一下，假如婴儿不是我们理解的生殖过程的产物，而是空气传播的种子在地毯上发芽的结果。我们可以想像，人们一般对于确保窗户玻璃处于完好状态还是相当关注的。但是我们也可以设想，即使我们再小心，某块玻璃还是可能会出现一个小洞，一些种子从洞里飘进来，落到地毯上。我们有义务把这些孩子生出来吗？或者说，是否允许我们用真空吸尘器把地毯上的种子吸掉？（图 11-4）汤姆森认为应该允许用真空吸尘器把种子吸掉。正如我们上面已经指出的，这个类比指的就是避孕失败。

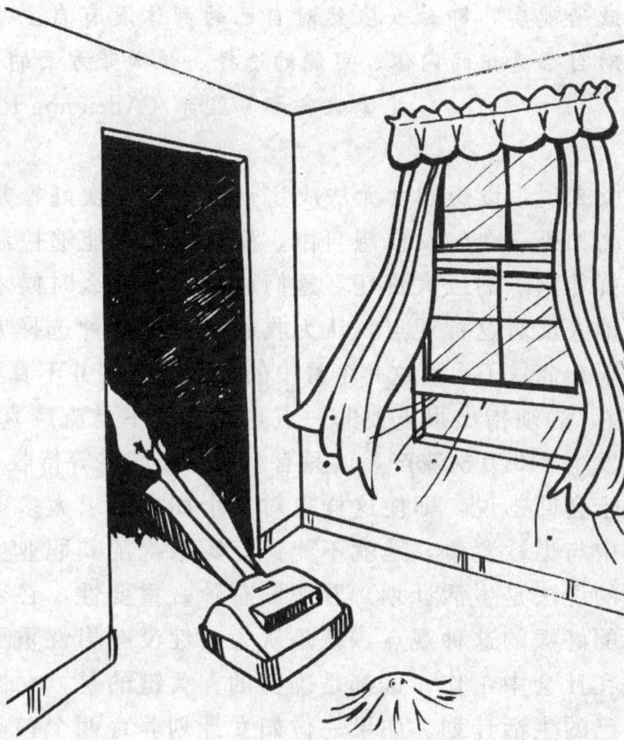

图 11-4

如果倾向于同意把地毯上的种子吸掉，那么他应该也会同意在避孕失败的情况下可以进行流产。这里的思想是，如果我们已经采取了合理的预防措施，那么我们不需要为意外的怀孕负责。从这里我们可以想到另外一个更大的问题，即妇女的选择问题，支持选择的理论家们的论据很大程度上来于这一点。

妇女自由和生活计划优先的论点

在美国中产阶级中，一种“生活方式选择”的说法掩饰了内在的事实：即美国和世界上其他地方一样，妇女在是否要孩子这个问题上所具有的表面“选择”权利实际上还是取决于远非中立的男性立法者、法学家、男性医学和药学人员、有钱的院外游说集团以及天主教的高级教士等方面的意愿；也取决于这样一种政治现实，即妇女依然对自己的身体没有自主决定的权利，大多数依然活在对自己真正的肉体、可能的选择、性欲等方面的无知之中。

艾德里安娜·里奇（Adrienne Rich），(1929)[17]

对许多妇女来说，设想妇女无法决定是否继续某次妊娠是一件不可思议的事。她们认为如果一个妇女要想自由，那么她必须能够控制自己的生殖过程。而考虑到抚养孩子的巨大责任，她们可以决定什么时候才进行妊娠是非常关键的。其他人反对这种观点，认为收养是另外一种选择方案，这样妇女的义务就只剩下9个月了，而这9个月中的大部分时间并不真正地妨碍一个人的生活。（不过，必须指出很重要的一点，即收养不是流产真正的替代方案，因为每年大约发生140万次流产，而只有5万对夫妇在等待收养孩子）但是支持选择派的人士会回击说，即使这样也对一个妇女要求太多了。如果妇女要想在工作环境中与男性竞争，她就不能让妊娠来扰乱其职业生涯。把女性的职业（更一般的说法是生活计划）看作没有什么重要性，必须让位于偶然而自己并不想要的妊娠的这种观点，就是认为女性没有男性重要。不管女性在家里工作还是在社会中工作，这都是确实的。关键的是，女性应该可以像男性那样控制自己的生活计划。如果一位妇女计划养育两个孩子，那么强加给她第三个孩子就侵犯了她选择自己生活计划的权利。基于这一点，许多妇女说如果男人也能怀孕，那么就根本不会有关于流产的争论。

在这个问题上，支持生命派不认为女性可以“就说不”。女性不一定非要有性活动。事实上，他们认为流产问题的根源正是现在对性的态度。需要注意的这是另外一个充满强烈和深层次争论的问题。对这个问题的争论主要围绕的是对“性”的不同思想，这种思想最终来自个人的宗教信仰或者心底最深处的道德信仰。我们将在本章后部分讨论这个宽广的命题，现在我们必须指出的是，即使是结婚妇女照样也希望能够选择什么时候怀孕。

有些人认为我们对避孕失败的各种可能性考虑的太多，并认为如果女性只对避孕负责，那么就不存在问题。这种观点的问题在于即使是药丸有时也会失效。进一步说，许多妇女要么根本就没有服药，要么被建议不要连续服用药丸超过5年。其他避孕方法的效果都没有用药丸好，因此意外妊娠肯定是会发生的。我们也必须记住我们正在对人们提出什么要求和希望。我们正在要求他们在充满大量不合理性的环境下做出完美、合理的行动。当然，我们的年龄越大，这个问题也就越不是问题，但是流产不仅仅是成年人的问题，对未成年人来说这才是最悲惨的问题。根据艾伦·哥特玛琪研究所（Alan Guttmacher Institute）的数据，超过 25%的流产发生在青少年身上。超过 60%的流产者年龄低于 25 岁。

从这个方面我们必须理解为什么会有那么多流产。例如，以很多典型的儿童第一次性经历为例。许多时候，性关系并不是原本安排在晚上活动日程上的，但是当活动的气氛变得十分热烈和沉重的时候，许多青少年就无法拒绝地发生了性关系。由于发生性关系并非事先计划好的，因此青少年也就不太可能事先想好要带避孕用品。我们必须再次指出我们在要求儿童什么：我们要求他们在不熟悉的环境中做出完全理性的行为，而在这种环境中他们身体的激素分泌则反理性而行。现在我们可以说，如果我们给所有青少年提供避孕用品，以及在他们有性能力和倾向之前就进行性教育，那么确实可以部分解决这个问题。但是许多流产的反对者，即使不是大多数，反对这种做法，认为这种做法鼓励了男女乱交。

不管在何种情况下，我们都不应该认为对怀孕的恐惧可以在很大程度上预防男女乱交。我们也应该对“如果你要玩，就需要付出代价”这种想法做出回应。这种想法的意思就是如果你同意发生性关系并因此而怀孕，那么这就是你应得的。道德哲学里没有这种“惩罚”的想法，从社会的观点来看，这种观点显然也是没有意义的。我们应该把孩子看作是惩罚吗？有人认为抚养孩子的任务太困难、要求太高了，因此很难把这种任务交给一个被认为是不负责任的人来承担。没有人认为“婴儿应该有婴儿”，但是问题是如何预防这种现象的出现。基于众所周知的未成年单亲母亲的贫穷循环，支持选择的理论家们认为最重要的社会问题是青少年怀孕，而不是流产。关键问题围绕的是我们总的生活质量，而不是生物学存在。例如，有数据指出，在女性有过流产的家庭中，62%的家庭收入显著低于贫困线。因此，如果这些孩子出世，他们只能在困难的环境中成长，使得他们的父母脱离贫困的努力更加困难。

支持选择派担忧的是，如果认定流产为非法，那么“秘密非法的流产”将不可避免。如果女性不能对自己的生殖进行基本的自主控制，那么她们的生活质量也将令人担忧。另外一方面，支持生命的理论家则把这个社会问题只看作是现代社会蔓延的不道德性的另外一个表现。支持生命的理论家认为，孩子在一个贫穷的家庭中也是很可能“体面地”成长的，反对这一点的人属于“精英论”者。支持生命派把生育中的自主要素更多地看作是一种“方便”，而不是比胎儿存活更优先的生活计划。从对女性生育自主价值看法的根本不同，我们可以很清楚地认识到，我们真正面对的是来自深层次的道德信仰的不同。支持选择派认为通过个人生活计划的发展来达到自我实现是最重要的；而支持生命派则指出人类“生物生命”的神圣性。正是这种基本信仰的根本差异，所以流产问题在政治斗争中所体现出来的激烈情绪就可以理解了。

政治策略：诊所中的文明不抵抗主义

1993年3月，麦克尔·格里芬（Michael Griffin）在佛罗里达州一个流产诊所外开枪射杀了流产医生大卫·甘（David Gunn）。这种极端的行动震惊了整个美国，也震惊了论战双方。但是鉴于对流产问题争论的激烈程度，这种行动是完全可以预料的。双方的立场以及不断升级的互相讽刺不太可能发生改变，这为更激烈的行动提供了舞台。不管我们如何评价麦克尔·格里芬这种人，他的结论是非常容易理解的：如果完全确信胎儿是人，且如果几百万这种人被杀害了，那么只要从功利主义的推理就可以得出这样一个结论，即杀掉一个人来拯救几百个人在道德上是站得住脚的。兰德尔·特里（Randall Terry）是支持这种推理形式的人之一，他是一个军方反流产组织“手术拯救”（Operation Rescue）的负责人。在听说了格里芬的行为之后，他说：“我们不会对这个人的死亡感到愤怒，今天其他4000个死于流产的珍贵人命（胎儿）也不会对此感到愤怒。”[18]

大多数人从格里芬的行动中都发现了一种明显的矛盾。因为其他人杀人，所以把他们杀掉，那么自己也就牵涉进了杀人这种行为。我们也必须注意到，格里芬并没有采用功利主义的推理，他行动的基础是圣经的戒律。当《时代》杂志用“不可杀人”作为这个故事的标题时，编辑显然是要引起我们的矛盾感[19]。圣经戒律是明确的；并不能拿更大的利益作为例外的借口。

虽然支持选择派到目前为止还没有采取激烈行动来保护选择的权利，但是不难设想，当另外一方变得越来越激烈的时候，他们很快也会做出类似的反应。显然，我们所需要的是呼吁双方的容忍，对于为什么对流产的不同态度会导致这样一种情感上的不认同获得更深的理解。

人们为了他们的信仰而采取行动的力度有多种：

1. 有些人持支持生命或支持选择立场，但是并不努力去促成自己立场的胜利；

2. 有些人试图通过法律来支持或反对流产；

3. 有些人愿意参与和平抗议；

4. 有些人愿意参与暴力来改变行为或信仰；

5. 有些人相信谋杀或者恐怖是对某些政治问题的适当回应。

尽管不能完全消除流产，支持生命派还是通过很多努力试图减少流产数量。1980 年《海德修正案》取消了政府老人保险计划对流产的资金支持，其理由是既然支持生命派的人们也上交了税收，他们就应该有权利为了道德目的限制这些钱的用途。其他也有一些被称为“言论压制规定”的措施。在克林顿成为总统并取消这个规定之前，医生们被禁止向怀孕妇女提供流产服务是处理怀孕问题的可选措施之一。在将来我们可能也会看到，随着支持选择派或者支持生命派政治家的上台或者下台，不同的法律会生效或者失效。

传统主义与现代主义

流产问题是有着不同世界观的人们之间最明显的冲突表现。曾经有人做过研究，分析支持生命派或者支持选择派的活动分子的社会背景情况，结果是相当具有启迪意义的。支持生命派往往更传统，更笃信宗教。他们相信，如果不仅仅是为了生殖的话，性关系应该被保留到结婚后才发生。支持选择派则往往没有那么传统，也没有那么笃信宗教，收入往往更高一些，更重视职业生涯。他们也往往相信性是自我的自然表达。众所周知，在保守的传统主义者和自由的现代主义者之间存在冲突。前者对偏离传统表示怀疑，把社会问题看作是偏离传统道德观念的结果。而另一个方面，支持选择派则把社会问题看作是传统主义者无法认识到时代变迁的结果。他们认为正是传统主义者对性教育和避孕措施的抵制才是问题的根源。从现代主义者的观点来看，如果这些改革能够没有抵制地执行下去，那么流产会少得多。传统主义者认为，只有他们抵制全面实施自由化项目才能预防整体的混乱和无道德性。但是既然我们已经处于“混乱的”情形之中，支持生命派现在在很大程度上寄希望于宗教复兴，但许多人可能会抵制这种复兴。

传统主义/现代主义对流产问题可能还有另外一种观点。一些人认为支持生命派的立场实际上是两者中更具进步性的。持这种观点者试图给胎儿也赋予权利，就像历史上公民权和妇女运动的发展过程一样。就像人们认识到非洲裔美国人和妇女应该拥有和白人男性同样的权利一样，这种观点认为我们现在也必须把这种自由化计划延伸到胎儿身上。

流产和宗教信仰自由

鉴于对流产问题的争论如此深地植根于我们的宗教和道德框架，这自然引申出一个问题：即流产是否也应该被看作是一种宗教争端，从而可以纳入宪法对宗教自由的保护之下。我们个人对流产的观点确实是他宗教信仰的反映，那么似乎政府就不应该采取任何措施来限制它。毫不奇怪，支持生命派反对“对流产的观点来自于宗教观点”的说法，而更坚持他们的观点来自于基本道德推理。他们指出这样一种事实，即虽然上述对支持生命派和支持选择派的特征分析是真实的，但是同样真实的是很多不相信宗教的人和信仰更自由化的教派的人也反对流产。他们还指出，宗教自由不是绝对的。一个人不能去谋杀或者盗窃，然后争辩说这种行为应该是被允许的，因为这是他或者她宗教信仰的一部分。由于问题是流产是否属于谋杀，因此在这里并不能用宗教自由来进行解释。

支持选择派认为，即使对流产问题的争论超越了不同的宗教信仰，也包括无神论，但是对流产的观点与一个人拥有的宗教观点一样，都是深入人心的。要记住，对流产的观点往往反映了一个人最深的信仰，因此即使这种观点从派性上来说不算宗教信仰，但是同样深奥难懂。有人认为，这种争端如此深奥复杂，因此最佳解决方案可能和较早世纪中我们解决宗教战争的方案是一样的：容忍。

许多人把容忍看作是解决当前情况的最佳途径。似乎不太可能某一方提出一种论点能引起另外一方突然“看见光明”从而转变立场。流产问题的持续性争论导致的问题之一是它扭曲了政治的方式。现在选民越来越多仅就候选人在某一个问题上的立场来进行投票，而不是评价候选人在所有问题上的立场。如果某个候选人居住地区的大多数人对流产问题持有和他不同的观点，那么尽管他实际上非常优秀，但是也无法在当地胜出，我们会失去这位候选人。另外一个方面，一些人认为政治家在流产问题上的立场对于评判他们是否能理解女性和社会环境的需要变化（支持选择派）或者道德标准的下降（支持生命派）是非常关键的。

环境视角

回顾汤姆森的地毯上的种子和儿童的比喻，即把儿童设想成空气中的种子落到地毯上的结果。这样一种可能性当然是很牵强的，但是确实提出了很重要的一点，即我们拥有那么多孩子是进化过程的一种偶然结果。我们可以很容易地把人类繁殖过程想像成像青蛙或者其他动物一样，每次繁殖出数千后代，其目的是为了使整个物种在婴儿死亡率很高的环境下能够生存下去。我们也可以设想，随着人类进步，他们最终可以克服环境力量，可以不必再繁殖那么多后代。设想一下，假如我们像青蛙一样繁殖后代，那么防止我们生出大量后代的唯一途径就是流产。在这种情况下，流产不仅应该是被允许的，它可能也是必需的，否则的话这个世界很快就会人口过多了。如果我们要想拥有我们现在所拥有的家庭结构，那么流产也是必需的。这里给我们的提示是，至少在早期，人类生命并不像有些人认为的那样有价值。可能被证明更重要的是一个强有力的家庭结构，一旦一个家庭准备要一个小孩并对他负责，那么就出现了生命的神圣性问题；而如果并没有这种准备和承诺负责，那么胎儿几乎是没有价值的。这种看法与把人类看作是生物群落的成员、有义务维持与其他成员之间在数量上平衡的环境主义观点是一致的。

在今天的中国，政府限制家庭在绝大多数情况下只能有一个孩子。如果夫妇想要违反这个规定，那么就会受到几种社会制裁，流产在中国被认为是爱国举动。中国政府采取这种立场的目的是试图控制整个国家的人口增长，从而使他们可以持续地改进所有公民的生活质量。虽然中国政府对个人生育事务的限制属于很严格的一种，不过全世界有许多人相信：我们的生存环境要求我们维持、甚至鼓励用流产作为控制世界人口的一种工具，不能直接说因为有控制人口增长的需要，所以就有进行流产的权利；从很多方面来看避孕都是更好的措施。但是，积极推进计划生育的态度可能更符合尊重环境的需要。支持选择派经常指出，支持生命派中的很多人虽然反流产、反避孕，但是却没有同样的热情去倡导反对死刑。这使得许多人把支持生命派看作是支持出生，而不是真正的支持生命。

计划生育视角

从计划生育观点出发，也会提出如下问题：为什么我们支持因意外怀孕而出现的婴儿，而不是计划好的婴儿？设想一下，一个是姑娘 18 岁时因意外怀孕而生育的婴儿，一个是她在 28 岁时计划好要有的婴儿，那么是谁给予前者更多的生命权利？考虑到人们有权利选择自己的家庭规模（这一点从长期来看无论如何都是必需的），因此他们也有权利选择何时拥有自己的孩子这一点也就很有意义。最理想的情况是，人们希望当家庭的经济状况和情感状况都比较稳定时拥有自己的孩子。没有来自意外出现的孩子所增加的压力，婚姻就已经足够困难了。考虑到贫穷、单亲、虐待儿童等社会问题，一些人认为现在是时候重新考虑真正对家庭结构很重要的是什么的问题了。

支持生命派可能认为这种观点是荒唐的、甚至可能是让人恐怖的。根据他们的观点，一旦一个孩子被孕育，他就是一个人，因此也拥有生命的权利。在这种参考体系下，把意外出现的孩子和一个可能 10 年后出现的孩子进行比较是没有意义的。权利只属于现存的生命。支持生命派的观点把计划生育看作是放纵主义的颓废文化的另外一个例子。

悲剧程度的评价

哲学家罗纳尔德·德沃金（Ronald Dworkin）在他的著作《生命领域》（*Life's Dominion*）[20]中，提出了前述两种立场外的一些有意思的中间立场。与对支持生命派和支持选择派的冲突的传统解释不同，他认为，虽然对立双方经常被理解为是一方支持赋予胎儿人格而另一方不这样做，但是事实真相则要更微妙一些。克沃金区分了对流产的两种不同反对意见，一种他称之为“派生反对”，即对流产的反对来自于把胎儿看作是一个人的观点；另外一种他称之为“独立反对”，即基于生命的内在价值反对流产。德沃金认为，独立反对的观点更能代表人们所表述出来的意见。虽然流产的反对者经常会因为流产等同于谋杀而反对之，但是由于他们也允许因强奸或乱伦而致的怀孕可以进行流产，所以似乎他们也有些自相矛盾。流产捍卫者的立场也好不了多少，因为自由主义观点一般认为虽然流产是允许的，但是不能简单等同于去除一个生病的器官。而他们又否认胎儿具有人格，因此两者也并不一致。

不过，如果人们反对流产是基于对生命内在价值的尊重的话，这些矛盾都消失了。虽然一个人太早死去是一种悲剧，但是另外一个事实则是，大多数人相信青少年时期发生的死亡比在新生儿期发生的死亡是一种更大的悲剧。对这个问题的答案在于对生命内在价值的两种不同解释。支持生命派给予生命的“自然”成分（亦即人类生命的生物学方面）更大的权重。支持选择派则倾向于给予人类生命的创造性成分更大的价值。如果我们来考察德沃金“悲剧尺度”的话，那么这种对人类生命的内在价值的观点上的差异的重要性就体现得非常清晰。很重要的是要指出，德沃金并没有说个体的生命在整个悲剧尺度上的任何一点有什么价值上的高低不同，而是说根据在不同时点他们创造力和生产潜力发展程度的不同，他们死亡所带来的悲剧程度不同。举个例子，一个 1 岁小孩的死亡一般会被认为比一个流产胎儿的死亡是一种更大的悲剧；一个 30 岁的人的死亡会被认为比一个 90 岁的人的死亡是一种更大的悲剧，后者已经完成了他们的工作。

几乎每个人都把流产看作是一种不幸的事件。流产确实是一种不幸的事件，因为每个人都相信人类生命的自然成分至少在某种程度上是有重要意义的，而支持生命派对此有更强烈的感情。但是争论双方都同意，一个青少年的死亡一般会比一个新生儿的死亡引起更大的悲剧，因为前者已经获得了更高水平的情感和创造力方面的投入。这些思考的结果反映在图 11-5 中。根据这种尺度，人们可以考察到失去一个还未成形的胎儿的创造潜力与失去一个妇女的个人自主的悲剧程度分别是多少。

德沃金相信他的结果让我们有理由希望可以摆脱看起来无法突破的要么支持生命、要么支持选择的僵局。这种希望是指，如果每个人都看到了我们共同的基础（亦即对人类生命的内在价值的信仰），那么争端的数量和剧烈程度可能可以下降一点。更进一步，它可能可以把当前状况引导到一个大家共同可以接受的局面：更少的流产而不是完全消除流产；允许流掉因强奸、乱伦而来的胎儿，允许流掉有缺陷的胎儿；更多地依靠避孕措施的支持。这种局面可能是“乌托邦式”的，但是从当前争端的状况来看，这种观点无疑是

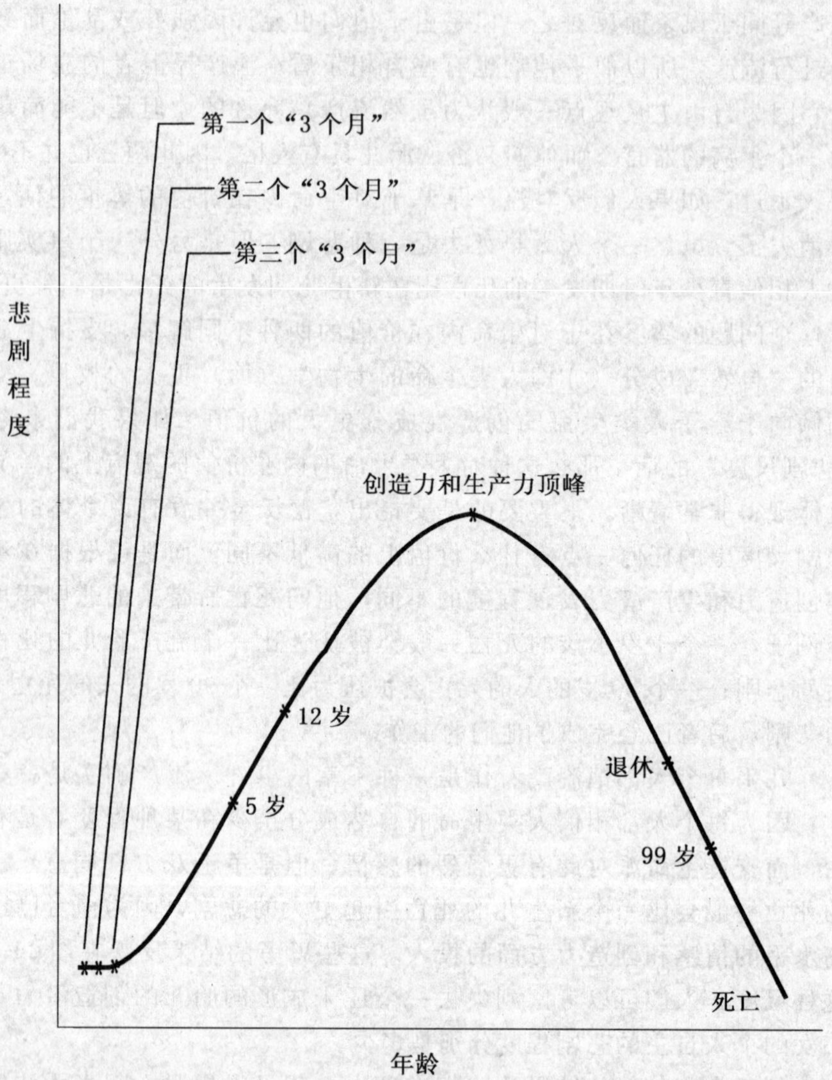

图 11-5 悲剧尺度

更可取的。

小结

本章对卫生保健服务提供者在流产中的角色问题涉及极少。这样做的理由是流产问题在本质上并不是一个卫生问题，而是一个发生在卫生保健领域的社会问题。大多数情况下的流产是合法的。美国医学会在其医学伦理规范的当前意见记录2.01中指出：[21]

《美国医学会医学伦理准则》不禁止医生在符合良好医学实践、不触犯法律的情况下执行流产。

一个人对于流产的态度经常是非常强烈、封闭和个人的。从个人职业自主角度出发，那么一个对流产问题具有既定深刻信念的卫生服务提供者似乎不应该被要求参与这种过程。不过，这可能会要求提供者在接受卫生保健机构的雇佣之前，应该先确定一下机构的哲学观是否与自己吻合。只考察机构的工资和额外福利水平后就接受雇佣，然后发现自己是在一家每天都开展流产的机构工作，这种情况将使得医生面临严重的道德困境，这种做法也是没有什么意义的。

不管卫生保健服务提供者对流产问题的个人感觉如何，他们都不能忽视我们现在这个时代的社会现实，如妇女解放和青少年母亲等问题。几乎没有迹象表明关于流产的争论将会在短时间内结束。从职责角度出发，我们必须理解智者和受尊敬的人对这个问题经常得出非常不同的决定。作为卫生保健服务提供者，我们除了向病人提供最高水平的专业治疗之外，不应对医患关系抱有其他奢望，无论我们对他们在流产问题上的决定有何种感受。

流产是一个极具情感冲击性的问题，让我们想起一些非常重要、深层的道德观念，如人格和人类生命的价值等。虽然理解胎儿发育的事实很重要，但是这对于解决我们对根本问题的哲学观念的不一致并没有什么帮助。我们也不能忽视一些重要的社会现实，如妇女解放和青少年母亲等。流产也要求我们回顾自己的道德直觉。为了确定我们的道德直觉能否使我们在流产问题上得到一个一致的道德立场，我们在本章讨论了几个不同的类比。

不管你对流产持何种观点，但是很清楚的一点是，这个问题是一个非常困难的问题，直指我们思想最深处关于生命中什么是重要的这些内容。没有迹象表明这种争论将会在短时间内结束，因此一个敏锐的人应该如何看待在这个问题上持反对立场的人呢？如果一个人认为一个胎儿就是一个婴儿，那么花多少努力是合理的呢？冲上大街、拯救即将被冲过来的汽车撞倒的蹒跚学步孩子的成年人会被看作是英雄。那么，如果你认为挡在流产诊所的路口或者躺在流产诊所门前的做法是在挽救婴儿的生命，这种做法为什么又会被看得如此异乎寻常呢？另外一个方面，如果你把胎儿只看作是一片组织——即使是一片有极大潜力的组织，但仍然只是一片组织——那么跳到汽车前面或挡在诊所路口就确实是非常奇怪的行为了。

可能在这场争论中所缺少的是容忍和文明的水平——认为相反观点虽然是错的但也可能是合理的。甘医生的悲剧性被杀之后，支持选择派开始把支持生命派称为“恐怖主义者”，而支持生命派则继续把支持选择派称为“婴儿杀手”。“婴儿杀手”和“恐怖主义者”似乎是不太可能坐下来，一起讲道理的。双方的冲突变得越来越暴力，花费越来越多的金钱，一个接一个的市镇都成为了战场。

是否有可能在有一天论战双方能够抛开分歧，达成一致呢？可能会存在这种希望，事实上本书的两个作者在流产问题上有不同意见，但是还是能够一起来写这本书。

复习题

1. 1992 年 3 月 28 日，《华尔街杂志》报道了这样一件事情：新泽西州最高法院拒绝了一个男性寻求阻止他女朋友流产的请求。报道中关于妇女对自己身体权利这方面的内容写得很多，但是关于父亲的权利则相对来说非常少。一个男性（潜在的父亲）有权利否决流产吗？他有权利否决怀孕吗？如果有这种权利，那么逻辑上又应该有什么义务呢？

用这个练习题来评价“拥有的每项权利都必须有人承担某种相应的义务”这个原理。

2. RU 486 在法国曾被数以千计的妇女用来在怀孕的前 3 个月进行流产。在法国的一项研究中发现 RU 486 在 96%的流产中都是安全、有效的。服用 RU 486 这种流产药丸的适宜立场是什么？RU 486 是一种阻止合子着床子宫壁的药物。它通过阻断机体自然产生黄体酮来达到这一点，缺少这种激素会引起子宫壁脱落内壁和任何受精卵。

与RU 486相关的伦理问题：合子是不是一个人？回顾本章所讨论的人格标准，然后做出你的决定。

RU 486的政治问题：RU 486由法国制药公司RousselUclaf生产，这个公司也生产其他产品。支持生命派活动分子曾经威胁说，如果这个公司在美国销售RU 486，那么他们将抵制这个公司的其他产品。这是一个支持生命派的活动分子应该采取的适宜行为吗？如果这个药丸还证明有其他重要的医学用途，那么又该如何呢？

RU 486与IUD有什么不同？与宫颈帽呢？与传统药丸呢？就流产问题比较这些不同的避孕形式。

3. 避孕技术的一项近期进展是“皮下埋植药丸”，被称作Norplant的药物。这是一种低剂量、缓慢释放的药丸，埋在手臂皮下，可以持续5年时间。我们在本章曾讨论过在某些地区青少年怀孕这个严重问题。你觉得在这些问题区域对青少年女孩进行强制埋植这种做法怎么样？例如，在女生中有90%都在中学毕业前就怀孕过的高中执行这种做法。

推行一项皮下埋植避孕植入的国家政策会怎么样？我们是否应该对所有某个年龄的女孩都执行植入以避免歧视吗？我们可以尊重某些反对植入的团体的愿望，因此个人也可以请求不植入这种药丸。但是，如果因此女孩生出了小孩，是否应该要求各州帮助抚养这些小孩？

虐待儿童的父母是否也应该被要求植入这种药丸呢？

4. 一些流产反对者反对用胎儿组织进行研究，理由是这样会导致更多流产，或者至少觉得流产的不道德性会部分地被流产胎儿组织得到良好用途这个事实所抵消。这种恐惧有道理吗？

5. 密歇根州有一项父母同意法案，要求未成年人在流产前必须得到父母或一个法官的允许。设想另外有一个相似的法案，其中增加一项条款，指出如果父母拒绝女儿进行流产，那么抚养女儿的孩子则是父母的责任，而不是未成年女儿的责任。你觉得哪一个法律可能更好一些？

6. 规则功利主义把权利看作是人类的创造，只是好的规则为最大多数人带来最大幸福。从规则功利主义理论的视角考察生命权利，确定这种观点是支持“支持生命”立场还是支持“支持选择”立场，抑或两者都支持？

7. 一些州已经通过了被称为"知情同意"的法律。这样一种法律要求任何考虑进行流产的人（在提出这个要求后）等待 24 个小时，先去看与她肚子里的胎儿处于同一个阶段的胎儿图片。这样一种法律是否是一个好主意？我们要求心脏病人在他们接受开心手术之前也先去看看这种手术吗？后者是否是对前者的一个较好类比？

8. 即使自己从道德上厌恶流产，卫生职业人员是否有义务参与流产？

9. 分析下述统计数字：我们可以从中学到点什么？每项统计数字支持论战双方的哪一方？

(1) 1997 年，报告的流产有 1400000 例。

(2) 同一年，每 1000 个活产就有 346 个流产。

(3) 所有流产中，80％的怀孕女性还没有结婚。

(4) 所有流产中有 0.01％发生在孕 24 周之后。

(5) 所有怀孕中 50％属于意外怀孕。

(6) 所有青少年怀孕中，57％通过流产结束了妊娠。

(7) 所有进行流产的妇女中，13％曾被告知她们的胎儿有缺陷。

(8) 进行流产的所有青少年中，55％告知了她们的父母。

(9) 分娩比流产危险 11 倍。

(10) 每年 16000 位女性因强奸或乱伦而寻求流产。

(11) 自 1989 年开始，2000 盘自行流产的录像带被卖到各妇女团体。

(12) 每年 50 万名妇女死于妊娠相关的健康问题。

用这些统计数据来分析事实和价值之间的关系。

关键词

孕体（单细胞合子）(conceptus，single celled zygote)

双重效果 (double effect)

胚胎 (embryo)

胎儿 (fetus)

必要条件 (necessary condition)

皮下埋植避孕 (norplant)

人格人 (person)

快速发育期（quickening）

RU 486

种族主义（speciesism）

充分条件（sufficient condition）

存活能力（viability）

多细胞合子（zygote，multi-celled zygote）

参考文献

1. B. Ehrenreich, "The Worst Years of Our Lives, My Reply to George" (addressing George Bush).
2. C. Koop and T. Johnson, *Let's Talk* (Grand Rapids, MI: Zondervan Publishing House, 1992).
3. Waldman, Ackerman, and Rubin, "Abortions in America," *U.S. News and World Report,* January 1998.
4. Brenda Cummings, "Who Gets Abortions," *U.S. News and World Report,* January 19, 1998.
5. *Roe v. Wade* (1973). 410 U.S. 113, 164.
6. M. Faux, *Roe v. Wade* (New York: New American Library, 1988).
7. *Danforth v. Planned Parenthood of Central Missouri* (1976). 428, U.S. 52.
8. *Harris v. McRae* (1980). U.S. 297.
9. *Webster v. Reproductive Health Services,* 492 U.S. 490, 190 S.Ct. 3040 (1989).
10. *Rust v. Sullivan* (1991). 111 S. Ct. 1750, U.S.
11. G. Pozgar, *Legal Aspects of Health Care Administration* (Gaithersburg, MD: Aspen Publications, 1993).
12. "One Doctor Down, How Many More?" *Time,* 2 March, 1993.
13. Mary Anne Warren, "On the Moral and Legal Status of Abortion," in *The Problem of Abortion,* ed. Joel Feinberg (Belmont, CA: Wadsworth Books, 1984).
14. Mary Anne Warren, "On the Moral and Legal Status of Abortion."
15. Michael Tooley, "A Defense of Abortion and Infantcide," in *The Problem of Abortion,* ed. Joel Feinberg (Belmont, CA: Wadsworth Books, 1984).
16. Judith Thomson, "A Defense of Abortion," in *The Problem of Abortion,* ed. Joel Feinberg (Belmont, CA: Wadsworth Books, 1984).
17. Adrienne Rich, "Motherhood: The Contemporary Emergency and the Quantum Leap" (read at Future of Mothering Conference, Columbus, OH, June 2, 1978).
18. "One Doctor Down, How Many More?" *Time,* 22 March 1993.
19. "Thou Shalt Not Kill," *Time,* 22 March, 1993 22.
20. Ronald Dworkin, *Life's Dominion* (New York: Vantage Books, 1994).
21. American Medical Association, *Code of Medical Ethics and Current Opinions* (Chicago: American Medical Association, 1992).

第12章

艾滋病和卫生保健实践

目的

理解艾滋病这种流行病的性质。考察与这种危机有关的伦理问题。

学习目标

阅读完本章后读者应该能够：

1. 讨论艾滋病的性质，以及人类怎样患上艾滋病。

2. 列举目前我们所用的主要感染控制方法。

3. 解释为何“标准预防措施”降低了卫生保健专业人员的感染风险，解释这些措施在进一步明确卫生保健专业人员的治疗义务方面发挥了什么样的作用。

4. 列举与疾病传播有关的高危行为。

5. 列举理由，说明为何对 AIDS 人群来说，保密问题比在患其他疾病的人群中更显重要。

6. 写出对这种病人群体“治疗义务”的基本原理。

7. 列举在哪些情况下，治疗不再是一种道德义务，而只是一种道德选择。

8. 写出一系列能够保护病人不从受 AIDS 感染的卫生保健专业人员那里被感染的指南。

9. 当病人是 HIV 感染者时，需要决定是告知还是不告知卫生保健专业人员这方面的信息，请分别举出支持这两种决定的理由。

10. 你认为被 HIV 感染的卫生保健专业人员是否应该被允许继续执业，分别举出赞成和反对的理由。

11. 你认为卫生保健服务提供者对我们国土之外的 AIDS 病人是否也有某种义务，分别举出赞成和反对的理由。

艾滋病的伦理问题

我记得那个周末，重症监护病房里没有一个病人的年纪超过 40 岁。我记得实习医生满怀恐惧地拒绝进入急诊室，那里有我在多个小时前为她收治进来的第 4 个 AIDS 病人。她从来就没有去看这个病人，在她冷静下来之前，病人就已经死去了。

Abigail Zuger 医生，1986

虽然（AIDS）后来夺去了无数生命，但是最初的影响已经结束了。AIDS 这个灾难已经成为生活中的事实。在以后的历史中，也可能会继续存在。当前 AIDS 问题所引起的独特而复杂的医疗、法律和社会困境将持续。但是，经过一段时间的演变，它引起的恐慌性反应已经少得多了，人们现在更多的是进行成熟、从容地分析。

Abigail Zuger 医生，1993

20 世纪 80 年代早期，美国一些主要大城市的卫生保健从业人员开始报告他们碰到一些患有严重、罕见的机会性感染的病人。这些病人通常是年轻的男性白人，所呈现的症状一般被认为是非常罕见只见于极度虚弱的病人或仅在教科书中才有记载。1981 年 6 月，美国疾病控制中心（Centers for Disease Control，CDC）报告了三例“同性恋肿瘤”，后来被称为“与同性恋相关的免疫功能紊乱”(GRID)。1 个月之后，CDC 报告了 108 例这种病人，其中 43 人已经死去。一些相对比较罕见的疾病如食道念珠菌病、肺外隐球菌病、60 岁不到的人患卡波济肉瘤、进行性多灶性白质脑病以及卡氏肺囊虫肺炎等成为后来被称为“获得性免疫缺陷综合征”（AIDS）的指示疾病。引起 AIDS 的病毒 HIV，可以通过性接触、暴露于被感染的血液和血成分进行传播，也可以在围产期间发生母婴传播。虽然从血液、阴道分泌物、唾液、精子、泌乳、泪水、脑脊液中都分离出了 HIV，但是流行病学证据发现只有血、精子、阴道分泌物、可能还有泌乳，才会传播 HIV。表 12-1 列出了 AIDS 病人按暴露分类的数据[1]。

表 12-1 AIDS 患者按暴露分类

	分类合计
与男人有性关系的男人	259,672
注射吸毒	128696
与男人有性关系、注射吸毒的男人	33,195
血友病/凝血功能紊乱	4,107
两性关系	40,037
接受过输血、血制品、组织	7,433

续表

儿童的暴露分类	
被感染的母亲	6,256
血友病/凝血功能紊乱	227
接受过输血、血制品、组织	366

目前证据表明，AIDS来自于一种非洲猴子身上的变异病毒，通过叮咬传播到人身上。然后通过直接“粘液—粘液”接触（精液，也可能还有输血），在非洲人群中传播。这种疾病从非洲传到海地，后来可能由男同性恋者带到美国。因为输血供应被污染以及静脉吸毒者共用被污染的针头，异性恋人群也被感染了。这些因输血污染和针头污染而被感染的人的女性性伴，则通过精液感染了这种疾病，并传播给其他性伴和她们的婴儿。到1998年为止，全世界范围内估计有超过三千万被感染人口。

感染控制方法

与其他许多流行病一样，CDC试图通过打破引起感染传播的传染链的各要素来控制AIDS。打破传染链有多种方式，如降低宿主的易感性、消除传染源、干扰传播方式。虽然研究用疫苗来降低人体对HIV易感性的研究人员已经提出了一些积极的报告，但是目前还没有这种疫苗，而且大多数研究人员相信发明一种安全、有效的疫苗还要多年时间。以消除传染源为目标的主要工作是通过积极的教育项目、法律上的告知要求以及为直接或间接接触设立障碍的一些特殊技术。1988年5月26日到6月30日间，美国健康和人类服务部分发了超过1.07亿份名为《理解AIDS》的小册子。通过这种邮寄运动，美国政府试图最终让每个家庭和居民信箱都能收到这个公共健康问题的信息。

通过一些特殊的技术打破传染链从而减少AIDS在大众中传播的努力有多种方式，包括一些相当有争议的方法如在静脉吸毒者中进行清洁针头交换项目、给高中生免费提供避孕套，也包括一些不那么具有争议性的方法，如筛查献血者是否具有高危行为、加强对供血的检测、促进**安全性行为**(safe sex)或戒除高危性行为等。近期有关使用安全套进行安全性行为的研究显示，“安全的”性行为在目前更多可能只是一种幻想，而非现实。在一方被HIV感染的夫妇中，尽管也使用了避孕套，但是两年内10%的健康者（另一方）被感染了[2]。健康和人类服务部发布的小册子中列出了安全和**高危行为**(high-risk behaviors)（表12-2)[3]。

米利肯和格林布赖特（Milliken and Greenblat）在他们的著作[4]中推荐了几个特定标准，用以评价控制这种流行病的社会政策是否合乎伦理。他们认为只有符合这些标准，才能保证市民对政策的接受性，而这是政策取得成功的一个基本要求。

1. 所选择使用的方法必须是有效的，与所阐明的目标相适宜；

2. 所制订的目标必须是合乎伦理的，对各方利益的平等考虑必须是目标制订过程的中心环节；

3. 政策的实施必须避免歧视，应该公正地得到管理；

4. 必须清晰地界定和理解政策实施对社会或社会中的各个人群所造成的伤害；

5. 政策所带来的利益必须超过伤害。

表12-2 高危和安全行为

危险行为

- 共用静脉吸毒针头和注射器
- 肛门性交，用或者不用避孕套
- 与注射吸毒者或者参与肛交者进行阴道性交或者口交
- 与你不是很熟悉者（搭车者或者妓女）发生性关系，或者与已知有多个性伴者发生性关系
- 与被感染者进行无保护措施的性关系

安全行为

- 不进行性活动
- 与一个互相忠诚、没有被感染的性伴发生性关系
- 不注射吸毒

职业风险

在医院中，对卫生保健工作人员和病人所采取的保护措施是实施**标准预防措施**(standard precautions)。图12-1中概括了美国疾病控制和预防中心提出的有关指南。由于既往史和身体检查不能可靠鉴别出所有被HIV或其他血

源性病原体（如乙肝病毒）感染的病人，因此建议对所有病人都采取标准预防措施。对护士、呼吸科专家、临床实验室技术员等专业人员来说，这尤其关键，因为在他们的工作中，接触血液是非常常见的，而病人的感染状态则一般未明。

由于大量卫生保健工作人员在上世纪 80 年代早期没有感染这种疾病，因此显然，HIV 的传播方式是相当特异的。HIV 实际上是相当脆弱的，对于那些采取了标准预防措施或者不涉及高危行为的医务人员来说，几乎没有被传染的风险。一种悲剧性的例外情况——没有涉及高危行为却感染了 HIV——是一些血友病人，这些病人多数是在治疗时接受未经良好检测的血制品输入而被感染的。表 12-3 列出了到 1995 年 12 月为止所报告的卫生保健工作人员患 AIDS 的情况[5]。这其中绝大多数并不是从医患接触中被感染的，因此也就很难去确定卫生保健工作人员工作中患 AIDS 的风险。显然，这种风险在很大程度上取决于工作的性质：办公室工作人员实际上不承担任何风险，而那些参与侵入性程序、急诊服务和接生的工作人员则是另一回事。据估计外科医生平均 4 次手术中会有 1 次割到自己的手套，每 40 次手术中会有 1 次割到自己的皮肤。美国数百万 HIV 感染者中，只有 5 个和佛罗里达州牙科医生阿瑟（Acer）有关的病人是已知被卫生保健工作人员传染的。有迹象表明似乎不到 100 位卫生保健工作人员从病人那里获得了感染，其中大多数是由于针头刺破皮肤，或者血液溅入眼睛、嘴巴或鼻子引起的[6]。

表 12-3　截至 1995 年 12 月美国 CDC 列出的卫生保健服务提供者中 AIDS 病例按专业分布情况

专业	AIDS 例数
护士	1358
健康助手	1101
技术员	941
医生	703
护理人员	116
治疗师	119
牙科医生和牙科保健员	171
外科医生	47
综合健康工作者	1680
合计	6436

感染控制标准预防措施

洗手

接触血液、体液、分泌物、排泄物、被感染物品之后洗手。在摘下手套之后立即洗手，在接触一个病人之后、接触第二个病人之前要洗手。避免把微生物带到其他病人身上或环境中。

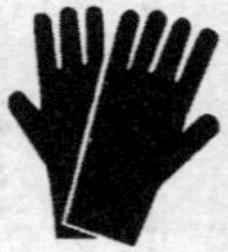

戴手套

接触血液、体液、分泌物、排泄物和被感染的物品时要戴手套。在接触粘膜和皮肤创口之前戴上干净手套。如果某一项任务和程序中接触的物体中可能含有高浓度微生物，那么即使在对同一个病人进行其他任务和程序之前也要更换手套。手套使用后应立即摘下；在接触没有被感染的物品和环境表面之前、在接触其他病人之前，应摘下手套；摘下手套后应立即洗手，以避免把微生物带到其他病人身上或环境中。

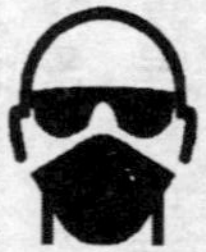

戴口罩和眼罩，或戴面罩

在进行一些可能会产生血液、体液、分泌物或排泄物的溅溢的病人照料活动的时候，应该这样做以保护眼睛、鼻子和嘴巴的粘膜。

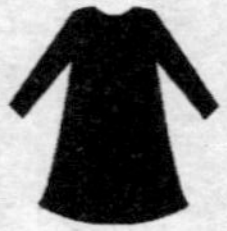

穿长袍

在进行一些可能会产生血液、体液、分泌物或排泄物的溅溢的病人照料活动的时候，这样做以保护皮肤、预防衣服被污染。如果长袍被污染，那么应尽快去除、并尽快洗手，以避免把微生物带到其他病人身上或环境中。

病人照料设备

把用过的、被血液、体液、分泌物或排泄物污染的病人照料设备进行处理，防止污染皮肤和粘膜、防止污染衣服，防止微生物传播到其他病人身上和环境中。确保可重复使用的设备在使用后应得到适当的清洁和重新处理，才可以使用于其他病人身上；一次性使用的物品应妥善废弃。

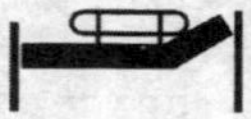

环境控制

遵照医院常规管理、清洁和消毒程度，对环境表面、病床、床栏、床旁设备和其他经常被接触的表面进行处理。

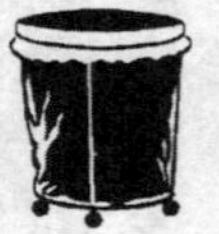

床单

在触摸、搬运和处理被血液、体液、分泌物或排泄物污染的床单时，应以一种预防暴露、防止衣服被污染、避免把微生物传播到其他病人身上和环境中的方式进行。

职业卫生和血液传播的病原

使用针头、解剖刀和其他尖锐的器具设备时，在使用后收集尖锐器具时，在清洁用过的器具时，在丢弃用过的针头时，应预防伤害发生。

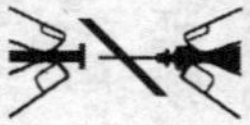

永远不要用双手来给用过的针头换新针筒；永远不要采取任何把针头对准身体任何部位的技术来换新针筒；相反的，应该采用单手"起拔"技术或一种专门固定针筒的机械设备。

不要用手从一次性注射器中拔出针头，不要用手来弯曲、折断或对用过的针头进行其他任何操纵。把用过的一次性注射器和针头、解剖刀、刀片和其他尖锐物品放置在防扎破的容器中，这种容器应近来安放在靠近这些物品使用的地方；把用过的注射器和针头放在防扎破的容器中运输到进行再处理的地点。

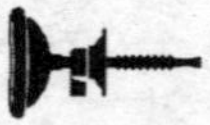

考虑用复苏设备来代替嘴对嘴复苏。

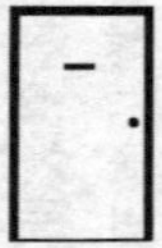

病人安置

把会污染环境的病人或者可能无法协助保持适当的卫生水平或环境控制的病人安置在单人的房间中。如果找不到单人房间，应咨询感染控制人员。

图 12-1　感染控制的标准预防措施

伦理问题和艾滋病流行

AIDS 是一种灾难性的流行病，有杀死所有被感染者的可能。虽然获得乙肝感染的风险实际上远远高于 HIV 感染的风险，但是患 AIDS 后所引起的致命后果使得 AIDS 成为伦理学所关注的一个主要问题。近些年来，受 AIDS 影响的人群已经扩展到了各个群体，因此现在最好的做法不是去界定高危群体，而是去界定高危行为。AIDS 对经济的影响也是非常惊人的。如果我们考察 AIDS 引起的个人医疗费用、直接研究费用、间接费用如教育、筛检和潜在的生产力损失，那么这种疾病消耗的费用每年超过 1000 亿美元。考虑到已经负担过重的卫生保健系统，这么巨大数量的费用其隐含的经济意义是压倒性的。除了这些有形费用之外，还存在其他一系列不能用经济分析来衡量的价值损失——受感染者的希望、梦想和潜能的损失。当年轻人在他们生命中生产力最高、生儿育女能力最强的时候却因感染而出现了缺陷，这种损失的费用是什么呢？解决 AIDS 困境中的一个实际问题是，许多美国人似乎对他们感染 AIDS 的风险问题存在很大的既恐惧又否认的心态，许多人理性选择了继续那种会把他们置于风险中的生活方式。不幸的是，这种否认并不仅仅局限于普通公众。在美国护理杂志的一份报告中，93%的被调查护士表示她们在对感染 HIV 的病人进行静脉穿刺的时候会戴上保护性的手套。不过，如果病人的 HIV 感染状态未知，那么只有 59%的被调查护士表示她们将采取同样的预防措施[7]。

与 AIDS 有关的伦理问题很多，且都切中“一个卫生保健从业者意味着什么”这样一个问题的中心。AIDS 还没有已知的治愈方法，也没有预防性疫苗，这种现实使得这种疾病引起了人们对基本原则问题的再思考。卫生保健从业者有义务来治疗这种病人吗？在一个卫生保健费用已经负担过重的卫生保健系统里，什么资源应该被分配给一群患有终末性疾病的人呢？对于卫生保健专业人员来说，可接受的风险水平是什么呢？如果卫生保健从业者是 HIV 阳性者，他的病人是否应该得到警告？被感染的卫生保健从业者是否应被允许继续其职业？对于 AIDS，“保密”到底应有何种含意，谁应该被告知相关信息？请考察下述涉及保密和警告义务的案例。

案例研究：警告的义务？

你是一个当地大学诊所健康中心的护士，正在接待格林先生。格林先生28岁，是一个研究生，由于血液HIV抗体测试阳性而被报到健康中心来接受咨询。虽然他目前还没有症状，你告诉他尽管他现在还没有得AIDS，但是在未来5年内得AIDS的概率是5%～35%。你建议他不应该再去献血，在所有时候都应进行安全性行为。

在这次咨询期间，琼斯先生告诉你他是一个双性恋者，他的感染可能来自于去年夏天的一次同性性行为。他还告诉你他预定于下个月结婚。你告诉他需要告知未婚妻这种情况，但是他说这会毁掉他的生活。

1. 在把HIV作为一种传染病进行报告方面，州有哪些法律规定？
2. 你对谁有义务，是你现实中的病人还是潜在的受害者？
3. 你将如何处理这件事？

治疗义务

对于卫生保健从业者来说，多少风险是可接受的？虽然多数媒体报道都关注病人从卫生保健服务提供者那里获得HIV感染，但事实真相则是提供者被病人感染的可能性要远远高于前者。从病人那里获得感染的卫生保健工作者既包括直接对病人进行医疗保健服务的类别，如医生、牙科医生、护士、护理助理、临床实验室技术员和治疗师，也包括通常不与病人发生直接接触的事务管理和维护人员[8]。

虽然感染后的悲惨后果引起了人们的极大关注，但是卫生保健从业者感染的风险似乎是非常小的。对所有病人都采取标准预防措施可以提供有效的屏障，把风险减少到可以接受的水平。因此，既然这种风险非常小，那么卫生保健从业者没有适当的理由拒绝给已知HIV感染的病人提供治疗服务。在实践中，已知的HIV感染者并不是最可能的把疾病传播给卫生保健从业者的人。表12-4列出了美国医师学院健康和公共政策委员会、美国传染病学会推荐的行为指南[9]。这些指南许多源自于卫生保健提供者的伦理规范，例如，对传染病患者的护理规范号召“以尊重人性尊严的方式、按每个病人的独特性提供服务，不应受社会或经济地位、个人品质或者健康问题的性质等因素的影响”。因此，护士和其他各专业的卫生保健从业者有义务提供与其职责范围相适应的服务。如果从业者对应采取哪些标准预防措施不是非常确定的话，那么他也有义务去获得所需的技术，并不断学习和更新所有新出现的信息。在上述例子中，短期内医生可以以无知为借口拒绝为AIDS病人提供服务，但是一旦从业者接受了标准预防措施的培训，则无知不再是一种合法的借口。不管病人的社会地位、政治隶属关系如何，甚至不管病人是自己的敌人还是朋友，医生都有义务提供治疗，西方文化传统和卫生保健实践的历史都认为这种义务是优先的。我们的文化所认可的“善良撒玛利亚人”伦理规范也认为帮助那些处于危险中的或者需要帮助的人从伦理上看是一种强烈的优先事项。不过，这种提供帮助的伦理并不要求帮助者在帮助过程中承担不可接受的风险。例如，我们并不会指望一个不会游泳的人跳进水里去拯救一个溺水者，因为显然这既不符合遭难者的利益，也不符合救人者的利益。

表12-4 面对流行病时的职业义务

- 提供与自身技术相称的服务；
- 在职责范围内，如果病人需要某项技术，那么应去获得这项技术；
- 提供精确、最新的信息；
- 不管对病人或病人的病况有什么个人感受，都应促进病人的最佳利益。

那么，在AIDS病人这个问题上，我们的文化对我们做出了什么要求呢？虽然我们没有被要求冒着生命危险来做出无效的甚至是危险的姿态，但是在大多数情况下，我们面对AIDS病人的时候并不是处于这种情况。虽然在工作场合感染AIDS的可能性引起了人们的严重关注，但是事实上这种情况发生的可能性是极其微小的。因此，一般的，这种关注并不是拒绝治疗病人的合理借口，而只是说所有卫生保健工作人员都有义务采取适当的保护措施。

ANA伦理委员会提供了一些指南，用来判断从业者是否有进行治疗的**道德义务**(moral duty)，或者决定是否提供治疗只是一种**道德选择**(moral option)。提出的四个基本的标准是：[10]

1. 如果从业者不提供帮助，病人会处在遭受相当严重的伤害、损失或损害的风险中；

2. 从业者的干预或治疗保健与预防伤害直接相关；

3. 从业者的服务可能可以预防伤害、损失或者损害；

4. 病人将获得的利益超过从业者可能招致的任何伤害，且从业者提供服务所带来的风险不超过最小水平。

如果从业者对上述四项标准的回答都是“是”，那么在有益准则下，从业者似乎有提供治疗的道德义务。但是，如果在某些情况下，从业者对上述四项标准的回答都不是“是”，那么是否提供治疗的决定将是一种道德选择，而非道德义务？举一个对第四项标准的回答是“否”的例子：假如在某种情况下，从业者发现一个病人嘴里出血，呈现呼吸衰竭，需要进行心肺复苏；假定这时从业者手边没有面罩或者导气管，那么执行嘴对嘴复苏程序的决定不应该是一种强制性的义务。

大多数卫生专业的伦理规范在“不管病人病情如何，都应该提供治疗”的方面都有清晰的训示。这些道德训示经常被忽视，某些卫生保健服务提供者拒绝治疗感染 HIV 的病人。为了解决医务人员不愿意对这些病人提供治疗的问题，政府采取了一些行动，把 AIDS 病人纳入联邦禁止歧视性行为的立法保护之下。这些病人现在得到了 1973 年的《康复法》第 504 款和 1990 年《美国残疾人法》的保护。血清 HIV 阳性者和 AIDS 病人如今被看作是某种残疾，受到联邦禁止歧视性行为的立法的保护。拒绝进行治疗不再仅仅是一种道德问题，也可能带来潜在的法律后果[11]。“Doe 诉 Centinela 医院”[12]案例反映了上述法律的保护范围，在这个案例中，医院拒绝了一个没有症状的 HIV 感染者入院参与一个联邦资助的居住地毒品和酒精项目。医院因对传染的恐惧拒绝收治该病人入院，并声称由于病人在那个时候还没有症状，因此不能被算作残疾人。法院在判决中指出，HIV 感染者的残疾不仅仅是因为其所患的特定疾病，还因为他人把他们看作是已经残疾的了。

艾滋病时代的保密问题

凡我所见所闻，无论有无业务关系，我认为应守秘密者，我愿保守秘密。

《希波克拉底誓言》

保密似乎至少基于三个方面的理由：(1) 在义务论中，认同个人拥有自主决定的权利，而这种权利要求能够控制自己的隐私和个人信息；(2) 利他主义论认为，如果保密性总是被违背，那么当病人的健康问题涉及一些敏感信息或个人信息的时候会阻止他们去寻求医疗帮助；（3）卫生保健服务行业长期以来坚持以道德为导向的信仰认为，医患之间存在一种特殊的关系，要求两者互相信任并对保密问题有一种默契。

如果来考察 AIDS 这种流行病，那么似乎前两项理由有特殊的重要性。疾病的性质以及疾病与高危人群（如同性恋人群、吸毒者和妓女）的联系，使得保密问题尤为重要。因为如果私人信息被广为披露（不仅仅是相关的医疗保健小组成员知道这些信息），那么带来伤害的危险会更大。如果违背了保密原则，那么非常现实的后果就是：这些病人在住房、保险或者就业方面都会受到歧视，甚至遭到身体伤害。卫生保健服务提供者 HIV 状态的保密问题同样如此，虽然在媒体上、在进行全国性的卫生保健工作者 AIDS 筛检的呼吁中都极少讨论这个问题，但是如果违背了保密原则，这些工作者可能会遭到同样的歧视和伤害。考虑到这种带来个人伤害的可能性，因此不难看到，坚守保密原则对这些病人是否愿意向服务提供者提供必要信息是非常关键的，而这种信息则是疾病控制和向病人提供充分的保健所必需的。AIDS 一般都是致命的，因此保护未感染者必须是凌驾于其他方面之上的优先考虑，那些易感者（脆弱者）必须得到警告。与其他传染性疾病不同，AIDS 可能也会引起某种形式的癫狂，从而导致感染者有一种报复倾向，并试图故意传播 HIV。

在面对 AIDS 时，保密原则应当和我们在社区进行疾病控制和保护脆弱人群的义务进行权衡。急诊室的医务人员或者急诊医疗技术员（emergency medical technician，EMT）是否应该被告知他们所帮助控制住出血的病人后来被证实是 HIV 感染者呢？由于这个层次上的所有医务人员都应该对所有病人采取标准预防措施，而如果采取了这些措施那么风险将降低至可以忽略的水平，因此乍看起来对上述问题的答案似乎是“否”。既然风险已经最小化而且医务人员也不属于脆弱人群（采取了标准预防措施），那么就不应该违反保密原则。换一个角度说，医务人员作为接受了“卫生保健服务提供者”这样一个社会角色的自主道德实体，在上述情况下他们有义务采取措施保护自己。而如果他们这么做了，那么他们就不属于特定的脆弱人群了。不过，进一步思考，任何在上述情况下行医的人都知道，在那种时候他们通常不能像所希望的那样控制自己的行动。一个冲进车子把流着血的病人搬出来的急诊医疗技术员经常会把保护他们避免直接和身体接触的手套撕破，急诊室工作人员可能会被针头或者其他尖锐物刺破皮肤。虽然事后发现病人是 HIV 感染者可能对于预防当事医务人员被感染已经没有什么作用，但是如实告知必要信息可以让他们去进行必要的检测，并可能使他们的家属或者其他接触者免于被传染。正是因为这些原因，和病人发生直接身体接触的各种医务人员有权知道他们所服务病人的 HIV 的感染状态。

近期的调查显示，医务人员普遍认为那些和 AIDS 病人发生直接身体接触者应该被告知病人的诊断。告知这些信息的主要目的不是让医务人员可以采取措施来最小化个人风险，事实上医务人员面对所有病人都应该采取标准预防措施。医务人员需要知道这些信息的目的更多的是和他们的职业任务有关，因为如果没有一个精确的诊断，他们很难提供充分的医疗保健服务。如果其他人决定不应该告知当事医务人员所服务病人的正确诊断，那么很难想像这个医务人员在治疗病人时会感觉舒服。实际上，各卫生保健从业人员和护士的专业化程度使得每个专业的工作人员都需要知道他们所治疗的病人的诊断。HIV 阳性和艾滋病应该像其他任何疾病一样被治疗，也应该是病史中的一部分。同时，如果医院或者诊所决定在病史中记录这些信息，那么更重要的是把这些记录放在一个安全的地方，确保病人的机密得到保护。

当前，在美国的每个州，AIDS 都是一种应该报告的疾病。医生和医院必须向主管当局报告每个病例，包括病人的姓名。在把病人姓名按 Soundex 系统进行加密后，所报告的病例被报告至疾病控制中心。所有疾病控制和预防中心的记录都处于 1974 年《联邦隐私法》的保护之下，但是在法律许可的情况下其他联邦机构可以接触到这些记录[13]。

强制检测

对每个人进行强制检测是有合法理由的。早期诊断可以使早期咨询和帮助成为可能，从而有助于控制传染的蔓延。早期治疗被认为可以延缓从 HIV 抗体阳性发展到真正 AIDS 的进程。早期使用抗病毒药物被认为可以延缓癫狂症状的出现，防止治疗后期对药物的抗药性。即使没有其他理由，强制检测制度提供的统计数据也可以使得主管机构更好地追踪疾病的传播，并对资源进行更合理地分配。公共健康研究现示，大多数医生（57%）和护士（63%）支持强制检测[14]。

不过，对强制检测的费用一效益比也确实存在关注。这些项目的费用不仅仅包括个体检测费用，也包括法规实施所需费用、必要的咨询前和咨询后检测费用等。相关的活动包括更高等级的隔离、教育和预防工作。一个很能说明问题的例子是伊利诺伊州对 159000 个结婚证申领者进行的检测项目。该项目发现了 23 个 HIV 阳性者，而项目的估计费用是 560 万美元，也就是说每发现一个阳性者需要花费 243000 美元[15]。人们就会问，这些钱用于教育或者研究是否会更好呢？美国 CDC 并不提倡强制检测。大多数公共健康官员都避谈强制检测，而强调自愿检测的重要性。

与强制检测相关的另外一个问题是目前我们还缺少一种治愈的方法，广泛的检测可能只会带来对被检测出病毒阳性者的广泛歧视。目前的事实是，HIV/AIDS 感染者依然普遍与一些不名誉的群体联系在一起，如男性同性恋、注射吸毒者和妓女，这更加深了对检测阳性者可能遭受偏见对待的关注。一些没有表现出任何症状但是被检测出 HIV 阳性的人，突然之间就发现他们失去了工作和保险，不能租到房子。尽管这样做是非法的，但确实存在。相当可能的一种结果是，强制检测会迫使 HIV 感染者转入地下，远离他们绝对需要的咨询和卫生保健服务。因为人的血清状态而进行歧视就象基于人的种族和性别进行歧视一样都是错误的，同时也是非法的。联邦、州和地方法律都禁止因 HIV 感染或残疾而进行歧视。卫生保健服务提供者必须确保 HIV 检测的方式是尊重个人自主的，并能尽可能地保证个人隐私。

被感染的卫生工作者

尽管我们社会目前已经决定反对对每个人进行强制检测，但是对卫生保健服务提供者进行检测这个想法依然非常活跃。盖勒普的一项民意调查显示大多数普通公众（87%）希望对卫生保健服务提供者进行强制检测，并公布他们的 HIV 感染状态的信息。在参议院，一项对 HIV 阳性但仍然执业的卫生保健服务提供者处以 10 年监禁的法案以压倒多数获得通过。不过幸运的是，这项法案最终并没有成为法律。尽管公众存在各种疑虑，但是目前并没有内科医生或者外科医生传染给病人的案例报告。1993 年美国 CDC 完成的一份回顾性研究显示，在对 19036 个由 57 个 HIV 阳性的卫生保健服务提供者服务的病人进行的 HIV 检测和随访研究中，没有一例因为与服务提供者接触而发生血清状态的改变。CDC 用统计学的估计技术预测说，一个由 HIV 阳性提供者执行较大侵入性程序的病人，其获得 HIV 病毒感染的机会大概是四万分之一到四十万分之一。而如果采用了标准预防措施，那么这种危险实质上就不存在了，因为其几率与病人在通往诊所的路上被雷击的几率差不多。实际上，在医患接触过程中，HIV 病毒的传播几乎都是从病人传播到医方。

不过，对牙科医生大卫·阿瑟的六位病人来说，雷击的比喻并不能给他们什么安慰。他们是唯一被记录的由 HIV 阳性医务人员传染给病人的案例，虽然传播的机制还没有查明。佛罗里达州的这六个案例，以及由此引起的媒体的广泛报道，引起了公众对 HIV 阳性卫生保健服务提供者问题的广泛关注。

一个知道自己有传染病的卫生保健服务提供者，如果把这种病传染给其病人，那么显然会对病人的健康造成严重威胁。因此，他们有绝对的义务不去参与那种会给病人带来明显风险的各种活动。如果这种传染病是致命性的，那么采取预防措施来确保病人安全则必须得到特别严格地强调。

在新泽西州普林斯顿“Behringer 诉医学中心”的案例中，主要围绕的事件是一个感染了 HIV 病毒的外科医生被允许继续执业。在发现该医生被感染之后，医院允许他继续执业，但是把他的执业活动限制于不会传播 HIV 病毒的程序。医院也要求该医生在开展任何侵入性程序之前，先获得病人的书面知情同意书。法院认同有益或无害的伦理准则，同时也深信病人自己应该对是否愿意被 HIV 阳性的医生进行治疗做出最终决定，并据此做出了判决[16]。

与 Behringer 案例相关的问题之一是有关他 HIV 感染的消息在医院里面迅速传播，因此他失去了自己的个人隐私。虽然我们通常考虑的是病人的隐私，但是同样我们也有责任保护医务人员的个人隐私。

在这些案例中，应该如何对待被感染的医务人员的判决似乎是由各个州自行做出的，前提是各州的指南至少不低于美国 CDC 公布的标准[17]。就目前来看，在那些按照指南操作的州中，大多数州既没有要求对卫生保健服务提供者进行强制检测，也没有要求他们限制职执业活动范围。不要求进行强制检测的决定似乎是基于这种项目的高费用和低效果。虽然对所有卫生保健服务提供者进行强制检测似乎是一个好办法，但不幸的是这种办法没有什么效果，因为在身体被感染和能够被检测到抗体之间有 6 个月的延迟。强制检测提供的更多的是一种幻想的安全，而非实质。这些检测也会有一些假阳性结果，而这种假阳性可能会毁掉一个医生的职业。大多数卫生保健服务提供者觉得，严格地实施感染控制方法在保护医患双方方面可能比强制检测更有用。

对那些被感染的卫生保健服务提供者，美国 CDC 并不要求他们立即停止执业或者限制他们只能开展一些非侵入性程序。相反的，CDC 建议成立一个专家评估小组，由专家小组逐个评估某位血清 HIV 阳性的医生是否应该继续开展侵入性的程序[18]。医生被要求把他们 HIV 阳性的检测结果告知卫生部门，由卫生部门负责启动个体化的评估程序和监控过程。评估过程会对被感染的医生进行咨询，并评价对病人的危险性。如果评估小组认为被感染的医生对病人构成威胁，那么将会建议他告知所属机构他的感染状态。考虑到某些 HIV 阳性病人在其疾病过程中会有一段时期的癫狂症状，因此严格限定执业范围和进行紧密地监控似乎是合适的。有迹象表明，传染 Bergalis 和其他五个人的佛罗里达州牙科医生可能是蓄意这么做的，这可能是疾病带来的偏执结果。

实验性治疗

在 20 世纪 60 年代早期，美国人对萨利多胺婴儿既惊奇又厌恶。这些婴儿一般在出生时就伴有严重的畸形，由于孕妇在怀孕时服用了一种在欧洲被广泛使用的镇静剂所致，而那时在欧洲这种镇静剂没有处方就可以买到。由于这种药物在美国没有被批准使用，因此美国的萨利多胺婴儿大多数是因为其母亲旅行欧洲的时候买了并服用这种镇静剂所引起的。部分的是对这种悲剧做出的反应，《美国食品和药物法》采纳了《Kefauver 修正案》，要求实验性新药（investigational and new drugs，INDs）在上市前应该先获得批准。这是为了确保药品在没有控制良好的研究证明其功效性和安全性之前，将不能进入市场。近来与人体研究有关的风险被大肆渲染，主要是由于在实验性药物“非阿尿苷”的临床试验中，有五个乙肝病人死于肝衰竭，试验组的其他病人则需要进行肝移植。

虽然医生、病人和制药公司批评 FDA 的规定放慢了药品进入市场的进程，但是 FDA 在整个 60 年代和 70 年代还是坚持着这些标准。尽管有许多人对过程的缓慢有一种不舒服或者挫折感，但是总的来说，公众感到他们得到了很好的保护，享受到了很好的服务。

在 80 年代，这些标准经受了严厉的批评，两种不同的力量以共同的理由来加速药品进入市场的进程，因此开始倡导放松限制。在里根年代，旨在为创造一种更自由、更具反应性的商业环境而提出必要建议的竞争委员会[19]倡导加速对那些治疗威胁生命的疾病或者目前还没有其他疗法的疾病的 INDs 的审批过程。这种管制上的放松使得药品有可能在研发阶段就进入了市场，部分研究在药品进入市场后再进行。要求进行改变的第二种声音来自于 AIDS 活动家，如 AIDS 释放能力联盟[20]，该联盟倡导采取行动来发现新药、倡导病人应该有自由获得新的实验性疗法的权利。作为对这种更快、更多地获得新药的需求的回应，国家健康研究所和食品药品管理局建立了另外一种独立的体系，可以提供未经临床试验证明的疗法。有资格获得这种药品的病人是那些患有威胁生命的疾病且不能忍受标准治疗方案者，或者那些不能参加现行的临床试验者。

让垂死病人获得实验性药物的想法似乎是冷酷的，但却也是理性的，特别是如果这也是进入市场前研究的一部分。这似乎是天堂里的一桩婚姻：感染 HIV 的病人获得实验性但可能是有用的药品，制药公司则获得参与研究的自愿者。

然而并不存在提供这些药品的法律义务，因为法律认为医生应该坚持标准的、常规的医疗保健服务。常规的医疗保健服务从定义上看是人们预期会从一个有能力的、理性的医生那里获得的服务。考虑到上述新药都是未经证明、可能有危险、还处在实验性阶段，因此它们几乎都不能被包括在常规的医疗保健服务这个大伞之下。

向垂死病人提供实验性药品的第二个关注焦点是自由选择问题。由于缺乏其他选择，因此病人等于是被迫选择这种新药。既然如此，个体病人选择成为或者不成为临床研究的一部分的自由性到底如何呢？这种病人面临的选择往往只有两个：一个是肯定死亡，一个则有非常小的希望，因此这可能根本就不是什么选择问题。从某种程度上来说，这和一个烧伤病人请求医生不要管他或者允许他死在急诊室里这种选择颇为相似。这种选择在多大程度上是自主决定？又在多大程度上是由于疼痛迫使他做出的？

最后，在临床研究中使用 HIV 阳性的病人作为研究对象在科学上也有很严重的问题。根据公开的报告和电视纪录片，这种病人绝望地从各种途径寻求治疗方法。病人缺乏对临床研究方案的依从性一直是研究中的一个小问题，但是如果病人是如此绝望，以至于他们会撒谎、欺骗或者甚至做任何事情来获得可能带给他们一线生存希望的时候，我们又能做什么呢？如果参与的研究对象会自行服用任何市场中能够发现的药物，那么怎能在社区中开展一个严肃的科学研究呢？随机临床试验要求对临床试验组进行疗法上的控制。在不受控制的情况下，试验组和对照组都随意服用未经准许的药物，得到不科学、错误的结论的可能性就大大增加了。

在关于苦杏仁苷的“美国诉 Rutherford”[21]案例中，美国最高法院裁定 FDA 有保护终末期病患，不对他们使用不安全和未经证明的药物的法律义务。患不治之症的病人没有根据其病况使用实验性药物和可能不安全的药物的法律权利。

虽然 FDA 的审批过程需要被简化，但是安全防护措施还是必须被坚持。近期美国几个减肥药物在发现意外的威胁生命的副作用后很快被从市场中撤出，这表明我们在降低安全界限方面的脚步需要相当谨慎。目前还不明确的是应该达成什么程度的妥协，使得自由市场和 AIDS 活动家都能接受，同时也能保护公众。目前已经明确的是，在这种决策方面，社会的谨慎行事可能是最好的政策。

全球流行

近些年来，美国的 AIDS 流行已经看到了一些开始得到控制的积极信号。新的治疗方案有望把这种威胁生命的疾病转变为一种慢性病。早期新病例的快速增长已经开始趋于平稳，在有些人群中甚至开始下降。美国总统号召进行一场新的科学“十字军东征”，就像把美国人送到月球上一样，争取在 10 年内获得有效的 AIDS 疫苗。

根据联合国艾滋病项目处（Joint United Nations Program on HIV/AIDS, UNAIDS）执行主任彼得·皮奥特（Peter Piot）的看法，从全球来看，这种流行病比以往任何时候都传播得更加快速。据估计每天大约新发生 16000 例感染，90%发生在发展中国家。最脆弱的地区似乎是撒哈拉以南非洲地区，那里这种流行病威胁着整个卫生系统。近来的自然灾害、社会瓦解、战争和大量人口流动都加剧了 HIV 在这个地区的流行。在该地区的许多医院中，患 AIDS 的病人占据了医院 80%以上的床位。在肯尼亚，妓女的感染率高达 80%，而在其他地区则是 55%。在发达国家中使用的具有极大希望的新疗法对这个地区的病人来说往往是无力支付的。据估计，非洲与AIDS相关的经济损失可能很快就将超过外国对这个地区的援助总和。

虽然撒哈拉以南非洲地区的情形非常严峻，在一些地区如乌干达，预防工作已经降低了HIV在某些年龄组年轻妇女中的患病率。在有充分资金支持和政府和社区的全面支持下，有针对性的预防项目已经得到了一些积极的信号。不过，仅靠预防项目可能还不足以结束AIDS在这个地区的流行。

在过去几年中，东欧地区也见证了HIV感染的巨大增长。由于这些国家目前正在努力建立新的政府和社会结构，因此他们没有足够的基础设施来提供解决这种流行病的合适的社会服务和预防项目。在俄罗斯联邦，大多数新的感染病例发生在注射吸毒的人群中。据报道在乌克兰的某些城市里，注射吸毒者中的感染率超过了50%。

HIV感染在东南亚也是一个发展迅速的问题，考虑到该地区巨大数量的人口，可能在感染HIV的绝对人数上甚至会超过非洲。亚洲、印度、越南、柬埔寨在控制这个流行病方面似乎面临着最大的挑战。中国报告的HIV感染数在过去5年中也增长了10倍。虽然中国感染者的绝对数相对来说还比较小，但是增长率是人们关注的焦点。

考虑到这么高的感染率，因此这些国家的期望寿命在下降就毫不奇怪了。泰国、肯尼亚、津巴布韦和赞比亚的期望寿命至少下降了5岁。这些国家所需要的是技术上和伦理上合适的方法来进行预防和治疗。女用避孕套的引入应该会有助于减少这种疾病通过性工作者的传播。能够支付的起的、预防母婴传播的治疗方案是至关重要的。不过，控制AIDS全球蔓延的关键似乎还是疫苗。皮奥特说："预防永远是不够的——我们需要一种疫苗。"[22]

小结

获得性免疫缺陷综合征（AIDS）作为一种全球性的流行病，其患病人数不断增加。这种疾病在早前主要是发生在一些高危人群身上，但现在已经蔓延到了所有人群。对高危人群的研究不再是界定哪些人处于疾病危险中的最佳方法。现在可以通过对某些高危行为的观察来对危险进行衡量。

由于这种疾病令人恐惧的后果，以及它还是一种相对较新的疾病，因此公众曾经对那些被感染者做出了非常消极的反应。这种疾病的患者被耻辱化，蒙受侮辱，经历失去工作、失去保险和住房的对待。保密问题和对这些病人给予比其他病人更多隐私的尝试经常给病人和卫生保健服务提供者带来一些问题。AIDS 是唯一的关于卫生保健服务提供者是否应该被告知他们的病人患有这种疾病的病种。从某种意义上说，给予佛罗里达州牙科医生的保密和隐私权是引起他的病人悲剧性死亡的一个主要原因。

这种疾病涉及的伦理问题包括保密、治疗被感染者的义务、进行普遍筛检的需要、把卫生保健服务提供者的感染状态告知病人的责任以及公平分配医疗保健和研究经费的需要等。显然，治疗这些病人所需的资源对我们已经负担过重的卫生保健服务提供系统造成了很大威胁，有可能会冲垮整个系统。

上述这些问题都还没有得到令人满意的解决。我们最终对这些问题如何解决将直接证明美国卫生保健系统伦理基础的好坏。由于艾滋病相关的伦理问题范围很广，因此我们对此做出的回应行为将决定我们留给未来卫生保健服务提供者的到底是一份令人自豪的遗产，还是令人耻辱的遗产。

复习题

1. 在下述场景中，确定提供者的正确回应。说明你答案的合理性。

(1) 如果负责照料病人的护士自身免疫功能抑制，这是否足以将其参与治疗 HIV 阳性病人的义务转变成可治可不治的道德选择？

(2) 你是一个呼吸科治疗师，被指派到某个楼层工作。你发现你的科室负责人为了节约钱决定重复使用吸引管。这种做法违反了一般的预防规则。你对此的反应是什么？

(3) 作为一个急诊医疗技术员，你在把交通事故受伤者从车上搬下来的时候戳破了手套，你是否有知道此人 HIV 感染状态的合法权利？

(4) 你是一个理疗师，已经为琼斯先生服务了几个月了，他是从史密斯医生那儿转诊过来的。在这段服务时间里，你和他的关系越来越好，到后来超过了他与其他医生的关系。有一天他告诉你他是 HIV 阳性者，并要求你不要告诉史密斯医生这个情况。你将采取什么行动？

(5) 你是一个牙科卫生员，发现你怀孕了。这是一个你可以用来拒绝治疗 HIV 阳性病人的理由吗？

(6) 由于阿瑟医生在牙科病人中引起了警觉，你的诊所决定在当地报纸中登广告，说明诊所的所有员工都没有被 HIV 感染。这种做法是否合乎伦理？回答前请先回顾你专业的伦理规范。

2. 思考下述建议，确定这个想法是否有其优点，是否合乎伦理？它是否保护了社会和 HIV 阳性者的利益？这样一种政策的负面效果是什么？

3. 美国公共卫生政策对从有多个性伴的同性恋者或双性恋者那里获得血液的限制非常严格。一些同性恋活动分子把这种政策看作是对同性恋群体的侮辱，因为同性恋群体中既有被感染的人也有没有被感染的人。这似乎是两种权利之间的冲突：一种是献血的权利，另外一种则是输血的人知晓这些血液是否纯洁的权利。

说出你对上述论点的意见。是否存在可以使双方都满意的妥协方案？

4. 金伯莉·伯嘉莉斯是一位年轻女性，她是被佛罗里达州牙科医生感染的。在一封死前所写的信中她说到：

> 我是在 1987 年被阿瑟医生感染的。在此之后，除了与我的家人在一起的好时光和亲密相处、对生活和自然的享受之外，我的生活完全都处于地狱之中。AIDS 慢慢地摧毁了我。除非能够找到一种治愈方法，否则我很快将成为你们统计数字上的另外一种人。
>
> 我可以谴责谁吗？我谴责我自己吗？我确定我不会。我从来没有静脉注射过毒品，从来没有和任何人睡过觉，从来没有输过血。我谴责阿瑟医生和每个知道阿瑟医生已经被感染却袖手旁观不采取一点点行动的自私的混蛋。

从上述引文中可以看出她的假设是有人已经知道阿瑟医生被感染了，但是却以她为代价保护了阿瑟医生的隐私。你认为如何在保护受感染的卫生保健服务提供者与保护他们的病人之间取得适当的平衡？

关键词

艾滋病（AIDS）
高危行为（high-risk behaviors）
道德义务（moral duty）
道德选择（moral option）

安全性行为（safe sex）

标准预防措施（standard precautions）

参考文献

1. Centers for Disease Control (CDC), *HIV/AIDS Surveillance Report,* Division of HIV/AIDS Prevention 1995.
2. D. R. Mishell, "Contraception," *The New England Journal of Medicine,* 320, pp. 777–787, (1989)
3. *Understanding AIDS,* HHS Publication no. (CDC) HHS-88-8404. 1988.
4. Milliken, Nancy, Greenblatt, Ruth. *Ethical Issues of the AIDS Epidemic* (Rockville, MD: Aspen Publication, 1988).
5. Centers for Disease Control (CDC), *Update, Acquired Immune Deficiency Syndrome, United States 1995.*
6. National Safety Council, *Bloodborne Pathogens* (Boston: Jones and Barlett Publishers, 1993).
7. A. Seidl, "HIV Testing: Patient's Rights v. Nurse's Rights," *Nursing Issues of the Nineties and Beyond* (New York: Springer Publishers, 1994).
8. Bernard Lo and Robert Steinbrook, "Health Care Workers Infected with the Human Immunodeficiency Virus," *Journal of the American Medical Association* 267, no. 8 (26 February 1992).
9. Health and Public Policy Committee, American College of Physicians, and the Infectious Disease Society of America, "Acquired Immunodeficiency Syndrome," position paper, *Annals of Internal Medicine* 104 (1986).
10. American Nurses' Association, *Code for Nurses with Interpretative Statements* (Kansas City, Missouri: American Nurses Association, 1985).
11. Jarvis, Closen, et al. *AIDS Law* (St. Paul, MN: West Publishing Company, 1991).
12. *Doe v. Centinela Hospital,* No. CV 87-2154, 1988 WL8177b (C. D. Cal. June 30, 1988).
13. George Pozgar, *Legal Aspects of Health Administration* (Rockville, MD: Aspen Publication, 1993).
14. C. H. Fox, "AIDS Transmission: Hazardous Health Care?" *Harvard Health Letter,* 17, 1991.
15. M. Field, "Testing for AIDS," *Journal of Law and Medicine,* 16. (1990).
16. *Estate of Behringer v. Medical Center at Princeton,* 592A.2d 1251 (N.J. Super. Ct. Law Div. 1991).
17. Larissa Kuntz, "CDC Shifts Control," *RT Image* 6, no. 29 (July 20, 1992).
18. Donise Grady, "Infected Healers," *American Health* (April 1991).
19. Council on Competitiveness, "Fact Sheet: Improving the Nation's Drug Approval Process" (1982).
20. AIDS Coalition to Unleash Power (ACT UP), "A National AIDS Treatment, Research Agenda" (distributed at the Fifth International Conference on AIDS, 1989).
21. *United States v. Rutherford,* 442 US 544 (1979).
22. *UNAIDS* Report 1998.

第13章

遗传科学中的伦理问题

目的

了解基因研究的不同领域及与之相关的道德问题。

学习目标

阅读完本章后读者应该能够：

1. 了解遗传筛查的目的、做法、利益和风险；

2. 了解产前基因检测的利益，理解这种检测怎么会导致与流产有关的道德问题；

3. 描述把基因研究用作优生学目的的危险所在；

4. 解释人类基因组工程的前途；

5. 理解 DNA 重组可能会带来的科学进步，以及无节制的研究可能带来的危险；

6. 把本章中提出来的所有问题放置在浮士德传说的背景之中；

7. 解释为何基因学中的伦理问题使得我们有必要制订一套新的计划生育指南，来帮助我们用合乎伦理的方式应用遗传咨询服务；

8. 解释与基因治疗有关的希望和伦理陷阱；

9. 设计一项政策声明，对克隆技术提供一个伦理上适宜的指导。

显然医生能力的巨大增长引起了以前从未出现的问题——“在我们甚至还没有配得上‘人’这个名称的时候，科学已经让我们变成了神。”[1]

《医学进步中的伦理问题》(*Ethics in Medical Progress*)

有一天，一位妇女的父亲回到家中，开始大声叫嚷。她好像从来没有看见他表现出这个样子。他的四肢开始以奇怪的方式挥舞，然后开始痉挛。最后，医生做出了诊断：亨廷顿氏舞蹈病。现在她发现，她父亲的疾病是一个**显性基因**(dominant gene) 的结果，所以她也有 50%的概率得这种病。这是发生在法国的一个故事[2]。这不是一个令人高兴的故事，但确实是真的，已经在报章媒体上不知被重复了多少次。目前对亨廷顿氏舞蹈病还没有治愈的方法，它大约在 30 几岁到 50 几岁之间发病，因此一个人往往是在已经把疾病传递给下一代的时候才发现自己有这个病。如果损害已经存在了，让当事人不知情是否更好呢？毕竟，50 年已经可以算是一生的时光了，虽然比不上我们的平均期望寿命。不过，这种疾病的治疗还是有很大希望的，研究者们已经取得了快速进展。首先是发现了一个导致亨廷顿氏舞蹈病的基因的标记，现在已经发现了引起疾病的确切基因[3]。但是，这种巨大的希望同时也是和潜在的危险联系在一起的，因为知识就是能力，而在发现亨廷顿氏舞蹈病基因过程中获得的知识与被用于生物工程的知识是一样的——都可能是人类智力发展过程中最伟大的、但也是最危险的成就。25 万个出生缺陷儿当中，有20%是由已知的基因原因引起的。如果我们有能力不让**遗传疾病**(genetic disease) 出现或者至少可以减弱它的影响，那么我们是否还应该“就让它去”呢？到目前为止，比较一致的意见似乎是：我们应该继续前进，但是应该对在这个领域的前进意味着什么保持非常清醒的认知。

> 在过去的数千年中我们一直都在把地球上的非生命物改作各种用途，现在人类开始改变生命有机体的内部生物学……这种转变确实是令人震惊的。[4]

医学进步：浮士德式的交易？

现代科学已经取得了比我们以前的梦想更多更大的成就。绝不能否认科学给我们带来的好处。但是在另外一个方面，毫无疑问，随之而来的危险和我们获得的好处一样大。我们是否在了解自然方面走得太远？我们是否已经超出了人类责任所能约束的范围？当在思考当前的基因研究并试图用这些知识来改进人类生命的时候，这些问题自然而然的摆在了我们面前。基因是让我们成为“我们”的信息的基本载体。如果我们理解了这些生物学上的建筑砖块，随着这些知识而来的能力对我们来说是否太大了，以至于我们无法负责任地进行应用？在原子科学的发展过程中也曾经提出过类似的问题，但到现在也没有被很好的解决。例如，反核活动分子认为核电站发生一次核事故的后果就超过了核电站运作所能带来的可能利益，且核废料处理问题也还没有被解决。这些问题在所有科学领域都越来越多的出现，但是基因科学可能是在好处和危险方面都具有最大潜力的科学领域。在这一章，我们将考察近期在基因科学上的进展，特别是它应用于医学的进展。基因领域的知识发展和应用会引起大量伦理问题，我们试图从这个迷雾森林中找出一些道路。

基因研究中有好几个领域会引起伦理问题。在我们理解遗传疾病的原因、寻求遗传疾病的治疗方法的努力中，我们自然就会把所获得的知识用于谋取人类利益。有两个研究领域是对“未来”父母进行检测和对未出生的婴儿进行产前检测。此外，一旦检测结果已知，采取什么行动也涉及很多伦理问题。如果一对夫妇可能会生出一个患有遗传病的儿童，我们要防止他们生小孩吗？父母是否应该被允许甚至被强迫去把患遗传病的胎儿流产？这些都是非常困难的问题，并不存在很容易的答案。不管如何，我们必须面对这些问题，因为将来就是现在。我们有能力面对这些考验。

作为社会政策的基因学

当我们思考把遗传检测转变为社会政策的可能性的时候，存在另外一些伦理问题。一些人建议所有父母都接受遗传病检测，以避免生出基因缺陷儿童对社会和个人造成的负担。另外一些人则担忧这种做法将会导致强制流产政策或者导致强制夫妇不能有小孩的政策。当这种政策被用于某些特定目的时，如用于**优生学**(eugenics) 目的时，可能会引起更进一步的伦理问题。优生学是通过培育或遗传改变来操纵后代基因的一种做法。我们是否应该尝试消除部分或所有遗传异常？我们是否应该尝试通过遗传选择来增加儿童智力从而达到改进人种素质的目的？

但是科学家还不仅仅在从事遗传检测，他们还在从事被称为“人类基因组工程”的事业。这个工程的任务是要“描绘”出组成人类 46 个染色体的 100000 个基因，所有这些基因组成了“人类基因组”。**基因组**(genome) 是每个细胞的蓝本，指导着人类的发育。对这个领域的伦理担忧则更加模糊，不仅仅是因为人类拥有了这种“上帝一般的”知识，还因为这些知识的可能应用。从某种神学观点来看，单单拥有这些深奥的知识就是不道德的，只有上帝才应该拥有这些知识。他们认为，试图获得这些知识是过于狂妄和自大了。他们建议把这些知识留给上帝，我们只要关注更世俗的工作就可以了。

基因工程

DNA 重组过程是到目前为止在不断增长的生物技术领域内最令人瞩目的

技术工具。生物学家正在学习如何操纵生物组织，把它们重新结合、重新组织成为新的形式和形状，就像手工匠先辈烧制无生命的器具一样。这些发现的速度真的是非常显著的。据估计现在生物学知识每5年就翻一翻，而在遗传学领域……我们实际上正在冲向生物技术时代。[4]

DNA重组（recombinant DNA）研究确实是现代科学的一个奇迹，但是它也带来了人类有史以来一些最大的恐惧。科学家出于不同目的从遗传上对有机体进行改变。我们近来已经听说了遗传改变的水果和蔬菜，但实际上这类实验的范围是极度广泛的。（近期的一项发展是要种出塑料马铃薯!）人们的恐惧是研究者和实验者们会发展出威胁到人类或其他生物的有机体。这种可能性是科学幻想小说的素材，而这种恐惧已经导致了一些限制这类研究甚至完全禁止这类研究的呼吁。这种呼吁在近些年来已经慢慢减弱，但是它们还没有完全沉寂。此外，关于那些由政府支持但后来又转向市场以求获得额外补偿的科学家们之间存在的利益冲突也引起了人们的关注[5]。上述所有研究应用领域都存在伦理问题，还有一些人则担忧是否可以信任科学家：他们是否承担得起随着这种危险研究而来的可怕责任？我们是否可以依赖于科学家们采取必要的预防措施来保持他们创造的有机体对人类无害？在以下部分，我们将更具体地探讨这些问题。

遗传检测

遗传检测的希望和危险：医生们可以对夫妇进行检测，看看他们是否有生出遗传缺陷儿童的可能性。例如，我们现在可以对夫妇进行镰刀细胞病检测，这是一种会把红细胞变形成瘦长镰刀状，并引起贫血、咳嗽和肌肉抽筋的疾病。只有当夫妇双方都是**隐性基因**（recessive gene）携带者的时候，其子女才会发生镰刀细胞病。如果夫妇双方都是携带者，那么他们子女有25%的可能性患镰刀细胞疾病。对于夫妇来说这是否是一个太大而不能承受的风险呢？根据我们的家长主义程度，我们可能：（1）不允许他们有小孩；（2）强烈建议他们不要有小孩；（3）拒绝支付医疗费（这应是保险公司和/或政府的决定）；（4）让夫妇决定是否愿意承担这个风险。大多数人会把决定权留给夫妇，但是一些人认为，如果风险这么高的话，夫妇不应该被允许有小孩。他们认为，如果已经知道要承担这么重的一个负担，还把小孩带到这个世界上来，这是不公平的。

不过，镰刀细胞病这个例子是有启发意义的，因为它是一种主要影响非洲人后裔的疾病。不允许让少数民族有小孩可能会被认为存有种族主义的动机。但是，还有其他一些疾病则不具有这种选择性。如果一种遗传疾病不分种族对人们产生影响，我们是否就可以限制人们有小孩呢？许多人相信生育小孩是他们的权利，无论生出来是什么。他们进一步争论说，有许多疾病不是遗传引起的或者是不能被检测出来的，为什么这些人可以被允许有小孩，而那些我们能检测出来有生育出患遗传疾病的小孩可能的夫妇就不能有小孩呢？这里的假设是存在就是一件好事。对于一些认为这不是好事的人，认为可以通过检测来预防这种伤害。这引起了一个深层次的问题：存在是否是一种伤害？

粗略一看，从功利主义观点出发，如果未来生活包含的不幸福要多于幸福，那么人类存在可以被理解为一种伤害。但是这对回答我们的问题没有什么用处，因为对许多人来说普通人的生活就是充满泪水的。要明确“存在可能是伤害”这样一种观点，有用的例证必须是那些身体或智力伤害显著大于大多数人必须面对的程度的例子。许多疾病确实是这样一种情况，这些疾病就为我们提供了“存在可能是一种伤害”这种论点的论据。因此，把这种人带到这个世界上将是不道德的。

一些人认为，提出上述论点的观察角度是不正确的。正确的观察角度应该是从受疾病影响的人出发。而从这种角度出发，任何形式的存在可能比什么都没有还是更好一些。可能想要获得一点点幸福，就得忍受持续的巨大痛苦，事情几乎都是这样的。还存在一个预测未来人宁可选择什么的问题。考虑到这种计算的困难性，一些人认为没有很好的证据来反对夫妇拥有自己的小孩。

参考实际情况，还存在一种中间立场。有一些疾病可能让小孩在经历短暂的痛苦之后就结束了小孩的生命。而另外有一些疾病则带来了严重持续的痛苦，因此讨论有价值的生活这个问题没有什么意义。另外一个方面，一些疾病不是这么严重。以唐氏综合征为例，患唐氏综合征的小孩会面临很多严重问题，但是严重程度有很大差别。经常有文献指出唐氏综合征患儿常常过着相当幸福的生活。

一些人认为我们永远不要低估人类精神和克服逆境的能力。一个著名的例子是海伦·凯勒（Helen Keller），她克服了巨大的困难，过上了圆满的生活。对这种观点的反驳意见则认为，不能依靠个案来制订政策。我们必须把道德政策建基于绝大多数的现实情况。政策应该针对绝大多数，规则以外的例外情况（困难的情况）应该例外对待。期望所有和海伦·凯勒处于同样情况的人能够获得她那样的成就，这可能是期望太高了。

未来我们可能能够检测**遗传素质**(genetic predisposition)。一些人遗传上就更容易患某些疾病（如癌症），更容易对某些引起疾病的毒性化学物起反应。人口中大约10%的人身体里面会产生各种与碳氢化合物结合后变成致癌物质的酶。我们可以想像，公司会拒绝雇佣那些遗传上更容易被工业中某些毒性化学物致病的人。事实上，遗传检测技术还没有应用，这种情况已经发生了。仅仅由于在一个家庭中发生了多起某种疾病，保险公司就相应调整了这个家庭成员的保险费率和获得保险的困难程度。因此，我们可以设想当真正的遗传检测技术得到应用的时候，歧视的可能性会有多大！由于我们对遗传组成无法控制，因此对这种行为的公正性必须进行质疑。

产前检测

产前检测也会带来其他一些麻烦。产前检测有时可能在怀孕后才检查出遗传缺陷，而不是在怀孕前。有三种产前检测技术：羊水诊断，绒毛膜穿刺，以及用超声波、放射线或纤维光学技术观察胎儿。羊水诊断是抽取出羊水，分析是否存在缺陷的一种程序。羊水诊断一般在孕14周之后进行，对妇女和胎儿的风险相对较小。绒毛膜穿刺直接从胎儿身上取得细胞，在孕6周就可以进行了，安全性和羊水诊断一样。不过，这两种程序也都还是有风险的，因此除非医生有理由相信胎儿可能存在某些遗传或发育缺陷，否则一般不会进行这两种程序。对胎儿的视觉观察可以在孕早期就开展，但是这种程序只能揭示能够通过视觉观察就发现的缺陷。如果发现了缺陷，那么在这个时候唯一可以结束胎儿生命的做法就是流产，以及面对流产问题所带来的麻烦。那些反对流产的人可能会反对产前检测，因为这可能会导致流产。即使最后不采取流产手段，那么这种检测唯一增加的也只是提早知道自己怀了一个有缺陷的未出生儿的父母的痛苦。那些不反对流产的人可能会认为，让他们的胎儿接受遗传检测观察是否存在遗传缺陷是他们的权利，以便他们可以必要时在孕早期就进行流产。

父母的角色

美德伦理学给我们提供了对这个问题的一种特殊视角。为自己的孩子做出许多决定是父母的职责，包括在怀孕和出生前决定胎儿的生与死（或不存在），假定他们支持流产的话。我们可以构建这样一种美德伦理学的立场，把决定权完全交到父母的手中。这样，如果一对夫妇希望养育一个有缺陷的儿童，那么这也是道德上可以接受的。必须要说明的是，养育一个这样的儿童要求父母承担的责任要远超过养育一个正常儿童。（社会可能也应该在这个问题上拥有发言权，因为养育一个儿童的费用在很大程度上是由社会承担的。如果一对夫妇已经知道自己的孩子是有缺陷的，也知道自己没有能力支付养育这个孩子的相关费用，但是他们还是要把孩子带到这个世界上来，那么这种做法是否合理?）如果一个人知道社会将承担照料有缺陷孩子健康的部分或全部经济负担，因而愿意承担生出一个有缺陷孩子的风险，那么在他做出这个决定之前，首先必须得到社会的承诺。但是这个视角同时也把不要小孩（或者去流产）的决定权完全放到了父母的手中。这意味着父母会有权利把一些他们认为不可接受但许多人认为可以接受的胎儿流产。一对夫妇会希望他们的孩子集中了他们的优点，成为一个相当智慧的生命，而不是一个患唐氏综合征的孩子。

当被问及对“只要父母愿意，就可以把有缺陷的孩子带到这个世界上来”这种观点的态度时，许多人会接受美德伦理学的视角。但是如果换到等式的另外一边，即面对“允许父母流掉他们无法接受但是实际上并不严重的孩子”这种观点的时候，这些人又会不接受美德伦理学的视角。显然，个人对流产问题的立场和对人格的概念在这里发生了作用。如果一个人接受流产，那么美德伦理学的一体两面都可以接受。如果他不认为流产在道德上可以接受，那么他可能会认为限制夫妇怀上有缺陷的孩子是可以接受的，但是一旦怀孕之后流掉这个孩子则是不可接受的。

筛检的政治学

检测大规模人群(筛检)(screen)的做法在历史上多经波折。早期的镰刀细胞贫血症筛检法律是具有启发意义的[6]。在民权运动早期,检测科学曾经陷入出于善意的立法旋风之中。这对非洲裔美国人是有好处的,这一族群人当时正在变得越来越重要。但可惜的是,立法者不是科学家。早期的立法经常编撰的相当糟糕,有时候甚至连目标人群也弄错了。

有一个曾一直被坚持的错误是把镰刀细胞携带者看作病人。要患上这种疾病必须从父母双方都遗传这个等位基因,而携带者只从父母的一方遗传了这个等位基因。当父子之间的基因存在矛盾时,意外的问题出现了。如果一个孩子证明是杂合基因(heterozygous),而父母没有一方是杂合的,那么显然有第三者参与了生殖过程(孩子的父母另有其人)。曾经出现许多这种情况,由于这个信息的披露,导致原本稳定的家庭破裂了[7]。

另外一些错误也曾经发生过。例如,佛吉尼亚州曾经强制命令所有罪犯接受遗传疾病检测,而一般囚犯很少有近期生育孩子的计划。一些州使用了一些不是很精确的检测方法,从而得到了一个假阳性率高得不可接受的结果。最后,筛查也存在保密问题。很少有州做好了保护病人秘密的准备。人们恐惧这种信息可能会导致在就业和购买保险方面的歧视,或者至少会让那些被界定为携带者的人戴上一个社会烙印(经常是不好的烙印)。镰刀细胞筛检的经验教训告诉我们,遗传筛检需要智慧和敏感性,最重要的是有好的科学技术。我们不能让出于善意的建议演变成对程序和结果不予紧密关注的实践。

优生学

他们把健康父母的孩子带到城市某处的饲养栏里,由护士进行照顾;劣等父母的孩子或者任何有缺陷的孩子,只要有可能,他们会把他藏到一个秘密没有人知道的地方。

柏拉图,《共和国》(Plato, *The Republic*),第五卷,460C(公元前380年)[8]

显然，柏拉图指的是杀害有病或者有残疾的新生儿的行为。也很显然的是，这种做法被看作是一种非常普遍的优生学实践的部分内容，因为柏拉图接下来说的是“如果监护人的血统要保持纯洁”。有时候我们认为是一种新的选择，实际上这种选择早就出现过了。无论如何，圈养是一种优生学的形式。现在的奶牛与它的祖先野奶牛已经有很大差异了。我们关于优生学的最近经验来自纳粹的人体实验。因此，人们对优生学思想的复兴有一点担心是可以理解的。无论如何，我们应该给每个建议举行听证会，以免一些人怀疑我们不想进行讨论，以避免泄漏真相。

对遗传疾病进行筛查和产前检测的能力带来了这样一种可能性，即我们能通过消极的优生学政策消除遗传疾病，或者甚至能通过积极的优生学政策改进人类的基因库。一种温和的优生学政策旨在消除一些严重但也足够敏感的遗传疾病，但是这种温和的方法也充满麻烦。携带一种隐性基因的人口数量是相当大的，而仅仅因为他们携带这种隐性基因就不允许他们生育小孩，那么这种做法也很难说明其正当合理。由于只从父母一方得到一个隐性基因的新生儿是不可能发展出那种遗传疾病的，例如镰刀细胞病，因此也很难说明不允许让这些夫妇生育小孩的正当合理性。另外一个方面，如果我们没有消除这些隐性基因，我们将永远无法征服遗传疾病。

极端的消极优生学项目面临的实际困难将使得它几乎不可能实行，如果不是说根本不可能的话。我们能消除所有遗传疾病吗？由于大多数人至少携带一个某种遗传疾病的隐性基因，因此消极优生学的激进政策将会消灭一大部分人口。还有一个更重要的问题：我们想要消除所有遗传疾病吗？减少基因库的做法可能会带来很多危险。我们对不同类别的生物袭击的抵抗力很大程度上依赖于遗传多样性。以镰刀细胞贫血为例，我们只了解这个疾病在美国的负面作用，但是在疟疾横行的非洲，如果一个人是镰刀细胞的携带者，将帮助他挡住疟疾的感染。

积极的优生学项目——这里不仅包括养育也包括遗传干预——尝试通过增加带有积极品质的人的数量来改进基因库。1992 年进行的一项哈里斯民意测验表明，如果有这种技术，许多父母会使用这种技术。我们永远不大可能养育出像“超人”一样的人，但是父母可能能够指定把哪些他们喜欢的品质遗传给他们的孩子。利用积极优生学来增加他们孩子在市场中竞争力的做法可能会让父母承受压力（国家同样可能也会承受压力）。但是这个问题最终是一个科学问题。把一个成功、科学的优生学项目想像成积极的或消极的都是几乎不可能的。在目前这个阶段，结论似乎是这样的：我们最好的行动方式是用遗传检测技术来帮助个体，而不是改变人类的遗传组成。

人类基因组工程

如前面指出，人类基因组工程试图描绘出整个人类基因组，即人类的完全基因组成。这是一项纯粹的研究，所以（从伦理学角度）唯一要问的问题就是人类拥有这些知识是否合适。人类基因组工程的批评者们以浮士德先生（或者说浮士德博士）为例，来说明对知识难以抑制的渴望是如何把人引入歧途的。浮士德博士是一位学者，他是如此的想拥有越来越多的知识，特别是对一些深刻的问题如生命或死后生命，以至于他愿意为此拿灵魂和魔鬼做交易。浮士德做了这个交易，对交易感到很高兴，直到魔鬼来兑现他的承诺。同样的，我们可能对知识所带给我们的感到高兴，但是当我们被要求交学费的时候，我们可能会被毁灭。就像伊卡洛斯（Icarus）一样，我们可能飞得太高了，导致我们的翅膀融化了。实际上，这就是像 Marlowe 对浮士德博士的理解：

> 在这之前他狡计得逞、充满自负，
> 但高度超过了他蜡制翅膀所能承受的，
> 融化了，天空让他颠覆！[9]

以浮士德和伊卡洛斯的故事为例的意思是，人类应该认识到自己的局限性，若不能认识这个局限性则会犯下过度骄傲或狂妄的过错。以世俗语言来说，就是人类处于超过其合适边界的危险之中。

对“越界”的主要担忧是其不可避免地会带来一些灾难。问题是是否有这种“学费”，在启动人类基因组工程的时候，没有人与魔鬼有过任何交易。

一些人认为人类的知识不存在限制，也不应该有限制。他们认为，这种恐惧是神学信仰的结果，而现在已经没有人相信神了。浮士德式观点的神学基础是，人类在事物发展过程中的位置是预先注定好的，超过这个位置就是亵渎，要遭受天谴。信仰宗教的人相信人类在上帝的计划中有其确定的任务，但是大多数不是非常确信对知识的探求是否干扰了这个计划。实际上，可以这么理解，我们的任务就是获取知识，以便能更好地理解上帝的计划。对于那些根本不信仰宗教的人来说，上帝的计划根本就无所谓。环境主义者有时认为人类在自然秩序中占据了一个特定位置，他们认为这和对知识的无尽探求是相当一致的。这样做肯定存在危险，但是只有当知识被应用时才会出现危险。对这种危险的讨论将放在下一部分关于重组 DNA 的内容中进行。

对这个问题的另外一个方面也有人表示担忧，即我们对知识的获取设置了人为障碍，使那些能够从根本上提高生命质量的发现突然停止。试设想一下，对那些我们现在已经学会去如何治愈或预防的疾病，如果在当初限制自己去发现这些疾病的原因，那么现在会是什么情况？他们担忧，如果我们现在开始停止对知识的探求，那么我们会碰到上述类似的情况。因此，担忧人类知识不适当延伸的想法似乎是没有根据的，除非我们认为在获得知识后必然会导致知识的应用。最终的问题归结到是否应该相信人类会使用（或者不使用）那些尚有争议的知识。

重组 DNA 研究

最近《时代》杂志上的一篇文章报道了下述故事：

塑料植物

植物学家们从会把稻草纺织成金子的侏儒怪那里拿来了一根魔法棒，他们可以把一株低矮的盆栽诱导成能产生塑料的植物。使用基因工程技术，研究者们可以把植物从储存淀粉的组织转变成制造 PHB（一种生物可降解塑料）的组织。[10]

从人类基因组工程获得的知识可能会被应用于重组 DNA（recombinant DNA）领域。科学家们出于不同目的把一种有机体的遗传物质重新结合到另外一种有机体上。有时候这样做的目的某种程度上是为了改良一种植物，例如，使它更不容易腐败和受损以及成熟更快等。科学家们也通过重组 DNA 来发明会攻击这种或那种害虫的有机物。目前已经有过发明一种吃石油的有机物的尝试，用来处理石油泄漏事故。当然，未来对人的遗传干预也前景光明，可以用来对抗疾病，或者消除易患某种疾病的倾向。这种技术具有无限可能性。

核物理学上的经验给了我们许多关注的理由，对遗传研究的恐惧和对核研究的恐惧类似。恐惧之一是这种知识可能会被用于军事，作为杀人的又一种方式，对胜利者和被杀者来说都是一个灾难性的后果。一旦遗传工程制造出来的病毒或细菌被使用，可能很难控制它，很可能会攻击我们所有人。

即使是重组 DNA 技术的和平利用也是令人不安的。我们并不知道这些试验性的生物是否会与自然环境发生消极的交互作用。我们会不会鲁莽地创造出一个现代的弗兰肯斯泰因（Frankenstein，脱离了创造者的控制并最终毁灭创造者的媒介或作品，译者注）呢？最常被使用的细菌是 E coli，这种细菌在所有人类的胃中都可以发现。大多数人类创造的生物在自然环境中适应的不是很好，可能在实验室外就会死去，但如果我们的企图正好是要创造足够强壮能够在自然环境中完成我们目的的生物，那么这种生物的前景确实存在一些危险。科学家们确实在改变遗传物质方面采取了特殊的方案，因此不太可能出现某些东西被简单地冲入下水道从而进入自然环境的事情。但是由于技术正变得越来越常见，所以这些技术有可能会落到一些不太谨慎的人手里。

成为一个遗传科学家所必须经历的艰难培训限制了参与这类技术的人员数目，但是在科学上得到培训的人并不总是能够意识到他们的伦理责任。曾经有过这样一个例子，一个科学家创造了一种用来对抗某种树木疾病的有机物，而管理者在管理方面的延迟让他感到心烦意乱，以至于他把创造出来的有机物释放到了环境中。正是这类行为使人担忧。无论如何，我们从遗传工程上可能收获的利益是如此巨大，以至于我们不可能忽视。

基因药物

遗传工程的一个积极成就是“基因药物”的发展。我们现在可以通过遗传改变生产出帮助解决医学困扰的物质。科学家们修改了细菌，让它产生人类胰岛素。这对那些对牛或猪胰岛素过敏的糖尿病人来说是一大福音。现在已经生产出了乙肝疫苗和一种外阴疱疹疫苗。基因药物是遗传工程最具成效，最有前途的应用领域之一。

基因治疗

这是一个深奥的真理……自然并不是懂的最多的。对于遗传进化，如果我们选择用暴躁的方式而不是用愚蠢的幽默感来看待它的话，它是一个浪费、权宜之计、妥协和谬误。[11]

遗传工程带来了对人类进行直接遗传干预的可能性。遗传干预是把一个正常基因的复制品注射入一个不存在这个基因或者基因有缺陷的细胞里面。然后这个细胞的 DNA 被诱导整合这个新基因，以便这个细胞可以发挥正常功能。如果一切进行顺利，当细胞增殖时，它传递下去的是新基因而不是原始基因。最终，病人获得了足够数量的健康细胞，能够执行正常的功能。当医学问题是由单个基因缺陷引起的时候，这种方法是最有可能发挥作用的。亨廷顿氏舞蹈病和镰刀细胞病就是这类疾病（单基因的）。当一种疾病是多种基因联合作用的结果时（多基因的），要发挥基因治疗的潜力还早，而大多数疾病是多基因的。虽然基因治疗极其困难，但是研究者们正在向前推进。

例如，美国国家健康研究所的科学家们正在试图用基因疗法来治疗癌症病人。一些人认为我们进入人体试验阶段的步伐太快了[12]。

在科学和医学的前沿领域，我们前进的速度一直是一个问题，但是基因疗法难以置信的能力警告我们应该小心行事。必须非常确信我们改进自然之手的尝试在最后不是把事情弄得更糟而收场。例如，对体细胞（不影响其孩子基因组成的细胞）的修改引起了一些道德问题，但是对精子细胞的修改让我们再次面对优生学问题以及随之而来的麻烦。即使没有改变人种的基因，也还是引起了一些重要问题。

我们可能很快就有能力决定我们孩子的性别。当前，许多父母在生出一个他们喜欢的性别的孩子之前，会一直生养下去。即使是在这么细小的方面，遗传工程也能够通过确保第一个孩子就是父母所喜欢的性别而提供帮助。给予父母这个权利会带来一个很明显的问题，即我们可能会面临男女性别比例失衡的状况。即使是现在，在世界的某些地方生养出一个女孩还是得到消极的看待，因此如果这种性别决定技术广为采用，性别比例问题就出现了。还有一个问题是决定孩子的性别这种做法是否正确。如果夫妇选择了孩子的性别，例如说男性，当孩子后来知道父母的这个决定后，会有什么反应呢？一些人可能无所谓，另外一些人可能会置疑他们的整个人格。

行为的遗传因素

我们越来越认识到可能会出现麻烦的另外一个领域是，我们的行为背后有遗传因素。虽然我们不太可能调整个人的行为，但是再粗糙的对行为的遗传修正也可能会带来风险。可以想像，一些政治领袖可能会喜欢大多数市民都比较顺从，或者有一个政治领袖可能喜欢让极其富有侵略性的人来充实军队。行为可能是多基因的，受环境影响很大，因此这类遗传工程似乎不太可能奏效。一些科学家正在研究犯罪行为的遗传基础。设想这么一种情况，某种基因引起了30％的该基因携带者参与犯罪行为，其余70％的该基因携带者都成为了社会领袖。那么在这种情况下，应该采取行动吗？适当的行动应该是什么？

克 隆

克隆人类，这个原来似乎只是在理论上可能的事物，随着苏格兰科学家伊恩·威尔伯特（Ian Wilmut）1997年2月23日的一声“嘿，你好，多莉!”，已经成为了一种现实事物。威尔伯特博士和他的研究小组把一只成年绵羊的体细胞核转移到一个去核卵细胞之中，然后让它完全发育，最后创造出同卵双生体。这种做法在理论上长期以来一直被认为是可能的，但是以前从来没有成功过[13]。威尔伯特博士及其克隆绵羊多莉的身影突然出现在了电视、电台、因特网、杂志之上，几乎无处不在，因为幻想成为了可能。显然克隆人已经不再是科学幻想，而是人类可以做到的事情。“克隆还是不克隆?”开始成为最重要的问题。在日本，研究者们相信他们已经创造出了一种人造子宫的原型，如果与克隆技术结合，不由让人想起了奥尔德斯·赫胥黎（Aldous Huxley）的《勇敢面对新世界》（*Brave New World to Mind*）[14]。

虽然克隆问题自从1960年以来就曾被严肃地讨论过，但是从来就没有出现过可以协助我们面对当前现实的真正策略、有帮助的见识或临时的战略决策。这种看起来无力解决生物技术新发展问题的事实可能代表着生物伦理理论确实存在缺陷。

科学突破性进展的消息受到了各方的欢呼。一些人把它看作是对家庭的最后冲击，设想启示录已经打开了。另外一些人则耸耸肩，奇怪为什么会有这么多大惊小怪。单纯把这种技术可能具有的有用途都列举出来就已经是很困难的了。这种技术是否应该用于：

（1）代替一个深爱着的但过早死去的孩子？

（2）在深爱着的配偶过早死去之后，制造一个孩子出来？

（3）在整个生命过程中，制造人体的各种替代部分？

（4）为没有生育力的夫妇提供孩子？为同性恋夫妇提供孩子？

（5）制造某种类型的人，例如制造出一队迈克·乔丹？

（6）让伟人延续下去，例如特雷莎修女？

（7）让那些希望以这种有限的方式不朽下去的人得到延续？

这种新技术是否应该被看作是一种生殖权利问题？克隆与其他生殖形式是否差别很大，以至于它不应该受生殖自由的宪法保障？对于个人生殖社会几乎没有什么限制。各种不明智、无节制、不受限制的生育行为在发生，甚至最不负责任的人也被允许可以有小孩。如果这是对生殖权利的正确立场，那么为什么要对克隆说“不”呢？如果对生殖权利问题采取任其自由的态度，那么可能也应该允许克隆技术。

一些人认为我们对生殖权利在道德上已经懒惰了，克隆问题可能是促使我们重新关注生殖自由的限制范围的催化剂。关于谁以及如何生育和养育小孩这个问题，社会大众达成了合法的一致意见了吗？

在关于多莉的研究被公开报道之后的几天内，克林顿总统颁布了一项禁令，禁止对克隆人相关研究提供联邦资助。总统也要求国家生物伦理委员会（National Bioethics Commission，NBAC）在 90 天内讨论解决人类克隆的法律和伦理问题[15]。在其深入讨论中，委员会主要考察了以下几方面：

- 安全性
- 个体单一性
- 家庭完整性
- 把孩子当成对象
- 涉及优生学的灾难性下滑问题
- 关于克隆的宗教立场

同时应当与这些方面进行权衡的是保护个人和职业自主、鼓励科学研究、鼓励可能的生物医学突破等问题。在分析报告中，委员会发现不可能在 90 天内对新技术带来的所有问题进行全面的评估。克隆问题已经被讨论了 20 多年，新技术自身并没有提出以前没有被讨论到新的道德或伦理观点，因此这种表态显得相当不平常，甚至是令人沮丧。图 13-1 概括了 NBAC 的决定[15]。

委员会关于克隆问题所达成的道德结论是基于避免对婴儿或胎儿带来伤害或严重危险而做出的。克隆是一项新技术，这次的成功是在数百次失败之后才取得的，这种事实表明克隆技术应用到人体身上还不安全。在报告中，委员会建议继续停止对创造婴儿的人类克隆研究提供联邦资助，并呼吁私人自愿停止对此的资助，呼吁通过联邦立法禁止通过转移体细胞核来创造婴儿。虽然人类克隆研究还涉及许多其他伦理问题，委员会觉得，在社会能够对这种技术做出适当的反应之前，人们需要对此进行长时间的、谨慎的、细心的、有想像力的思考，即使这种技术已经变得安全。在取消联邦资助的禁令之前，委员会建议就此问题展开全国范围的讨论和对话。委员会也建议在联邦立法中加入一项“日落”条款（定期废止的、除非法律特地重新授权，译者注），这样在废除禁令之前可以让一个合适的监管机构评阅整个事态。虽然基于安全性考虑提出禁令是正确的，但在最后委员会并没有回答有关克隆技术最基本的问题：

“人类克隆是否在本质上就是错的？如果不是，那么在什么情况下它是合适的或可以允许的？”

1. 目前的科学信息显示这项技术对人还不安全，临床医生或研究者应用这项技术创造婴儿的尝试将给胎儿或婴儿带来不可接受的风险，它可能会违背重要的伦理义务。因此，委员会提出以下建议：

（1）继续维持禁止对利用体细胞核转移创造儿童的任何尝试提供联邦资助的禁令。

（2）要求所有公司、临床医生、研究者和专业团体，不管是私人的还是公立的，即时自愿遵守联邦禁令。

2. 颁布联邦法律禁止任何人在临床或研究机构中通过转移体细胞核进行创造婴儿的尝试。法律应该包括一条“日落”条款，要求在经过一段指定时间之后（3～5 年），由一个适当的监管机构对事态进行评价。

3. 此项联邦法律的条文应该仔细构思，以免对科学研究其他重要领域产生“急冷”效果。特别指出，关于人类 DNA 序列和细胞株的克隆并没有新的规定，因为这些活动与创造婴儿的技术不一样，不会带来同样的伦理问题。

4. 由于社会对人类克隆的许多重要问题呈现出不同意见，因此联邦政府和所有感兴趣的团体应该鼓励就这些问题进行全国范围的对话，以加深我们对这项技术的伦理和社会含意的理解。对话的目的是使社会能够就技术的合理使用制订出长期政策，前提是未来这项技术的安全问题能够得到解决。

5. 考虑到市民对科学信息的应用有完全知情的需要，联邦政府和与科学有关的政府部门应该寻求不同方式提供机会向公众就基因学和其他生物医学科学领域的发展提供信息。对那些可能会影响重要文化习惯、价值和信仰的科学研究领域，在公布信息方面应当做出特别的努力。

图 13-1　国家生物伦理学委员会的建议

也许我们将来会克隆人类。虽然这种想法让人们感觉不舒服，但是有些人很容易想到这样做可能带来的好处。例如，试想一下，克隆技术为受伤的本体准备好了各种“零件”供应。再想一想，在这种情况下成为克隆的一方可能觉得不是那么有趣。用克隆技术为身体提供备用零件显然还只是一种遥远的可能，许多人认为，分析那些只会在遥远的将来才出现的道德选择问题（如果会出现的话）是在做无用功。但另外一个方面，如果事到临头了才做出选择可能也不是一种明智之举。

小结

伴随科学知识进步而来的是许多道德困境。遗传研究带来了巨大希望，我们很快可以治愈许多由遗传决定的疾病和对疾病的易感性。我们甚至可以改进自然的力量。问题是人类是否具有把这些知识用于良好目的且不违背道德准则的智慧。只有时间会告诉我们答案。遗传筛查可以让父母知道他们的后代是否会受某些疾病的影响，但是在某些情况下，这种检测结果只是让不幸来得更早一些。产前遗传检测将让父母可以选择是否中止有缺陷的胎儿。在许多人的眼中，遗传检测也会成为歧视的理由。优生学作为一种国家政策是不太可能出现的，即使能出现也需要等待很长时间，但是庸医提出这种建议的可能性是非常大的。人类基因组工程的完成将收获人类最伟大的成就，其本身也没有什么道德困难。但是所得知识的应用则可能会超过人类智慧能控制的范畴。重组 DNA 技术，当被用于创造出与人类和其他自然世界不能共存的整个物种的时候，是一种最危险的技术。尽管存在这么多危险，我们还是将继续前进，因为我们必须前进。即使有些知识被误用了，我们也不能倒转追求知识的脚步。

复习题

1. 如果流掉遗传上有缺陷的胎儿成为一种普遍做法，那么这对那些遗传上有缺陷但没有被流掉的孩子可能会产生什么影响？这是一个限制在这种情况下进行流产的理由吗？

2. 可能我们很快就能够在妊娠非常早的时候就知道孩子的性别，而且还可以选择孩子的性别。假定这样一种实践已经变得非常安全，那么它在道德上是否站得住脚？父母要一个男孩或一个女孩之间有道德差别吗？你会想要选择自己孩子的性别吗？你会想要让你的父母拥有这种能力吗？

3. 当前有些研究正在对犯罪行为是否由遗传决定的进行调查。除了“所有犯罪行为都可以由遗传解释”这种说法在科学上不可信性之外，如果某人的遗传构造显示他容易出现犯罪行为，那么在此人实际犯下罪行之前，是否应该对他进行歧视？

4. 大多数遗传工程的工作都集中于让人们变得比自然和机会让我们变成的样子更好。你觉得为了体力劳动的目的生产出一些比其他人劣等的优生学政策怎么样？

5. 保险行业是承担风险的行业，如果他们发现投保人有某种遗传倾向（比如说患精神疾病的倾向），他们歧视这些投保人的做法是否公平？

6. 设想你刚刚发现你有亨廷顿氏病。你有两个孩子，你会告诉他们一个亨廷顿氏病人的后代有 50%的机会也得亨廷顿氏病吗？如果你知道他们不计划生小孩呢？如果他们要生小孩呢？

7. 设想你父母能够从遗传上改变你，在不改变你人格的情况下让你具有更好的外表、专业运动员的运动才能以及天才级别的智力。你会喜欢他们这样做吗？如果除了你父母其他所有父母都这样做呢？

8. 你可以想出一种人类发现了知识但没有应用这种知识的情况吗？如果没有，这是否意味着我们应该限制继续从事人类基因组工程研究呢？

9. 比较浮士德和弗兰肯斯泰因的性格，这是否有助于我们阐述当前围绕基因工程的困境？

10. 什么时候是我们讨论未来的伦理困境的合适时间？我们是要一直等到真正面对问题的那一天，还是应对未来的问题进行预测？对问题进行预测可以使得我们有更长的时间来寻找解决方案，但如果未来并不像我们所预测的那样，那么这也可能只是浪费时间。把其他科学领域的发展导致道德问题的例子（如原子科学）与近期基因技术的发展引起道德问题的例子进行比较。

11. 父母是否有义务使用基因疗法（如果有这种疗法）来改变孩子们的遗传缺陷呢？

12. 设想这样一种场景，对每个出生的人都克隆一个无头的复制体，以作为本体以后修复身体部件的供应来源。

（1）这种程序在道德上是否有问题？

（2）如果从遗传上对动物进行改变，让它们可以提供人类器官，那么这种做法在伦理上是否更可以接受？

13. 近来在新闻报道中，一位科学家说了这样一句话“你不能阻止科学”，似乎科学本身就是圣杯，显示出他计划忽视对人类克隆的禁令。科学探索本身就是目的的观点是有趣的，对生物伦理推理也很具有挑战性。我们社会应该把科学家的活动限制在什么程度？在科学决策中，伦理考虑应该具有什么地位？

关键词

等位基因（allele）
显性基因（dominant gene）
优生学（eugenics）
遗传素质（genetic predisposition）
遗传筛查（genetic screening）
基因治疗（gene therapy）
基因标记（gene marker）
基因组（genome）
遗传携带者（genetic carriers）
遗传疾病（genetic disease）
纯合的（homozygous）
杂合的（heterozygous）
单基因的（monogenic）
多基因的（polygenic）
隐性基因（recessive gene）
DNA 重组（recombinant DNA）

参考文献

1. G.E. Wolstenhome and Maeve O'Connor, eds., *Ethics in Medical Progress* (Ciba Foundation) (Boston: Little, Brown and Company, 1966), p. 134. Hamberger's quotation is from J. Rostand, *Pensees d'un Biologiste* (Paris: 1939).
2. "Frances" is a pseudonym for a person interviewed by Lois Wingerson in *Mapping Our Genes* (New York: Plume, 1991).
3. "Huntington's Gene Finally Found," *Science* 260 (2 April 1993).
4. Jeremy Rifkin, *Algeny* (New York:Viking Press, 1983).
5. Robert Bazell, "Virus," *The New Republic* (9 November 1992).
6. For a good explanation of the history of sickle-cell anemia laws, see Phillip Reilly, *Genetics, Law and Social Policy* (Cambridge, MA: Harvard University Press, 1977), 62–86.
7. C.H. Sinnette, and J.A. Smith, eds., *Legislative and Socioeconomic Aspects of Sickle Cell Disease* (New York: Harlem Hospital Center, 1973).

8. Plato's *Republic.*
9. Christopher Marlowe, *Dr. Faustus* (New York: Signet Books, 1969).
10. *Time,* 4 January 1993.
11. Peter Medawar, *The New Genetics and the Future of Man,* ed. Michael Hamilton (Grand Rapids, MI: William Erdmans Publishing Co. 1972), 100. Quoted in Joseph Fletcher, *Ethics of Genetic Control* (New York: Anchor Books, 1974).
12. "A Speeding Ticket for NIH's Controversial Cancer Star," *Science,* 259 (5 March 1993).
13. Andy Coughlan, "Cloning of Dolly," *New Scientist,* March 1, 1997, p. 4.
14. Aldous Huxley, *Brave New World* (New York: Barrons Notes, 1984).
15. Report and Recommendations of the National Bioethics Advisory Commission, "Cloning Human Beings" (Rockville, MD, June 1997).

第14章

跨文化卫生

目的

通过对两种非西方卫生保健传统的分析，了解跨文化卫生的复杂性。

学习目标

阅读完本章后读者应该能够：

1. 把文化休克概念与多元文化国家中的现代卫生保健服务提供相联系；

2. 列举传统中国医学的三个原则，叙述这些原则会如何影响中国病人在美国卫生保健体系里寻求服务的态度；

3. 列举印度医学传统的三项原则，叙述这些原则会如何影响印度病人在美国卫生保健体系里寻求服务的态度；

4. 叙述传统中国医学传统和印度医学信仰对流产和整体卫生保健的看法；

5. 列举传统中国医学和印度医学传统中可以应用于西方卫生保健，或者可以推进西方卫生保健的四种信仰或实践；

6. 为卫生保健服务提供者研究跨文化卫生问题的义务提供伦理根据。

跨文化卫生

对于到底应该把美国描述成为一个**熔炉**(melting pot)（指新的族群融入到主流文化中），还是描述成为一份新鲜色拉（指社会的每种文化都保持不同，但是通过某种方式增加了整体的味道），美国人一直没有达成一致意见。但是不管描述成熔炉还是新鲜色拉，不变的事实是美国是一个移民国家，一个真正的多元文化社会。大多数美国人，即使那些本身不是移民的人，其家庭成员可能也来自其他国家。只有美国土著人、阿留申人和因纽特人才可以被看作是真正的美国本土人。

自从20世纪50年代开始，美国出现了一种爆炸性的族群意识，许多种族的美国人开始寻找确定他们的“根”在哪里。大多数美国人会问：“____美国人到底意味着什么?”而与之相比，我们很难想像中华人民共和国的中国人会问“中国人意味着什么”这种问题，因为他们知道这是什么意思。以前美国对种族身份发生的兴趣经常是用来隔离和疏远某个族群。美国确实是一个“世界”国家，一个多元的社会，对很多基本问题（如健康和疾病的含意）都存在各种不同的、互相冲突的思想。从某种意义上说，我们不仅必须理解差异的存在，而且应该坦诚地面对这些差异，如果当这些持有不同思想的病人来到我们这里寻求医疗服务的时候。

作为卫生保健服务提供者，我们通常形成了各个特定专业的社会化的专业文化。这种专业的社会化教导每个医生一系列的信仰、习惯、行医方式、喜好、厌恶和可接受的规范等。这种新习得的信息可能符合也可能不符合一个人成为医生之前的传统观念。当医生变得越来越习惯于这种专业文化，他们对健康和疾病等问题的理解通常会越来越远离大众的观念。正是这种远离让病人抱怨卫生保健提供者说的好像是“外语”。而当卫生保健提供者确实讲外语的时候，这种情况就更糟糕了。实际上语言并不是真正的问题，问题通常是在专业文化的社会化过程中，对于病人来说，我们从整体上变成了一种外来文化或者种族。

美国大多数医生严格遵守西方医学传统，经常藐视其他没有被科学证明的治疗和保健观念。一名家庭医生对于使用一种特定草药的反应集中体现了这种态度：“如果这种草药在科学上证明有效，我们（美国医生）将会开这种药物。”

卫生保健提供者在具体行医的时候，经常不仅有**种族优越感**（ethnocentric），而且也有**恐外情绪**（xenophobic）。我们唯一能接受的治疗师或医生是那些受到提供者文化教育和认证的人。如果医生和病人对疾病和治疗有不同的信仰体系，那么病人会怎么想呢？如果他们不能理解病人对健康、疾病或治疗的观念，那么是否能真的满足病人的需要？

那些从一个环境转换到另外一个环境的人，会发现以前的行为模式不再有效，因此可能无法理解社会交往中的基本规则，容易患高度紧张下的疾病，即所谓的**文化休克**（culture shock）。在这种情况下医患之间经常存在沟通障碍，而病人则通常会被描述为问题病人或沉默寡言的病人。例如，假设现在有一个有心脏病的病人，医生要求他静卧休息。虽然他理解了医生的话，但是他还是被发现每天有好几次站在窗口凝视。护士们互相抱怨说这个病人不合作。实际上，这个病人是一个虔诚的穆斯林，根据其信仰每天要朝着一个特定的方向祈祷几次。由于他觉得宗教信仰的要求凌驾于静卧休息的要求之上，因此他才违反医嘱。如果医生和护士能够理解这一点，并且改变病床的朝向，那么就不会出现这种问题。医患双方尤其是病人，也不会因为沟通障碍而受伤害。

本章将考察两种完全不同于西方传统的卫生保健传统。传统中国医学和印度治疗理念都是在西方传统出现很久之前就存在的，现在也仍然有亿万计的追随者。

传统中国医学

中华人民共和国有一段非常有趣的卫生保健伦理史。与世界上大多数国家不同，中国对文化史有非常丰富的记录，可以上溯至四千多年以前。中医作为诊断和医疗保健方法的体系，其有文字记录的历史也已经超过了两千年。合乎伦理的提供医疗保健服务在过去曾经是，现在也依旧是中国人道德良知和道德生活的一部分。传统中国医学是一种综合性的专业，包括了内科、外科和食疗等内容，早在公元前 11 世纪的周朝就已经出现。中医实践内容包括针灸(acupuncture) 和灸术(moxibustion)、按摩、饮食疗法、草药治疗、冥想、静功和动功。虽然传统中医和西医的实践存在很多不同，但是两者在对人体和人类在宇宙中的位置等方面有一些共同的假说。

与西方医学传统一样，古代中国医生也独立行医，以病人为中心提供医疗保健服务。传统中国医学认为技巧是医疗保健实践的一个重要方面，因此告诫医生应该广泛深入阅读相关文献，把理论和实践知识联系起来，并把他们在实践中学到的东西记录下来，以便下一代的医生和病人可以从中受益。传统中国医学的广泛文字记载把它和其他各种民间医学实践区别开来。根据中医的传统，一个仅仅有技术而没有很好医德的医生，不是一个好医生。根据清朝时夏玉珠医生撰写的中国传统医学经典著作《儿科医生准则》，许多人是不能行医的。那些性格比较冷酷的、胆大妄为的、执拗的、犹豫不决的、轻浮的、没有耐心的或者贪婪的人，没有资格学习医学。那么中医所讲的医德指的是什么内容呢?

传统中国医学的智性道德

医生被告诫要：

- 孜孜不倦地进行学习；
- 要学习地理学、天文学、生态学和心理学，行医实践需要医生对病人和他的环境有一个整体的理解；
- 向每一个人学习：博学的人、普通人、下属。

一个生动地体现了这些智性道德的例子是中国神话中关于农业之神的故事。这个农业之神的名字叫神农氏，他反复品尝数百种植物，试图发现有益的草药。在这个过程中他曾经每天中毒 17 次之多，最后在吃了一种有 100 个脚的有毒昆虫后死去。

人性和公正方面的道德

号召医生：

- 向所有病人提供医疗保健服务，不考虑病人的身份地位等因素；
- 提供医疗保健服务应不考虑天气、传染危险、污秽或异味等因素；
- 把人民的健康和国家的健康视为等同。

这些道德在三国时期（公元 220～280 年）董奉医生的故事中得到了放大体现。董奉给所有穷人免费看病，不向他们收取任何金钱。当这些病人给他送礼物时，他也拒绝接受，但是却要求他们在他房子周围种上杏树。随着时间的推移，他房子周围种了一万棵杏树，成了一个杏树果园。董医生然后就用杏子去换粮食，把换来的粮食分给穷人。据说他用这种方式救济了两万个穷人。在北京一家大医院的入口处立了一面镜子，上面雕刻着“杏林春暖”四个字，讲述着人们对医生的高度尊敬。

个人道德

医生在行医过程中应该遵守以下道德：

- 谦恭，医生被鼓励向普通人和下属学习；
- 自我牺牲；
- 避免获取个人利益，不管这种个人利益是名声、财富，还是政府中的官位；
- 同事间互相尊重，警告医生不应对同事采取傲慢的态度；
- 保持良好的仪表风范，尊敬病人，行为和谐。

元朝（公元 1271 年～1368 年）时李皋医生的故事是这些道德的放大体现。当时有一种急性传染病蔓延，为了给许多人提供治疗，李医生把他的处方写在一张木板上，然后把木板挂在街上，让人们自己免费去看。现在人们依然尊敬这种传统，在桂林的楠溪山人们还可以发现很久以前医生留在那里的原始公告。

东方和西方医学的传统准则

当我们把古老的中国准则和希波克拉底誓言等西方准则进行比较时，可以发现两者既有相似之处，也有有趣的差别。在西方传统中，受希波克拉底誓言约束的医生更具行业精神，特别是在维护信息方面。对于那些遵守誓言的医生而言，名望和财富是自然而然的收获。西方传统特别强调了保密这样的准则，而传统中国医学则没有这种准则。两者都要求医生不断学习，对所有人一视同仁，并避免一些冲突如索要小费和性骚扰病人等。

在传统中国医学中，环境的作用和医疗保健的整体性是最重要的，而西方传统则更多关注疾病本身以及特定的疗法。传统中国医学的准则是医学保健不需要等到疾病出现才实施，因为当医学保健成为日常生活一部分时，人体系统就能最好地工作。伟大的中医让他们的病人保持良好的健康，而不是等他们生病了再去治疗他们。

传统中国医学的早期整理有一种固化传统实践的倾向，以至于这些实践在相当长的一段时间里都保持不变。与过去一样，现在的中医有两个显著的特点：**整体性**(holistic) 和辨证施治。疾病被看作一种不协调的过程，需要进行调理，而不是被看作一个坏了的机器需要修理。

可能传统中国医学最基本的原则是阴阳的概念。传统中国医学认为宇宙由互相依赖的对立面构成，彼此因对方的存在才具有意义。阴代表寒冷、停止、消极、黑暗、内部和潜在。阳代表温暖、活动、光明、外部和外露。疾病是由于这些互相依赖的对立面发生了不平衡。

传统中国医学认为维持人体健康的几种重要的基本物质是：

- 气：能量或生命力量，宇宙中所有事物都由气组成。
- 血：营养、湿润、润滑身体。血是表明气的存在的物质。血对于人进行清楚、稳定的思维过程来说非常重要。
- 精：精华，有机生命所有方面的支柱。
- 神：个体的思想或精神。

经络是上述基本物质的能量分布系统。这种系统通常被描述成为一种管道体系，负责在整个人体中分布上述物质。因为这些管道不符合任何已知的解剖学结构，因此最好把它们看作是一种过程，而不是一种结构。

根据中医传统，“脏腑”（肝、心、脾、肺、肾）是人体器官体系的核心，组织和感觉器官通过一种管道网络和旁路连接在一起。虽然各脏腑的功能截然不同，但是它们在一起协调工作。脏腑上的病理改变可以通过管道和旁路的联系在皮肤表面上反映出来，而皮肤表面的问题可能也会从与它们相连的脏或腑中表现出来。

人体被看作是一个与自然联系在一起的有机整体。环境、地理、季节，甚至昼夜的改变都可能会直接或间接地影响健康。治疗方案的建立也应根据不同季节和环境进行调整。

传统中国医学的实践要求进行辨证。为了掌握致病因素和抗病因素之间的互相作用机制，医生理解问题的原因、地点和性质是很重要的。在传统中国医学体系里，相似的疾病可能有不同的症状，而不同的疾病可能出现一些相同的症状。治疗是针对“症”而不是特定疾病的。因此，同样的疾病可能采用不同的治疗方案，而不同的疾病可能采用相同的治疗方案。

在古代中国，实践和伦理是行医职业发展和激励的核心内容之一。对那些古代名医来说，他们的整体行医模式集中关注个体健康、他们家属的健康以及整个国家的健康。好医生被看作是文化英雄。他们强调坚持经典和不断学习，在早期就发展出了一系列完整的理论。但是，早期的整理实际上给中医发展带来了限制，因为医学和文化传统的结合使得一些文化中的重要内容如“孝心”等阻碍了外科手术和解剖研究，而治疗妇女方面的限制也妨碍了妇产科学等领域的发展。

当西方医学开始发展，特别是在 20 世纪，医学开始淡化其民间医学实践的特点，医生开始接受科学推理的理论。那些不能被证明和不能通过实验重复的事物都受到了质疑。西方的卫生保健处于动态发展中，在 19 和 20 世纪之交出现了一种上升趋势。虽然中国人民依然尊敬并喜爱传统中国医学，但知识分子和国家领导人开始倾向西方医学。这种转变随着封建王朝的衰亡和共和国的建立得到了加速。在 1929 年和 1933 年，国民党国民大会的领导两次试图禁止传统医学。而传统中国医学的医生如恽铁樵、孙博华和施今墨则是反对这种转变的领导者，他们向当时的南京政府递交了请愿书，并且帮助建立了华北医学院来培训中医。

革命社会主义和中国卫生保健

第二次世界大战之后，随着共产主义在中国的胜利，中国卫生保健和卫生保健伦理发生了另外一次大的转变。革命的社会主义不相信中国古代哲学家，而这些哲学家的思想正是传统中国卫生保健伦理的基础。支持孔夫子思想的人受到批判。共产主义中国的现代卫生保健伦理要求医生为国家服务，促进共产主义道德观的发展。在意识形态建设上，卫生保健伦理应该是建立革命热情、共产主义道德观和纪律。卫生保健和卫生保健工作者应全心全意为人民服务，保障无产阶级的健康。革命人道主义精神号召医生抵制旧迷信，打破阶级意识，把为人民服务放在个人私利之前，医生间要加强合作。

与古代中国一样，人民英雄的故事说明了共产主义国家理想医生的特征：

张医生作为医务人员工作了 40 多年。有一次，一个患喉癌的病人开始出血，阻塞了支气管。当病人已经无法呼吸、而且当时没有吸引设备的时候，张医生用嘴把那些有极难闻气味的脓血从病人的喉咙中吸出来，让气管重新畅通。

唐医生是上海瑞金医院的一名外科医生。按照惯例，医生每收治一个病人都会从病人和家属那里收取 200 元“放心费”。唐医生拒绝收取这个费用，为病人做了坏死胰腺切除手术。病人还需要第二次手术，因此病人家属又送来了200元放心费。由于唐医生再次拒绝收费，病人和家属开始担心是不是医生对手术后果没有信心。病人对手术后果变得非常悲观以至于他拔掉了自己的氧气管和静脉输液管。听到了这些事情以后，唐医生收取了费用，然后执行了手术。手术成功之后，医生把钱返还给了家属。

孙医生是北京肿瘤学和整形外科基金会的医生，研究草药，从药典的2000多种草药中筛选出了几十种有毒的样品。这些草药是外用的，不能口服。由于不希望其他人冒风险，孙医生在自己身上试了每种药。他的妻子试图阻止他，但是他继续工作。虽然很多次都因此得病，但他照样坚持下去，后来因为发现对某种癌症有用的药物而受到称赞。

这些故事体现了革命人道主义精神的主旋律：

- 全心全意为人民服务；
- 为人民的健康而自我牺牲；
- 保持谦恭，避免个人收益；
- 需要显示出对科学的尊敬，要实事求是。

中华人民共和国的卫生保健提供者不像他们西方同行那样可以公然关注盈利。类似卫生保健服务分布不公等问题由政府命令解决。只要政府觉得哪里有需要，卫生专业人员就可能被送到那里去服务。类似“赤脚医生”（指技术能力相对较低的医生被送到乡村去给农民服务）等项目给全国人民提供了相当好的服务。

在社会主义国家，医学技术也能得到探索和进步，至少在那些当权者觉得必要的领域。传统中国医学，由于其相对较便宜的整体主义传统和现代卫生保健实践，因而很适合社区卫生的**群众运动**（mass action）项目。用公共标语告诫北京市民保持无蝇或者开展其他卫生措施是常有的事，而且也相当有效。正是这种社会控制能力的存在使得中国能够开展一些困难的群众运动政策，如用每个家庭只能有一个孩子的政策来降低人口压力。

这种体系的一个缺点是卫生专业人员不是他们传统的守护者。不像西方同行，中国医生不进行自我管理，不制定他们自己的伦理规范。中国的专业协会关注的是医学技术问题，而伦理方面的问题则由政府管理。另外，卫生保健的中央控制也不是一直都能促进卫生保健资源的有效使用。这是一个不幸的事实，即使是在讲究平等的共和国里，一些人比其他人得到更多。文化大革命所造成的卫生保健服务、研究和医生职业生涯的中断证明中央控制的失败，它说明中央控制对病人需要和专业需要很不敏感。

财政改革和中国卫生保健

中国近期进行的财政改革运动极大地影响了卫生保健服务提供和伦理的转变。在中国，广为流传邓小平的一句名言，“不管是白猫还是黑猫，只要能抓住老鼠就是好猫”。这句话的道德含意是指名称没有实际结果重要。虽然在共产党领导的国家，没有人愿意被贴上资本主义的标签，但是整个国家都在向自由市场经济进行巨大的转变。从一个高度计划的体制转变到一个基于自由市场经济的体制引起了社会混乱，许多旧体制下的社会项目被打散，而同时却没有设立一种社会保障网络来保护弱者。虽然那些政府中的高级官员和那些制造业工人有医疗卫生保障，但是农民（占总人口的 60%～70%）则需要自己掏钱看病。

民众不再把获取财富看作是一种罪恶。大多数卫生保健提供者在公立机构里工作，许多人觉得他们被抛在时代前进步伐的后面。在 20 世纪的后半期里，卫生保健的伦理准则都不是本行业自己制订的，因此从某种程度上来说他们对如何应对新形势感到茫然失措。当前迫切需要建立新的医学准则来满足新的形势。过去，一些诸如“把自己奉献给医学事业，给人类带来福音”，“全心全意为病人服务”，或者“忠于医疗职责”等口号能够给医务人员以激励，并指明方向。在新形势下，虽然这些口号可能依然激励着医务人员，但是它们已经不能提供足够的指导了。中国卫生保健实践的传统很大程度上是遵循美德伦理学的，但是不幸的是，与美国的情况类似，由于卫生保健环境发生的改变如此之快，以至于很难确定在不同的环境下，什么才是好医生应该做的。

在中国传统的卫生保健服务提供文化中，有许多值得敬佩的地方。中医是倾听者，他们与病人一起交流的时间远远超过西方同行。他们采用整体性的方法来对待病人及其家属。传统中国医学，虽然从疗效上看是一个缓慢的过程，但在慢性病保健方面非常有效。这种疗法能够提升病人整体免疫系统的功能，而且成本—效果比非常好。已经很清楚的是，对于急性病，通常西方医学更合适一些。许多中国医生寻求方法把两者整合起来，用西医来治疗急性病而用中医来提供慢性病保健。中国病人及家属在其医疗保健过程中更具参与性：病人及家属经常会带着病历的复印件到诊所与医生讨论治疗选择，向医生建议哪种方案更实用、更切合他们的实际。中国文化本身就内含着促进良好健康的内容。人们骑着自行车去上班，适量食用蔬菜和海产品，这样的国家在促进良好健康方面本身就有许多值得讨论的。

印度医学伦理学

印度是一片具有多种信仰的土地。印度教、伊斯兰教、锡克教、耆那教、甚至基督教混杂共存，这种情况在世界其他地方都没有出现。不过，占统治地位的世界观是印度教的观点。印度教是一种非常古老复杂的哲学宗教。印度的伟大思想家和西方一些最伟大的思想家具有同等地位。印度也有一个值得尊敬的医学传统，可以上溯至 Arthaveda。这意味着如果我们试图理解印度的医学伦理，那么必须在开始前抛弃任何文化优越感。虽然印度整体上还是一个穷国，但是它也拥有一个庞大的现代化医学部门，相当的西方化、技术水平相当高。因此印度是一个存在很多对照（差异）的国家。虽然对医学实践的关键态度基于一种有着几千年历史的世界观，但是有些实践在很大程度上是把现代技术应用到一个人口过密的未发达地区的结果。

要理解印度人的伦理学我们需要先理解一些印度人的一般世界观。印度人传统上被划分成不同阶级，即使现在已经失去了许多法律支持，但是这种阶级划分依然真实存在。虽然政府努力消除阶级带来的影响，但是一个印度人还是要么是一个 Brahmin（婆罗门，牧师）、一个 Ksatriya（战士）、一个 Vaisya（商人），或者一个 Sudra（手工劳动者）。也有一些印度人游离于这种阶级制度之外，即贱民。每个阶级再进一步根据每个人的特定职业进行细分。因此，理论上印度有数以千计的阶级。一个人的义务（印度语 dharma）跟他的阶级、性别和生活阶层联系在一起。印度教与美德伦理学有许多共同点，两者都认为人的义务与他的地位有关。阶级不是个人能够选择的，虽然在阶级起源的时候有这种可能。人们一出生其生活地位就已经被定下来了，这种指定不是随意的，印度人一出生就归属于他应该属于的阶级。但是，怎么能够这么做呢？怎么能够在我们有机会进行任何行动之前就决定我们应该得到什么，应该归属什么呢？对这些问题的答案来自于“轮回”学说。

印度人相信转世重生，或者说轮回。他们相信他们在过去已经活了很多次，并且在未来会在其他身体上继续生活下去。其转世灵魂的新生活将会受到过去几世行为的影响，这被称为因果报应。如果我们这一世行为不符合道德，那么这将在来世得到反映——转世灵魂会被指派到某种应得的阶级的身体上去。我们当世所处的阶级是我们过去世代生活的一个函数。从事不道德的行为将会导致“不洁”物质的累积；与那些比自己阶级低的人的接触也会导致不洁物质的增加。不管是哪种情况，不洁物质的增加引起了转世重生。从西方观点来看，这些可能听起来很奇怪，因为对罪恶的惩罚居然是再活一次。但是这恰恰反映出了西方和印度世界观的不同。从印度世界观来看，生命是一种痛苦，重生是痛苦的重复，因此印度人倾向于结束这种痛苦的循环。有三种公认的方式可以结束生命重生的循环，或者至少接近生命循环的终点：祭祀、宗教虔诚、知识。

“祭祀方式”是获得净化最流行的途径。这种途径要求人们施行一些固定的仪式：祭神，偿还三种债（对老师、对祖先、对神），举行出生、青春期、结婚和死亡的仪式等等。“宗教虔诚方式”是指在祭拜中对一个神（如毗湿奴、克利须那神、湿婆神）的虔诚信奉求得自身解脱的方式。“知识方式”是那些更有智慧、更适合从事对灵魂奇思妙想深入反思的人采用的方式。这种方式的追随者研究《奥义书》和其他一些关键教义，通过冥想来获得解脱或者解放。

“解脱”使开悟的人从重生的循环中解放出来。获得解脱的人——只有婆罗门是可以获得解脱的——通过克服无知来达到这一点，从宗教意义上意味着他认识到了自我独立于整个实体世界的实体感是错误的。印度人相信一元论，认为所有事物最终归于一个单一的现实。虽然他们信仰许多神，但是他们还是相信这一点，认为即使神也只是“唯一”的某个方面，灵魂也是一样。灵魂实际上就是印度人中的婆罗门。因此我们对灵魂的意识实际上也就是对神、对婆罗门的意识。

印度伦理学和哲学在让人们意识到我们作为婆罗门的唯一性方面有着共同的目标。这也导致了对印度伦理学的一个关键批评，认为它过多地关注了个人而不是人际关系，而后者恰恰是伦理学研究的领域。有人认为印度人很自私，因为他们只关注自己的开悟。但是，印度人回应说他们并没有忽视伦理学。实际上，伦理是开悟的前提条件。除非一个人能够控制更基本的人性，否则他就无法开始寻求开悟。这个方面的关键教义是不杀生。在印度世界观中对生命的尊敬是非常深入的，这方面最显著的代表是他们对牛的崇拜和素食主义。牛代表了生命的高尚完满，代表了生命的生殖力。素食主义显示了印度人对动物的尊敬远远超过了任何西方传统。印度教的一个宗教分支——耆那教，把不杀生看得极其重要，要求人们应随时警惕，以免不经意地吸气和踏步杀害了昆虫。

印度教另外一个问题是其对“远离世界”的强调。西方伦理学的中心内容是关心他人，但是印度人所强调的恰恰相反：远离。实际上，渐渐让自己远离世界上的人和事是老年人的义务。只有通过让自己远离世界，他才能为与婆罗门的结合做好充分准备。印度人对生命阶段有清晰的了解。一个人起先是一个学生，然后成为户主，承担这些社会角色所包含的所有义务；但他也必须远离这些世俗义务，居住在森林里，这时就成了苦行者，一个断绝了与世界关系的人。虽然与西方结束生命的方式完全不同，但是这种做法有它的优点。对于西方人来说，死亡是很大的荣耀，但是印度人并非如此认为。死亡只是一个人走向与婆罗门成为一体道路上的又一个阶段。我们会发现这种态度在后面对安乐死的讨论中起的作用。

流产和安乐死是医学伦理学的核心问题，因此对待这些问题的方式是我们讨论印度伦理学的中心内容。这两者都会引起人格问题，而我们前面已经看到印度人对自我有一种非常不同的观念。西方人总是从假设存在一个个性化的自我开始。自笛卡儿以来，这都被认为是赋予我们躯体生命的事物。虽然印度人也同意灵魂是赋予我们躯体生命的非物质事物，但是它不适于被称为个性化的自我。如我们前面已经指出的，印度人认为灵魂实际上与神或婆罗门没有什么区别，人与人之间彼此不同、人与神不同只是一种幻想。开悟主要就是要克服这种幻想。

流产在印度

对流产问题的处理方式颇具指导意义，因为印度对流产的争论映射了西方的争论。我们可以从传统中发现互相对立的立场。例如，印度的一种传统是基于 Rig Samhita，其中的毗湿奴（Vishnu）是未出生胎儿的保护神。如 Julius Lipner 所指出，显然很多人认为流产是应该受到谴责的。*Maharayana Upanishad* 是几种经书中唯一把为人堕胎者看作严重罪犯的。在类似的《毗湿奴教义》等经书中，明确指出杀害胎儿和杀害婆罗门的性质同样恶劣，是一种严重的犯罪。此外，杀害胎儿的罪恶不一定来自对怀孕妇女的伤害，更大程度上是因为胎儿权利的价值。

然而，来自 Bhagavad Gita 传统的证据赞成流产。克利须那神（Krishna）告诉阿朱那（Arjuna），他在战争中杀害亲戚和朋友的理由之一是因为一个人不可能对一个人的灵魂产生真正的伤害，因为灵魂是不灭的。类似的，人们对一个胎儿所做的任何事情都无法真正伤害他的灵魂。当然，这种观念也认为判决杀害是正当合理的，只要杀害的不是那些完全履行自己社会角色的人。就女人而言，她们的义务是为丈夫生出儿子，知道胎儿是女儿而进行流产是印度流产甚至是杀害婴儿的主要原因之一。这个问题是如此之严重，以至于 1995 年 1 月，印度国会投票宣布在羊水诊断或超声波诊断胎儿为女性之后进行的流产为非法行为。

不管两种立场各自具有什么优点，事实是印度妇女流产的数量在快速增长。1991 年和 1992 年，印度共有 670 万流产数。而在这么多流产中，只有 60 万是合法进行的。这个问题很大程度是因为很少使用避孕措施。在印度，60％的夫妇不使用任何形式的避孕措施。在剩下的 40％使用避孕措施的夫妇当中，三分之二采用的是妇女绝育措施。

印度是一个不发达国家，人口过剩，却缺少足够的医疗设施。虽然计划生育被认为是极度重要的，这个任务却似乎无法完成。据预测印度的人口在 20 年内将超越中国。这个问题的部分原因可以归结于传统，但是巨大数量的人们无法获得任何避孕措施极大地恶化了这个问题。与中国相比，印度处于一个相对不利的情况，作为一个“民主”国家，印度不能使用像中国那样的社会控制措施。

随着印度的现代化进程，关于流产问题的争论只会强化。在巨大的人口压力下，很难想像印度会放弃流产技术的使用。从另外一个方面来看，印度的政治家像美国的政治家一样，将在两种对立观点的厮杀当中苦受煎熬。两者都可以从传统中找到依据，就像我们前文提到的。支持流产的一方可以以

和高贵的人，接受他们的致敬，通过充满同情心的服务赢得他们的爱和感激，这即是爱；医生如果这样做，他肯定能获得净化或者从轮回中解脱。

从上述印度医药规范的选摘文字中我们注意到一些重要的思想。首先，这个规范强调把医学和获利分开。西方医学，特别是在美国，是非常以利润为导向的。事实上，许多人正是因为高额报酬的原因才成为医生。印度的传统让我们看到西方医学中正变得越来越明显的危险：健康的价值越来越屈服于利润的诱惑。其次，医生受到高度尊敬是应该的，因为他们确实执行着极其有价值的功能。因此我们对第一个问题的反应不是让医生变得贫困或者减少我们对他们的尊敬，医学应该永远都被看作是最高贵的职业之一。第三，医生要对病人的情感需要敏感一些。病人不是一台需要修理的机器，病人是一个活生生的"人"，对疾病、死亡和治疗方案有着各种恐惧和疑虑心理。第四，虽然印度传统中有些是接受脑死亡的，但是这并不意味着遗弃重病人或老年人。只要病人要求，那么就必须提供医疗保健服务。第五，不要过高估计医学专业人员的能力，不管医学科学变得多么先进，最后的死亡终究是不可避免的。我们必须坦然对待死亡。印度在这方面比西方传统要进步得多。印度把死亡分成不同阶段，最后一个阶段是撤离这个世界的思想，是对人类生命现实更实际、更清醒的认识。

小结

本章仅从数以百计的非西方卫生保健传统中挑选了两种进行分析。实际上，美国有着各种不同的传统，它们都对卫生保健行业产生着影响。对于提供者来说，保持对病人群体的这种差异的敏感是很重要的，因为它们会影响病人对治疗方案的依从性，甚至会影响到病人是否愿意冒险进入我们这个陌生的服务提供系统。

美国正处于一个社会变革时期，无数移民从中国、印度、越南、柬埔寨、海地、南美、中东、东欧等地区涌进我们大陆。伴随着希望、渴望、个人问题、天赋和梦想，这些新移民也带来了他们对健康、疾病和适宜的医疗实践的观点。对这些不同移民的国家的传统医学进行审视，我们发现确实存在与西方传统非常不同、很有意义的卫生保健传统，但是许多卫生保健服务提供者不愿意接受这种差异或者说不愿意正视这样做会带来的利益。

西方的卫生保健实践基于科学的推理和高科技。西方卫生保健是一种充满奇迹的体系：器官可以被替换、盲人可以复明、死人可以复生。从表面来看，似乎西方传授和开展的现代医学应该得到所有人的支持和拥护。我们从不是基于对细菌理论理解的卫生保健系统中到底能够学到什么呢？

一些病人不能遵循医生所给予的处方，不会在与医生约好的时间准时出现，不能很好地依从治疗方案，甚至在情况变得非常严重之前都不愿意踏进我们的服务提供体系，而一旦结束之后又尽快离开。在当前的实践中，对这些病人我们忽略了一些东西，我们的体系没有很好地对这些病人进行处理。这种情况的出现是因为病人和职业者对健康、疾病和适宜的行医实践有不同的观点吗？这是由于病人通常相信医生所给予的治疗会让他们变得更严重或者不符合他们的病情吗？从某种含意来说，病人相信什么没有提供者是否对病人的信仰体系敏感以及是否愿意尊重这种差异来得重要。作为提供者，重要的是要理解病人如何理解病情及病情与他们的关系，理解什么因素让他们来寻求医疗帮助以及让他们遵循医生提供的建议。构建医患间的理解桥梁具有伦理和职业方面的必要性，这使得我们可以成功地服务于那些对健康、疾病和适宜的行医实践有着不同观点的人。

复习题

1. 基于中国医学传统的卫生保健伦理规范可能与美国医学会的伦理规范非常不同。回顾附录中的美国医学会伦理规范，并回顾本章所概括介绍的传统中国医学实践和革命的社会主义所认为的美德。写出符合古代和现代中国卫生保健实践的七条伦理规范准则。

2. 一项关于纳瓦霍人（美国最大的印第安部落）文化的研究显示，在这种文化里存在一些与病人自主决定法案（PSDA）的法律要求有关的问题。PSDA 法案要求执业者与病人讨论他们所面临的威胁生命的病情，并从病人那里获得他们是否希望使用生命支持技术的明确答案。问题是在纳瓦霍文化中，当出现疾病的时候，要求说话和思想都要表现得非常积极，避免消极状态。卫生保健服务提供者需要向病人说出所有不好可能性的法律要求与面对疾病时保持积极状态的文化相冲突。由于这是一项法律要求，且旨在促进病人自主权，那么执业者这个时候应该怎么做？

3. 非洲有几个民族有对女性施行割礼的传统。假设有一户人家移民到了美国，有一天把他们年轻的女儿带到急诊室，女儿身上有割礼所引起的严重的创伤和感染，但是显然女儿并没有觉得她被虐待了。是否有必要把这起事件作为家庭儿童虐待事件进行报告？如果这名年轻女性在这次事件之前就来找你，并明确告知她不想参加这种文化仪式，那么你是否会觉得事情有所不同？

4. 在美国，有几个传统群体捐赠器官的比例不像其他绝大多数群体那么高。这种现象背后有很多原因，包括死后保持躯体完整性的文化需要等。由于这些群体决定不提供器官，那么他们是否应该与那些更愿意捐赠器官的群体一样平等地获得器官？

5. 世界卫生组织把健康定义为“一种身体、精神和社会适应完全良好的状态，不仅仅是没有疾病”。你认为这种定义符合美国医学模式中对健康的定义吗？哪些方面是一样的，哪些方面不一样？

假定你所在的卫生保健传统是基于一种非细菌理论体系，认为疾病是由一些希望你生病的人引起的，并用一些魔法或宗教的方法来处理你的病情。在这种文化中，试思考你将如何定义健康。

关键词

针灸（acupuncture）
文化休克（culture shock）
种族优越感（ethnocentric）
整体的（holistic）
灸术（moxibustion）
群众运动（mass action）
熔炉（melting pot）
恐外情绪（xenophobic）

参考文献

Some of the information presented in this chapter was drawn from the following sources:

1. Geng Junying and Su Zhihong, *Acupuncture and Moxibustion* (New York: New World Press, 1993).
2. Geng Junying and Su Zhihong, *Basic Theories and Principles* (New York: New World Press, 1993).
3. Li Wen Peng, *Medical Ethics* (Shan Dong Province University, 1993).
4. Julius Lipner, "The Classical Hindu View on Abortion and the Moral Status of the Unborn," *Hindu Ethics: Purity, Abortion and Euthanasia* (Albany, NY: SUNY Press, 1989).
5. K.R. Srikanta Murthy, "Professional Ethics in Ancient Indian Medicine," *Cross Cultural Perspectives in Medical Ethics: Readings.*
6. Kalvero Oberg, *Culture Shock* (Indianapolis: Bobbs-Merrill, 1954).
7. ShengYi Ru and Zeng Meng Liang, ed., *Model & Style of Medical Ethics in China* (Traditional Chinese Medicine Publishing House, 1994).
8. Rachel Spector, *Cultural Diversity in Health and Illness* (Stamford, CT: Appleton and Lange, 1996).
9. Tom Williams, *Chinese Medicine* (Rockport, MA: Element Books, 1996).
10. Katherine K. Young, "Euthanasia: Traditional Hindu Views and the Contemporary Debate," *Hindu Ethics: Purity Abortion and Euthanasia* (Albany, NY: SUNY Press, 1989).

附录一　职业伦理规范选编

《美国牙科协会伦理准则和职业行为规范》

1996 年 10 月正式修正版，版权属于美国牙科协会(ADA)

内容

顾问意见

2.4.1 执业能力

第3款——准则:有益(带来益处)

职业行为规范

3.1 社区服务

3.2 职业的管理

3.3 研究和发展

3.4 专利和版权

3.5 虐待儿童

第4款——准则:公正(公平)

职业行为规范

4.1 病人选择

顾问意见

4.1.1 HIV阳性病人

4.2 急诊服务

4.3 合理的批评

顾问意见

4.3.1 “合理的”含义

4.4 专家证词

顾问意见

4.4.1 胜诉抽成收费

4.5 回扣和分割费用

第5款——准则:诚实(坦诚)

职业伦理规范

5.1 医疗保健服务的提供

顾问意见

5.1.1 牙科用汞齐

5.1.2 无确实根据的服务提供

5.2 收费

顾问意见

5.2.1 共付的弃权条款

5.2.2 过度收费

5.2.3 差别收费

5.2.4 治疗日期

5.2.5 牙科程序

5.2.6 不必要的服务

5.3 公开利益冲突的信息

5.4 设备和治疗方法

顾问意见

5.4.1 报告不良反应

5.4.2 产品销售

5.5 职业声明

5.6 广告

顾问意见

5.6.1 文章和通讯

5.6.2 虚假或误导的示例

5.6.3 没有获得健康专业学位、非健康专业学位

5.6.4 会员资格

5.6.5 转诊服务

5.6.6 HIV 检测结果

5.7 服务名称

顾问意见

5.7.1 牙科医生去职

5.8 专科服务范围和执业范围限制声明

——一般标准

——多专科服务声明的标准

顾问意见

5.8.1 正式医师资格证书

5.8.2 双重资格的牙科医生

5.9 执业者的一般服务声明

Ⅳ. 伦理准则和职业行为规范的解释和应用

Ⅰ. 绪言

牙科专业拥有社会所赋予的一种特殊信任地位，社会给予了牙科专业某些特权，而这些特权一般公众并不拥有。作为回报，牙科专业对社会做出承诺，承诺其专业人员的行为将坚守很高的伦理标准。这些标准具体体现在《美国牙科协会伦理准则和职业行为规范》（ADA 规范）中。《ADA 规范》实际上是从社会和牙科专业之间的隐含合同中衍生出来的义务的书面表达。

美国牙科协会的会员成为会员的前提条件之一就是要自愿同意坚守《美国牙科协会伦理规范》。他们都认识到公众对于牙科专业的持续信任来于个体牙科医生对高标准伦理行为的坚持。

《美国牙科协会伦理规范》有三个主要内容：伦理准则，职业行为规范和顾问意见。

伦理准则是本专业的激励目标。这些准则指导形成职业行为规范和顾问意见，并可据此判断这些规范和意见的正当合理性。五个基本准则构成了《美国牙科协会伦理规范》的基础：病人自主、无害、有益、公正和诚实。准则之间互相可能有所重叠，也有可能互相发生冲突。在《职业行为规范》的规定中，往往可以是多个准则来说明其正当合理性的。一项准则有时可能需要和其他准则进行权衡，但是无论如何，它们都是专业的坚定路标。

职业行为规范是对一些被要求或禁止的特定行为的表述。职业行为规范是美国牙科协会管理体系的产物。所有职业行为规范中的内容来自于美国牙科协会代表大会所采纳的决定。职业行为规范约束着协会会员的行为，会员违背这些规范将面临纪律处分。

顾问意见是把职业行为规范应用于特定现实情况所做出的解释。这些意见被美国牙科协会伦理、规章制度和法律事务委员会所采纳，就委员会在纪律处分程序中将如何解释职业行为规范向会员提供指导。

《美国牙科协会伦理规范》还在不断演变，它的本质并不是对所有伦理义务的完整表述。《美国牙科协会伦理规范》是牙科专业和社会之间持续对话的结果，因此也会接受持续的回顾。

虽然伦理和法律紧密相连，但是这两者并不是一样的。伦理义务可能会（经常）超越法律义务之上。当面对《美国牙科协会伦理规范》没有明确规定的伦理问题，牙科医生应该从伦理准则、病人的需要和利益，以及法律的角度来进行思考。

Ⅱ.导言

美国牙科协会号召牙科医生遵循较高的伦理标准，把病人的利益作为他们的首要目标。协会认识到这个目标，并且就此对牙科医生进行教育和培训，这使得社会赋予了我们这个专业进行自我管理的特权和义务。

协会相信牙科医生不仅应该拥有知识、技能和技术能力，也应该拥有那些有助于他们坚守伦理准则的性格特征。同情心、友善心、正直、公平、仁慈等特性是对合乎伦理的牙科执业行为的有益补充，并有助于界定真正的职业形象。

一个合乎伦理的牙科医生努力实施那些正确和好的行为。《美国牙科协会伦理规范》是在这个方面能给牙科医生提供有益帮助的工具。

Ⅲ.准则、职业行为规范以及顾问意见

第1款——准则：病人自主（自我管理）

牙科医生有尊重病人自我决定权利和保密权利的义务。

这项准则表达了这样一个概念，即专业人士有根据病人愿望来提供治疗（只要医学上是可以接受的）以及保护病人隐私和机密的义务。根据这项准

则，牙科医生的首要义务包括让病人积极地参与治疗决策，对病人的需要、愿望和能力给予适当考虑，以及保护病人的隐私。

职业行为规范

1.1 病人参与

牙科医生应该告知病人推荐的治疗方法以及其他任何合理的治疗选择的相关信息，目的是让病人可以参与到治疗决策中来。

1.2 病人记录

牙科医生有保护病史信息机密性的义务。牙科医生应该以与保护病人福利相一致的方式维护病人的病史。在接到病人或其他牙科执业者的请求时，牙科医生应该提供任何对病人未来治疗有益的信息。

顾问意见

1.2.1 提供病史记录的复印件

牙科医生在接到病人或病人的新牙科医生的请求之后，应该无偿或者在收取适当的费用提供牙科病案、病案的复印件或者摘要，包括牙科 X 光检查报告或其复印件，因为这将对该病人未来的治疗有益。无论该病人是否已经全额付清了其账目，牙科医生都有这项义务。

1.2.2 病史记录的保密问题

伦理规范第一款第二条的主旨是病史记录的机密保护问题。这里关于应该把病史中的相关信息提供给另外一个牙科医生的表述中，其前提是请求提供信息的是该病人当前的牙科医生。原来的牙科医生应该免费地为病人的当前牙科医生提供相关信息。病人和病人当前的牙科医生都经常可能会要求保护这些信息的隐秘性。在某些情况下，原来的牙科医生有告知当前牙科医生某些事实信息的伦理义务。不过，牙科医生应该认识到美国不同州司法体系的法律对此的规定并不一致。有些保密法律禁止传递一些信息，如血清 HIV 状态的信息。在不知道当地法律是否允许传递这种信息的情况下，牙科医生在传递诸如血清 HIV 状态、药物依赖性、或性取向等敏感性信息前应该得到病人的书面同意。如果当前负责治疗的牙科医生觉得有必要就病人的情况咨询其他牙科医生或医生，而现实情况无法让病人保持匿名，那么当前负责治疗的牙科医生应该在把病人信息向其他医生透露前先寻求病人的同意。如果病人拒绝，那么负责治疗的牙科医生应该考虑通过法律手段来终止医患关系。

第 2 款——准则：无害（不能伤害病人）

牙科医生有义务避免伤害病人。

这项准则表达了这样一种概念，即专业人士有保护病人免受伤害的义务。根据这项准则，牙科医生的主要义务包括获得最新的知识和技术、了解自己的局限性、知晓何时需要转诊到专科医生或其他专业医生那里、知晓在何时以及何种情况下把病人医疗保健服务委托给辅助人员是合适的。

职业行为规范

2.1　教育

社会赋予牙科医生这个职业的特权主要源于他们的知识、技能和经验，籍此他们为社会和病人提供服务。因此，所有牙科医生有义务保持自己掌握最新的知识和技能。

2.2　咨询和转诊

无论何时，只要其他医生的专业知识、技能和经验能够保障或促进病人的福利，只要有可能，牙科医生就应该有义务去咨询他们的意见。当病人自己去或被转诊到专科医生或牙科咨询医生那里去咨询的时候：

① 专科医生或牙科咨询医生在完成他们的服务之后应该把病人返还给病人原来的牙科医生，除非病人明确表示不愿意再回去接受原来牙科医生的服务，或者明确表示将来愿意在咨询医生这里接受服务。

② 如果病人不是由他们的牙科医生转诊过来而是自己来，那么专科医生有义务在提供疗服务之后告知病人他们需要继续接受牙科治疗服务。

顾问意见

2.2.1　第二意见

牙科医生如果碰到了第三方（病人的牙科医生）转诊过来寻求关于诊断和治疗计划“第二意见”的病人，应该根据本伦理规范提供第二意见。为了保障病人获得高质量的医疗保健服务，提供第二意见的牙科医生不应该在其医学建议中存在既得利益。

2.3　辅助人员的使用

牙科医生有义务保护他们病人的健康，只把他们的病人指定到具有合法资格的辅助人员那里寻求服务。牙科医生也有义务指导和监督所有辅助人员都按照他们的指示工作。

2.4　个人伤害

一个还在执业的牙科医生，自己滥用受管制药物、酒精或其他化学制剂是不合乎伦理的，这将损害他们的执业能力。所有牙科医生都有敦促他们受药物损害的同事去寻求治疗的伦理义务。最早发现同事已经受药物损害但还在执业的牙科医生有立即把这种情况报告给牙科学会职业辅助委员会的伦理义务。

顾问意见

2.4.1 执业能力

一个牙科医生，如果因任何疾病或伤害健康受损，应根据有资格的医生或其他权威机关的咨询意见和建议，把自己的执业活动限制在不会危及病人或同事的范围内。

第3款——准则：有益（带来益处）

牙科医生有促进病人福利的义务。

这项准则表达了这样一种概念，即专业人士有义务从他人的利益出发来做出行动。根据这项准则，牙科医生的首要义务是为病人和整个公众提供服务。这项义务最重要的方面是根据各个病人的具体临床情况，适当考虑病人的价值观、需要和愿望，提供及时、合格的牙科服务。无论牙科医生是在按服务收费、管理型保健还是在其他各种补偿机制下工作，这项伦理原则都同样适用。牙科医生可能会选择签订一种控制给一群病人提供服务的合同，不过合同规定并不能成为牙科医生不遵守把病人的福利放在第一位这项伦理义务的借口。

职业行为规范

3.1 社区服务

由于牙科医生有义务利用他们的技能、知识和经验来促进公众的牙齿健康，并被鼓励成为社区中牙齿健康的领导者，因此牙科医生应该以一种维护和提升本职业尊严和尊重的方式来提供这种服务。

3.2 职业的管理

每种职业都向社会承担了自我管理的责任。这种管理主要是通过专业协会的影响来达成的。因此，所有牙科医生都承担着双重义务：使自己成为专业协会的一部分和遵守本专业的伦理规定。

3.3 研究和发展

牙科医生有义务让所有人都可以享受到他们研究工作的成果和利益，只要这些研究结果对保护和促进公众的健康有用。

3.4 专利和版权

牙科医生可以获得专利和版权，前提是这种专利和版权在研究或执业中的应用不应该得到限制。

3.5 虐待儿童

牙科医生应该对被虐儿童的口周痕迹非常熟悉，并根据州法律把可疑的案例报告给适当的机构。

第4款——准则：公正（公平）

牙科医生有义务公正公平地治疗病人。

这项原则表达了这样一种概念，即专业人士有义务公正地对待他们的病人、同事和社会。根据这项原则，牙科医生的主要义务包括公正地对待病人、没有偏见地提供牙科保健服务。从最广义的角度来说，这项原则表达了这样一种概念，即牙科专业应该与整个社会一起，积极从事有助于促进"人人享有保健"这个目标的特定活动。

职业行为规范

4.1 病人选择

虽然牙科医生在为公众服务的时候可能会进行一些合理的区分，选择一些接受他们服务的病人。但是牙科医生不应该因为病人的种族、信仰、肤色、性别或国籍等原因，拒绝接纳病人或拒绝为病人提供牙科保健服务。

顾问意见

4.1.1 HIV阳性病人

牙科医生有对那些需要服务的病人提供医疗保健服务的一般义务。只是因为病人有艾滋病或者血清HIV阳性就不给该病人提供服务是不合乎伦理的。不管病人是HIV阳性还是阴性，牙科医生提供何种治疗服务或是否转诊的决定都应该是基于相同的推理过程。也就是说，牙科医生的决定应该是基于这样两点：牙科医生是否认为他们需要他人技术、知识、设备或经验的帮助；牙科医生在咨询适当的专业人士之后是否认为病人的健康状况可能会由于他们提供的牙科服务而受到显著影响。

4.2 急诊服务

牙科医生有义务对他们病人的急诊需要做出合理安排。当一个不是他们的病人在急诊情况下向他们进行咨询的时候，牙科医生也有义务做出合理的急诊诊疗安排。如果牙科医生提供了治疗服务，那么在服务完成之后，有义务把该病人返还给他们自己的牙科医生，除非病人自己明确表达了不同的愿望。

4.3　合理的批评

牙科医生有义务向当地立法机构确定的合适评审机构报告其他牙科医生的重大错误或连续错误的治疗行为。病人应该被告知他们当前的口腔健康状况，但是告知他们这种情况的牙科医生不应该贬低他们以前牙科医生的服务。就专业而发布一些公开声明的牙科医生有合理的理由相信他的观点是真的。

顾问意见

4.3.1　“合理的”含义

牙科医生对公众的义务使他负有报告重大错误或持续性错误治疗的责任。不过，这一款的标题是“合理的批评”。因此，当牙科医生告知病人他/她的口腔健康状况时，应该注意所做的评论都是合理的。例如，不同牙科医生对同样情况下哪种治疗方法最好可能会有不同观点，后来的牙科医生在和病人交流的时候不应该让病人觉得前面的牙科医生进行了错误的处理。在一些情况下，确实很难确定所做的评论是否合理。因此，本款针对的是牙科医生的判断力，建议牙科医生不要表达对其他牙科医生的贬低性评论。不过，也应该指出，如果牙科医生做出的评论显然是没有根据的并且也是不合理的，那么机构可以据此对做出这种评论的牙科医生进行纪律处分。

4.4　专家证词

当要公平公正地处理一项法律或行政管理行动必须得到专家证词支持的时候，牙科医生可以提供这种证词。

顾问意见

4.4.1　胜诉抽成收费

牙科医生同意作为专家提供证词，并在胜诉后从中抽成的做法是不合乎伦理的。

4.5　回扣和分割费用

牙科医生不应该接受或索要“回扣”和“分割费用”。

第 5 款——准则：诚实（坦诚）

牙科医生有义务坦诚地与病人进行交流。

这项准则表达了这样一种概念，即专业人士在对待他人的时候有义务表现出诚实和可信赖的作风。根据这项准则，牙科医生的主要义务包括尊重医患关系中固有的信任关系，坦诚、没有隐瞒地进行沟通，保持自己知识的完整性。

职业伦理规范

5.1 医疗保健服务的提供

牙科医生不应该以虚假或误导的方式向他们的病人提供牙科保健服务。

顾问意见

5.1.1 牙科用汞齐

根据目前已有的科学证据，ADA 已经通过了《42H-1986 号决议》，确定：当汞齐填补治疗完全是根据牙科医生的建议而进行时，因所谓从躯体中去除有毒物质的目的而从非过敏性病人身上去掉汞齐填补物的做法是不适当的和不合乎伦理的。

5.1.2 无确实根据的服务提供

如果牙科医生表示他所推荐或提供的牙科治疗可以治愈或缓解病人的疾病、感染或其他病情，但如果这种表示并不是基于已接受的科学知识或研究结果时，那么牙科医生的这种做法是不合乎伦理的。

5.2 收费

牙科医生不应该收取错误或误导性服务的费用。

顾问意见

5.2.1 共付的弃权条款

一个牙科医生参加一项共付计划接受第三方*为病人全额付费，但是却没有告知第三方他们将不向病人收取病人自付部分费用，那么这种做法就涉及过度收费。这种做法在伦理上是不适当的，其本质是隐瞒和误收费。一个过度收费的牙科医生让第三方觉得牙科医生对病人服务的收费高于实际费用。

5.2.2 过度收费

---

* 这里的第三方指与牙科医生签订牙科服务预付合同的任何团体，从事收集保险费、承担财物风险、支付索偿以及/或提供管理服务的团体。

牙科医生只因为病人有保险就增加该病人服务收费的做法是不合乎伦理的。

5.2.3 差别收费

牙科医生根据政府组织的服务计划、牙科协会组织的服务计划、或者一个所加入的第三方付费服务计划而进行的收费不应该被认为是过度收费的证据，不应作为评价牙科医生是否向那些没有参加前述服务计划的病人（或代表病人的其他第三方）过度收费的证据。

5.2.4 治疗日期

牙科医生向第三方递交保险索偿表，为了帮助病人获得额外的保险补偿利益而在表上填写虚假日期（否则第三方不会给予这些补偿）的做法，属于涉及向第三方提供虚假、误导和不合乎伦理的报告。

5.2.5 牙科程序

牙科医生为了获得更多的补偿或支付而在给第三方的索偿表上虚假地描述牙科服务程序，或者虚假的把一个本不属于补偿范围的牙科程序描述为属于补偿范围的做法，属于涉及向第三方提供虚假、误导和不合乎伦理的报告。

5.2.6 不必要的服务

建议和开展不必要的牙科服务或程序的牙科医生涉及不合乎伦理的行为。

5.3 公开利益冲突的信息

牙科医生在文章、研讨班、或其他途径陈述教育性或科研性信息的时候，如果涉及对某个公司产品的推广或赞扬，应该向读者或参与者公开他与这家公司的金钱或其他利益关系；应该在陈述过程中和其他任何推广性材料中都做出这种信息公开。

5.4 设备和治疗方法

除了正式的研究工作，牙科医生有义务在执业过程中只提供那些牙科专业已经建立了完整规则的设备、药品和其他物品。牙科医生也有义务阻止提供任何设备、物品、方法或技术，如果这些服务提供可能在带来任何实质上虚假的或误导性效果的话。

顾问意见

5.4.1 报告不良反应

牙科医生如果怀疑病人在服用某种药物或接受某种牙科器具之后发生了不良反应，有义务向牙科学会或其他医学团体报告这种信息，包括在发生严重不良反应的情况下向美国食品和药品管理局（FDA）进行报告。

5.4.2　产品销售

牙科医生在向他们的病人销售牙科产品的时候，必须注意不要因自己的经济利益而损害了医患关系中固有的信任关系。牙科医生不应该通过错误介绍产品的治疗价值的方式来诱导病人购买这种牙科产品。牙科医生只依赖厂商对牙科产品安全性和功效性的介绍是不够的。牙科医生有探求厂商介绍的真实性和精确性，并求证这些介绍是否基于可接受的科学研究知识的独立义务。牙科医生应该向他们的病人公开所有的相关信息，包括这种产品是否可以在其他地方买到的信息，以协助病人做出“知情的”购买决定。

5.5　职业声明

为了适当的给公众服务，牙科医生应该以一种能够增加职业尊严的方式表现他们自己。牙科医生不应该以任何虚假或误导的方式歪曲表现他们的训练和能力。

5.6　广告

虽然任何牙科医生可能都会做广告，但是牙科医生不应该以虚假或误导的方式来做广告或骗取病人。

顾问意见

5.6.1　文章和通讯

如果一份牙科健康的文章、消息或通讯署名（牙科医生的名字）向公众发表，但并没有真实公开来源和原作者，或者发表的目的是为了增加人们的期望（需要质疑的期望）从而诱导公众去利用署名牙科医生的服务，那么这个牙科医生就涉及向公众提供实质上虚假、误导的陈述。

5.6.2　虚假或误导的示例

下面介绍的示例是让人们理解“实质上虚假或误导的”这个词的含意。当然这些示例没有包括所有情况，只是通过用其他语言对这个概念重述以及通过一般的示例，希望会员们可以对这个词获得更好的理解。根据这个精神，应该避免下列形式的表述：1）包含实质上的虚假陈述；2）忽略了让陈述保持完整避免误导所必需的一些事实；3）蓄意或可能会引起病人对牙科医生所能达到的治疗结果抱有不合理的期望；4）包含一种实质性的、有目的的陈述，明确或隐含宣称自己的服务在质量上比其他牙科医生更好，而这种宣称并没有合理的根据。

关于牙科服务质量的主观声明也可能会引起伦理问题。特别是，如果这些不同意见没有得到诚实的表达，如果这些不同意见的表达方式让人怀疑不同意见持有者的资质水平和意见的根据，或者如果病人理性地把这些不同意见理解为对事实潜在的说明，那么不同意见的表述也可能会引起误导。这种声明应该逐个进行评价，考虑病人群体对广告所造成的印象会做出如何回应。最根本的是要考虑广告整体是否虚假的或给病人造成了误导。

5.6.3 不相称的学位、非健康专业学位

牙科医生向公众展示其不相称的学位或非健康专业的学位可能会对公众造成实质上的虚假或误导作用。牙科医生可以使用诸如医生（Doctor）、牙科医生（denist）、牙科学博士 DDS、牙科博士 DMD，以及在其他卫生服务领域所获得的高级学位。使用非健康专业学位或不相称的学位可能会带来误导作用，因为对公众来说，学位意味着专业或从业证书的获得。

在这里，不相称的学位指的是由教育机构颁发但是没有得到普遍承认的认证机构的学位，或者是一个名誉学位。一般的，名誉学位或非健康专业学位的使用应只限于科学论文和简历中。在任何情况下，都应该寻求州法律的解释。在委员会对使用非健康专业学位或名誉学位进行的审议中，委员会采纳的标准是，这种做法是否是实质上虚假的或误导的。

5.6.4 会员资格

牙科医生在向公众的直接广告宣传中使用其会员资格可能会构成对公众实质性虚假或误导的陈述。会员资格的这种使用方式可能会引起误导，因为可能对牙科服务的消费者来说这种资格就是一种专业资格。不过，如果不与州法律发生冲突，这种资格可以被用于科学论文、简历、第三方支付表格以及信头和信封中，这些使用形式不会直接对病人产生诱导作用。在委员会对会员资格使用的审议中，委员会采纳的标准是看这种做法是否是实质上虚假的或误导的。

5.6.5 转诊服务

牙科保健中一般有两种类型的转诊服务：非营利的和商业的。非营利转诊一般由牙科学会或社区服务组织，它对服务区域内的所有合格执业者都是同等公开的。有时执业者为了加入这个服务名单中，需要支付一定费用。这种转诊服务的收费目的是支付组织这种转诊服务的花费，与转诊的病人数量没有关系。与之相反，一些商业性的转诊服务则只让特定地理区域内的一些

特定牙科医生可以获得这些机会。需要服务的病人被转诊到该地理区域内某个牙科医生那里，牙科医生对每个转诊来的病人单独收费。商业转诊服务通常在向公众的广告宣传中强调这种服务不收费，病人也不会被告知他们的牙科医生实际上支付了转诊费用。这种广告宣传的言外之意是这种转诊具有公共服务的性质。本伦理规范允许牙科医生支付任何广告宣传费用，但是一般不允许牙科医生因为他人或其他团体把病人转诊到自己这里而支付费用。虽然具体商业转诊服务的特定细节和环境可能有所不同，但是委员会相信上面所列出的商业服务的表现违背了本伦理规范的规定。它构成了实质上虚假或误导的广告宣传，违背了本伦理规范对费用分割的禁令。

5.6.6 HIV检测结果

旨在吸引病人的广告或其他宣传形式，如果遗漏做出适当判断所必需的信息，可以被认为是实质上误导的。向公众宣告自己HIV检测阴性的结果，却没有提供更多说明这个事实科学意义的信息，这种做法属于误导性忽略的一个例子。牙科医生不应该以片面的真相来吸引病人，这将造成一种虚假的印象。

5.7 服务名称

由于牙科医生开展的业务名称是影响病人选择医生的一个因素，因此使用一个实质上虚假或误导性的商标名或假名是不合乎伦理的。已经不再积极从事牙科服务的牙科医生的名字可以被继续使用，但时限不应超过一年。

顾问意见

5.7.1 牙科医生去职

牙科医生去职时，在决定授权他人或机构继续使用自己名字之前，应该先就这种决定的法律后果寻求适当的法律建议。得到已去职牙科医生的允许，他或者她的名字可以被继续使用；如果一年之后还要继续使用，那么必须向公众提供显目的告示，诸如通过在办公室上做出标记、在信封和名片上写一句短句等方式告知公众该牙科医生已经退休了。

5.8 专科服务范围和执业范围限制声明

这一款和第5.9款旨在帮助公众做出知情选择：有的执业者除了获得牙科专业学位之外还通过了一个认证项目；有的执业者则还没有通过这种认证项目。美国牙科协会批准的牙科服务的专科领域，以及合乎伦理的专科声明和执业限制包括：牙科公共卫生、牙髓学、口腔和上颌病理学、口腔和上颌

美国牙科学会伦理、规章和法律事务委员会
芝加哥东大道211号
伊利诺伊州芝加哥市，60611
1996年10月参考政府意见修订
（美国牙科协会给予复印许可）

1995年ADHA代表大会批准和认可了下述牙科卫生员的伦理规范。在此方面花了六年的努力，协会对伦理特别委员会的努力和贡献表示感谢和赞赏——包括Gail Bemis（主席）、Karla Girts；Merry Jo Thoele；Beverly Whitford，也包括咨询顾问Mary Alice Gaston。

《美国牙科卫生员协会伦理规范》

1. 绪言

作为牙科卫生员，我们是致力于疾病预防和公共健康促进和改善的专业人士。我们是预防口腔卫生的专业人士，向公众提供教育、临床和治疗性的服务。我们努力过着有意义、高产出的和令人满意的生活，同时为我们自己、我们的职业、我们的社会和整个世界服务。我们的行动、行为和态度与我们对公共服务的承诺一致。我们同意本伦理规范，并将其融入我们的日常生活中。

2. 目的

专业伦理的目的是让专业人士获得高水平的伦理认知、伦理决定和伦理行医。牙科卫生员伦理规范的特定目标是：

（1）增加我们的职业和伦理认知，增加我们的伦理责任感；

（2）引导我们认识伦理问题和伦理选择，指导我们做出更知情的伦理决定；

（3）建立职业判断和行为的一种标准；

（4）提供一种公众可以期待的伦理行为声明。

牙科卫生伦理规范意在影响我们的整个职业生涯。它激励我们持续研究伦理问题，向我们提出挑战，让我们不停地去探索我们的伦理责任。本规范设立了简明的行为标准来指导公众对我们职业的期待，支持当前的牙科卫生服务实践、法律和规章。通过让我们自己满足规范中的标准，增强公众对我们职业的信任，而这种信任是我们职业特权和地位的基础。

3. 关键概念

我们的信念、准则、价值和伦理学是反映在本伦理规范中的关键概念。它们是我们这个全面、权威的伦理规范的本质内容，互相关联、互相依赖。

4. 基本信念

我们认识到下述信念在指导我们的实践，提供伦理背景方面的重要性：

(1) 我们提供的服务有助于社会的健康和福利；

(2) 我们的教育和许可证使我们有资格为公众服务，预防和治疗口腔疾病，帮助个体获得和维持最佳健康状况；

(3) 个体都有其内在固有的价值观，为他们自己的健康负责，有权利就他们自己的健康做出选择；

(4) 牙科卫生保健是全面卫生保健的必要组成部分，我们与其他卫生保健服务提供者互相合作发挥作用；

(5) 所有人都应该获得卫生保健，包括口腔卫生保健；

(6) 我们每个人应该为自己的行动和提供的保健服务质量负责。

5. 基本准则

这些基本的准则、普遍的概念和一般的行为规则构成了我们伦理规范的基础。

普遍性

普遍性准则是指假定一个人在某种情况下做出某种行动是对还是错的判断，其他人在同样情况下对同样行动也会做出同样的判断。

互补性

互补性准则假定存在一种公正和基本人权的义务。它要求我们应该站在他人的立场来做出行动，即如果双方互换立场，我们希望对方所采取的行动就是我们自己现在应该采取的行动。在所有关系中，它意味着我们在做出影响他人的决定或行动之前，必须先考虑他人的价值观和视角。

伦理

伦理是关于对错的一般标准，指导社会中的行为。可以通过确定其促进“好处”和最小化“伤害”的程度来判断普遍被接受行动的对错。伦理迫使我们从事健康促进和疾病预防行动。

社区

这个准则表达了我们对个体之间、个体与社区之间、个体与社会之间的关系的关注。它引导我们保护自然资源，激励我们关注全球环境。

责任

责任是我们伦理中的中心内容。我们认识到存在做出伦理选择的指南，接受认识和应用这些指南的责任。我们接受行为和不行为的后果，愿意做出伦理选择并公开证实这种选择。

6. 保健价值

我们承认以这些价值观作为我们选择和行动的一般指导。

个人自主和尊重人性

人们有权利得到受尊重的对待。他们有权利在治疗前表达知情同意，有权利获悉所有的相关信息，以便能够就他们自己的保健做出知情选择。

保密

我们尊重客户信息和关系的私密性，将其作为对个人自主价值认识的一个方面。我们承认必须说明侵犯保密性行动的合理性。

社会信任

我们高度重视客户的信任，理解公众对我们职业的信任来自于我们的行动和行为。

无害

我们接受我们的基本义务是保护所有客户，在治疗过程中对他们和其他人提供最小化伤害的服务。

有益

我们首要责任之一是通过从事健康促进和疾病预防活动来促进个体和公众的健康。

公正公平

我们高度重视公正，支持卫生保健资源的公正和公平分配。我们相信所有人都应该获得高质量、可支付的口腔卫生保健服务。

诚实

我们接受告知真相的义务，并假定其他人也会这样做。我们高度重视自觉性，在所有关系中都寻求真相和诚实。

7. 职业责任标准

我们有义务以一种支持我们目的、信念和价值的方式来从事我们的职业，符合支持我们伦理规范的基本准则。我们承认我们具有下列责任：

作为个体的责任：

(1) 避免自我欺骗，持续努力寻求知识和个人成长；

(2) 建立和维持一种支持我们的最佳健康的生活方式；

(3) 创造一种安全的工作环境；

(4) 以公平、平等的方式确保我们自己的利益；

(5) 当面对伦理困境的挑战时，寻求他人的建议和咨询；

(6) 对我们自己建立现实的期望，认识到我们自己的局限性。

作为专业人士的责任：

(1) 通过持续学习增强专业能力，以便可以提供高水准的保健；

(2) 支持牙科卫生服务的同行评估制度和质量保证措施；

(3) 发展合作性的职业关系，互相交换知识来增强我们毕生的职业发展。

对家庭和朋友的责任：

(1) 支持他人建立和维持健康的生活方式，尊重朋友和家属的权利。

对客户的责任：

(1) 用高水准的专业知识、判断和技术来提供口腔卫生保健服务；

(2) 维持一种最小化伤害风险的工作环境；

(3) 不带歧视地为所有客户服务，避免任何可能被理解为歧视性的行动；

(4) 保守医患关系的私密性；

(5) 以一种尊重人的方式与客户进行沟通；

(6) 所有牙科卫生员都应促进伦理行为和高标准的保健服务；

(7) 从客户的利益出发，扮演建议者的角色；

(8) 向客户提供做出知情选择所必需的口腔卫生信息，鼓励他们全面参与治疗决定和目标；

(9) 当客户的需要超出了我们的能力和执业范围的时候，把他们转诊到其他卫生保健服务提供者那里；

(10) 向客户提供高质量的口腔卫生保健教育。

对同事的责任：

(1) 开展职业活动和项目，发展一种诚实、负责的和适当公开坦率的同事关系；

（2）鼓励形成一种促进个人职业发展和成长的工作环境；

（3）与他人合作创造一种对个人健康和安全的最小化风险的工作环境；

（4）建设性地处理冲突；

（5）支持其他牙科卫生员传播预防性口腔保健的牙科卫生理念的努力；

（6）告知其他卫生保健专业人士一般卫生和口腔卫生之间的关系；

（7）促成一种互利的人际关系，包括与其他卫生保健专业人士的关系。

对雇员和雇主的责任：

（1）开展专业活动和项目，发展诚实、负责、公开和坦率的关系；

（2）建设性的处理冲突；

（3）支持我们的雇员和雇主在一种有利于健康的环境中工作的权利；

（4）尊重我们的雇主和雇员的就业权利。

对牙科卫生职业的责任：

（1）参与我们职业的发展和进步；

（2）避免利益冲突，当发生利益冲突时公开有关信息；

（3）寻求机会增加公众对口腔卫生实践的认知和理解；

（4）以一种增加我们职业荣誉的方式来实施服务，同时表现出对其他专业同事的适当尊重；

（5）奉献时间、能力和经济资源来支持和促进我们职业；

（6）促进我们职业的正面形象；

（7）促成职业教育框架，用以发展牙科卫生服务的能力，来满足公众对口腔和综合卫生的需要。

对社区和社会的责任：

（1）认识并支持管理我们职业的法律和规章制度；

（2）记录并向有关负责机构报告任何卫生保健服务提供者不适当、不充分或低于标准的保健和/或非法行为；

（3）采用同行评议机制来鉴别不适当、不充分和低于标准的保健服务，来调整和改进牙科卫生员提供的保健服务；

（4）遵守地方、州和联邦关于促进公共健康和安全的法律；

（5）发展工作场所的支持系统和质量保证项目，协助牙科卫生员提供适当标准的保健服务；

(6) 促进所有人对牙科卫生服务的可及，支持卫生保健资源的公正和公平分配；

(7) 行为应该与整个科学界的伦理规范一致，我们这个职业是科学界的一部分；

(8) 创造健康的工作场所生态系统来支持更健康的环境；

(9) 认识并支持我们提供公共服务的义务。

对科学研究的责任：

根据与保健服务和实验对象管理的普遍规范、政府标准和职业指南相一致的伦理信仰背后的基本准则，我们接受开展研究的责任。我们承认我们对科学界具有伦理义务：

(1) 开展能够对我们客户和社会有效、有用的知识研究；

(2) 采用符合已接受的科学标准的研究方法；

(3) 适当地使用研究资源；

(4) 在研究过程中进行系统性评估并说明研究的合理性，以确保获得最好的研究对象的收益—风险比；

(5) 把研究对象涉及人类的计划书呈交给适当的评阅机构进行评阅；

(6) 涉及动物的研究在开展前应该获得适当的机构委员会批准；

(7) 根据美国联邦法规第46部分第21章的规定，涉及人类作为研究对象的研究必须获得知情同意；

(8) 尊重数据的保密和隐私；

(9) 只要有可能，就通过提供经济、人力和技术资源来促进研究，寻求推进牙科卫生知识的机会；

(10) 及时报告研究结果；

(11) 完整、如实地报告研究发现，结论必须被相应的数据支持；

(12) 公平确切地报告研究者的姓名；

(13) 确切客观地解释自己和他人的研究，根据数据支持得出结论，当存在不确定性时寻求明晰；

(14) 把新理论和技术应用于实践之前，要批判性地评价其研究方法和研究结果；

(15) 对当前已接受的预防性和治疗性方法、产品和技术，以及它们在实践中的应用应当非常熟悉。

协会政策的信息。

3. 职业治疗专业人士应该要求那些被监督者在职业治疗相关的活动中坚守伦理规范。

4. 职业治疗专业人士应该精确地记录和报告与职业活动相关的所有信息。

准则五（诚实）

职业治疗专业人士应该提供职业治疗服务的精确信息：

1. 职业治疗专业人士应该如实地展示他们的资质、教育、经验、训练和能力。

2. 职业治疗专业人士应该公开任何可能引起利益冲突的各种关系。

3. 职业治疗专业人士应该避免使用或参与任何形式的包含有虚假、欺诈、欺骗或不公平的声明或索偿行为。

准则六（忠诚、诚实）

职业治疗专业人士应该公平、谨慎和诚实地对待同事和其他专业人士。

1. 职业治疗专业人士应该保卫同事和其他人员的保密信息。

2. 职业治疗专业人士应该如实地展示同事的资质、观点、贡献和发现。

3. 职业治疗专业人士应该向适当的机构报告违背伦理规范的行为。

（得到美国职业治疗协会的复印许可，版权归属 AOTA）

《美国医院联合会病人权利公约》

病人和社区关系

引言

有效的卫生保健服务要求病人与医生和其他卫生保健专业人员之间的合作。公开坦诚的交流、尊重个人和专业价值、对差异性的敏感对提供最佳的医疗保健服务来说都是必不可少的。作为提供卫生服务的机构，医院必须创建一种相互理解的基础，尊重病人、家属、医生和其他服务提供者的权利和责任。医院必须确保工作中的卫生保健伦理，尊重病人在治疗决定和服务方面的作用。医院必须对病人的文化、种族、语言、宗教、年龄、性别和其他差异具备敏感性，也要关注残疾病人的需要。

美国医院联合会提出了《病人权利公约》，期待这份公约有助于提供更有效的医疗保健服务，并得到代表机构、医务人员、雇员和病人利益的医院的支持。美国医院联合会鼓励卫生保健机构根据当地病人的情况自行修订这份权利公约，对公约进行简化或用其他表述方式阐述，这对确保病人及家属对他们权利和责任的理解来说可能是很必要的。

权利公约：

1. 病人有权利得到考虑周到、尊重人的医疗服务。

2. 病人有权利并被鼓励从医生和其他服务提供者那里获取与自身诊断、治疗和预后相关的最新信息，这些信息应该是他们能够理解的。

除了病人缺乏做出决定的能力以及需要进行紧急治疗的急诊情况之外，病人应被给予机会来讨论和要求获得有关信息，包括特定的程序和治疗措施、存在的风险、可能的恢复时间、医学上合理的其他治疗方案，以及这些方案的风险和利益。

3. 病人有权利在治疗开始前和治疗过程中就治疗计划做出决定，有权利在法律和医院政策的许可范围内拒绝接受医务人员推荐的治疗方案，有权利被告知他们的决定的医学后果。如果病人拒绝了推荐的治疗方案，他们应被给予机会来选择医院所提供的其他适宜的保健和服务，或者选择转诊到其他医院。医院应该告知病人任何可能影响到他们的选择的政策。

4. 病人有权利就治疗计划做出预留医疗指示，或者指定一个代理决定者，医院则应在法律和医院政策的许可范围内尊重这种预留指示。卫生保健机构必须告知病人法律和医院政策所赋予他们的做出知情选择的权利，询问他们是否已经做出了预留医疗指示，然后把有关信息记录在病案中。有的医院政策可能会限制医院完全贯彻病人的法律上有效的预留医疗指示，病人有权利及时获得有关这方面的信息。

5. 病人有权利让自己的隐私得到全面尊重。病例讨论、咨询、检查和治疗都应该在保护每个病人的隐私的情况下进行。

6. 病人有权利期待所有属于他们的谈话和记录医院都进行了保密，怀疑存在虐待儿童和对公共健康的危险等情况下例外，这种情况下法律允许或要求医院报告有关信息。

7. 病人有权利查阅属于他们自己的医疗记录，有权利让医院解释必要的信息，法律另外限定的除外。

的事项坚决不予泄漏。

我遵守以上誓言，目的在于让医神阿波罗、埃斯克雷彼斯及天地诸神赐给我生命与医术上的无上光荣；一旦我违背了自己的誓言，请求天地诸神给我最严厉的惩罚！

《美国理疗协会伦理规范》

绪言

本伦理规范设定了理疗专业的伦理准则。本专业的成员负责保持和促进伦理执业。美国理疗协会所采纳的本伦理规范应该约束所有本协会成员的理疗师。

准则一　理疗师尊重所有个体的权利和尊严。

准则二　理疗师遵守管理理疗执业的法律和法规。

准则三　理疗师接受实施正确判断的责任。

准则四　理疗师保持和促进高标准的理疗执业、教育和研究。

准则五　理疗师寻求为自己提供的服务获得应得合理的报酬。

准则六　理疗师向消费者提供有关本专业和所提供服务的确切信息。

准则七　理疗师接受保护公众和本专业的责任，不从事不合乎伦理、不合格或非法的行为。

准则八　理疗师参与解决公众健康需要的活动。

《美国医学会医学伦理准则》

绪言

医疗职业长期以来一直坚持从病人利益出发的伦理声明。作为医疗职业的一员，医生必须认识到自己不仅对病人承担责任，也对社会、其他卫生专业人士和自己负有责任。下述美国医学会所采纳的伦理准则不是法律，而是界定医生受人尊敬的行为的核心标准。

1. 医生应该致力于提供合格的医疗服务，尊重和同情人类尊严。

2. 医生应该诚实地对待病人和同事，揭露那些在性格或能力上有缺陷的医生或者从事欺诈和欺骗的医生。

3. 医生应该尊重法律，当法律要求与病人的最佳利益发生冲突时，也应承担寻求改变的责任。

4. 医生应该尊重病人和其他卫生专业人士的权利，应该在法律限制范围内保护病人的秘密。

5. 医生应该不断学习、应用和推进科学知识，让病人、同事和公众都可以获得相关信息，寻求咨询，需要时寻求其他卫生专业人士的帮助。

6. 除急诊以外，在提供适宜的医疗服务时，医生可以自由选择为谁服务、和谁合作、在何种环境下提供医疗服务。

7. 医生应该认识到自己参与改善社区健康活动的责任。

（美国医学会复印许可）

《美国呼吸治疗协会伦理规范》

本规范中设定的准则界定了美国呼吸治疗协会的每个成员都应该遵守的基本伦理和道德标准。

1. 呼吸治疗师应该提供医学上可接受的疗法，不应该把服务范围超出自己的能力和医生授权之外。

2. 呼吸治疗师应该努力持续提高和改进他们的知识和技能，尽一切所能为病人服务。所有服务提供都应该尊重病人尊严，不受病人的社会经济地位、个人特征或健康问题的性质等因素所影响。

3. 呼吸治疗师应该负责合格、有效地完成他们的指定责任，应该揭露不合格、非法或不合乎伦理的行为。

4. 呼吸治疗师应该严格保守病人信息的秘密，他人探求病人信息的要求都应转到负责医生那里。

5. 呼吸治疗师不应该接受病人的红包，也不应该因个人利益而诱骗病人；应该避免利益冲突。

6. 呼吸治疗师应该支持本职业的荣耀和尊严，坚守伦理准则；应该熟悉当前联邦和本州关于呼吸治疗专业管理的法律，并遵守这些法律。

7. 呼吸治疗师应该与其他卫生保健专业人士合作，一起推进社区和国家满足公众健康需要的努力。

1. 对病人的责任

临床实验室专业人士对他们所提供的实验室服务的质量和完整性负责。这种义务包括维持自身在判断和工作方面的能力，以及努力保卫病人免受他人不合格或非法的执业伤害。

临床实验室专业人士应保持高标准的执业水平。他们在建立、开展和评价实验室检测中应实施正确的判断。

临床实验室专业人士应严格保护病人信息和检测结果的保密性。他们应该保护病人的尊严和隐私，就所提供的服务向其他卫生保健专业人士提供确切的信息。

2. 对同事和本职业的责任

临床实验室专业人士应支持和维护职业的尊严和尊重，努力维持一种诚实、完整和可信赖的声誉。应该通过改善知识体系、采用使病人受益的科学发现、维持高标准的执业和教育以及寻求每个成员在公平的社会经济工作环境中工作来致力于整个职业的发展。

临床实验室专业人士应积极努力与其他卫生保健专业人士建立合作和互相尊重的工作关系，其首要目标是确保为所服务的病人提供高标准的医疗保健服务。

3. 对社会的责任

作为一个自主职业的执业者，临床实验室专业人士有责任用自己的专业能力对社区的普遍福利作贡献。

临床实验室专业人士应遵守与临床实验室科学执业有关的法律和法规，根据自己的良知，积极寻求改变那些没有满足高标准保健的服务，并开展本专业承诺开展的服务。

美国临床实验室科学协会，Woodmon大街7910号，1301室，Bethesda，马里兰州20814。(301) 657－2768

《美国放射技师协会伦理规范》

伦理规范

1. 放射技师的行为应该体现出职业态度，应对病人的需要作出响应，应对同事提供支持，合作提供高质量的病人保健服务。

2. 放射技师应采取行动推进本专业以全面尊重人性尊严的方式提供服务的主要目标。

3. 放射技师提供服务时应不受病人的个人特征和疾病的性质所影响，不因病人的性别、种族、信仰、宗教或社会经济地位而做出歧视性表现。

4. 放射技师应开展有理论知识和概念根据的技术，根据服务目的使用必要的设备和辅助工具，使用适宜的程序和技术。

5. 放射技师应评估病情、实施保健服务和作出判断，承担作出专业决定的责任；并从病人的最佳利益出发采取行动。

6. 放射技师应作为代理人，通过观察和交流为医生提供病人的相关信息，协助医生对病人的诊断和治疗管理；并认识到病情解释和诊断不属于本专业的执业范围。

7. 放射技师应利用设备和辅助工具，使用技术和程序，根据已接受的执业标准开展服务；并在控制病人、自己和卫生保健队伍其他成员的放射暴露上表现出专业能力。

8. 放射技师应开展适于本专业的伦理行为，保护病人获得高质量放射技术保健的权利。

9. 放射技师应保护病人因信任而透露的信息，保护病人的隐私权，只有当法律要求为保护个体或社区的福利而需要信息时才可以透露保密信息。

10. 放射技师应通过参加教育和执业活动、与同事分享知识以及研究新的和创新性的服务来努力持续增进自己的知识和技能。增进知识和技能的方式之一是通过继续职业教育。

（美国放射技师协会复印许可）

《美国医疗助理协会伦理规范》

美国医疗助理协会伦理规范设立了医疗职业和本医疗助理专业的伦理和道德行为准则。

美国医疗助理协会会员致力于对本职业有良知的追求，希望获得整个医疗职业的高度评价和所服务的一般公众的尊重。他们承诺一直努力做到以下几点：

1. 提供服务时全面尊重人性尊严；

2. 尊重工作中获得的保密信息，除非法律或相关负责机构要求获得这种信息；

3. 支持本专业的荣耀和高尚准则，接受职业纪律；

4. 寻求持续地增进医疗助理的知识和技能，使病人和同事受益；

5. 参与旨在改进社区健康和福利的服务活动。

信念

我相信医疗助理专业的准则和目的：

我努力变得更加有效；

我渴望提供更多服务；

我保护病人因信任而透露给我的信息的保密性；

我致力于所有人的保健和健康；

我忠诚于我的雇主；

我遵守本专业的伦理要求；

我因同情、勇气和忠诚而更坚强。

《美国药师协会药师伦理规范》

绪言

药师是协助人们最好地使用药物的卫生专业人员。本规范为药师准备并得到他们的支持，意在公开声明药师职能和责任基础的根本准则。这些基于道德义务和美德的准则旨在指导药师处理与病人、卫生专业人员和社会的关系。

1. 药师应尊重病人和药师之间的契约关系

病人一药师之间的关系是一种契约关系。社会对药师给予信任，药师有作出回应的道德义务，药师应承诺帮助人们从药物中获得最佳利益，应致力于人们的健康、维持他们对药师的信任。

2. 药师应以关注、同情和保密的方式促进每个病人的利益。

药师应把病人的福利作为职业实践的中心内容。在这个过程中，药师应同时考虑病人表达出的需要和健康科学界定的需要。药师应致力于保护病人的尊严。具有关注的态度和同情的精神，药师应以隐私和保密的方式为病人提供服务。

3. 药师应尊重每个病人的自主和尊严。

药师应促进病人自我决定的权利，承认他们的自我价值，鼓励他们参与自己的健康决定。药师应以一种病人能够理解的方式与他们进行交流。在任何情况下，药师都应该尊重不同病人的个人差异和文化差异。

4. 药师应在职业行为中表现出诚实和完整性。

药师有告知真相的义务，有根据良知采取行动的义务。药师应避免歧视性的执业活动，应避免损害专业判断力的行为或工作环境，应避免牺牲病人的最佳利益的行为。

5. 药师应保持自己的执业能力。

当新的药物、设备和技术出现时，当健康信息向前发展时，药师有义务更新自己的知识和能力。

6. 药师应该尊重同事和其他卫生专业人员的价值和能力。

适当的情况下，药师应寻求同事或其他卫生专业人士的意见或转诊病人。药师应认识到同事或其他卫生保健专业人士在保健信念和价值观方面可能与自己有所不同。

7. 药师应为个体需要、社区需要和社会需要提供服务。

药师的首要义务是为个体病人服务。不过，药师的义务有时可能会超出个体病人之外，而为社区和社会提供服务。在这些情况下，药师应认识到他们同时负有这些义务的责任，并采取相应行动。

8. 药师应寻求公正地分配卫生保健资源。

在分配卫生资源时，药师应公平、平等地权衡病人和社会的需要。

（美国药师协会 1994 年 10 月 27 日通过。）

附录二　美国伦理研究的各地区中心

The Hastings Center
Route 9D
Garrison, NY 10524
(914) 424-4040
Dr. Strachan Donnelley, President

Boston University School of Health
715 Albany Street, T3W
Boston, MA 02118
(617) 638-4626
George J. Annas, Chair of Health Law
Michael Grodin, Director of Law, Medicine and Ethics
http://www.busph.bu.edu

C. Everett Koop Institute at Dartmouth College
7025 Strasenburg
Hanover, NH 03755
(603) 650-1450
Michael Caputo, Director, Telemedicine Program
http://www.dartmouth.edu

Ethics Institute of Dartmouth College
6031 Parker House
Hanover, NH 03755
(603) 646-1263
Prof. Ronald Green, Director of Ethics Institute
http://www.ethics.institute@Dartmouth.edu/artsci/ethics-inst/

Center for the Study of Society and Medicine
Columbia College of Physicians
630 West 168th St.
New York, NY 10032
(212) 305-4096
David J. Rothman, Ph.D., Director
E-mail: djr5@columbia.edu
http://www.cpmcnet.columbia.edu/dept/cssm

Department of Epidemiology and Social Medicine
Albert Einstein College of Medicine of Yeshiva University
1300 Morris Park Ave.
Bronx, NY 10461
(718) 430-2000
(718) 430-2281 - Dr. Alderman's office number
Dr. Michael H. Alderman, Chairman
E-mail: alderman@aecom.yu.edu

Department of Religious Studies
University of Virginia, Cocke Hall
Charlottesville, VA 22903
(804) 924-6709
Harry Gamble, Ph.D., Chair
http://www.virginia.edu/~relig

Edinboro University of Pennsylvania
Russell B. Roth, Professor of Clinical Bioethics
Edinboro, PA 16444
(814) 732-2000
(814) 732-2604
James F. Drane, Ph.D., Director
http://www.edinboro.edu

Department of Medicine
University of Illinois at Chicago
Section of General Internal Medicine
840 South Wood St.
Chicago, IL 60612
(312) 996-1599
Lawrence Frohman, M.D., Director
http://www.UIC.edu

University of Wisconsin Center for Health Science
Program in Medical Ethics
1300 University Ave.
Medical Science Center
Room 1420
Madison, WI 53706
(608) 263-3414
Norman Fost, M.D., Director
Fax: (608) 262-2327
E-mail: mdethics@macc.wisc.edu
http://www.biostat.wisc.edu/medhist

Division of Medical Ethics and Humanities
University of South Florida
Department of Internal Medicine
12901 Bruce B. Downs Blvd.
MDC Box 19
Tampa, FL 33612
(813) 974-2201
(813) 974-5300 —Dr. Walker
Fax: (813) 974-5460
E-mail: rowalker @com1.med.usf.edu
Robert Walker, M.D., Director

Program on Human Values and Ethics
University of Tennessee
College of Medicine
956 Court Street, Box 11
Memphis, TN 38163
(901) 448-5686
Fax: (901) 448-4103
E-mail: dstallings@utmem1.utmem.edu
Terrence F. Ackerman, Ph.D., Chair
http://www.utmem.edu

Medical College of Wisconsin, Bioethics
8701 Watertown Plank Rd.
Milwaukee, WI 53226
(414) 456-8498
Fax: (414) 266-8654
Robyn Shapiro, Director
http://www.mcw.edu/bioethics
Medical Humanities Program
Southern Illinois University
School of Medicine
P.O. Box 19230
Springfield, IL 62794-1113
(217) 782-4261
Fax: (217) 782-9132
Theodore LeBlang, J.D., Chair
http://www.siumed.edu

Center for Health Care Ethics
St. Louis University Medical Center
1402 S. Grand
St. Louis, MO 63104
(314) 577-8195
Fax: (314) 268-5150
E-mail: troyd@wpogate.slu.edu
Kevin O'Rourke, O.P.J.C.D., Director

Michigan State University
Center for Ethics
C-208 East Fee Hall
East Lansing, MI 48824
(517) 355-7550
Fax: (353-3289
E-mail: brody@pilot.msu.edu
Howard Brody, M.D., Director
http://chm.msu.edu/chm_html/chm_ethics.html

Midwest Bioethics Center
1021-25 Jefferson
Kansas City, MO 64105
(816) 221-1100
Fax: (816) 221-2002
E-mail: midbio@qni.com
Myra Christopher, President and CEO
Web site: http://www.midbio.com

Institute for Medical Humanities
U.T.M.B.
2210 Ashvel Smith Bldg.
301 University Blvd.
Galveston, TX 77555-1311
(409) 772-2376
Fax: (409) 772-5640
E-mail: racarson@utmb.edu
Ronald A. Carson, Ph.D., Director
http://utmb.edu
University of Arizona College of Medicine
1501 North Campbell Ave.
Tucson, AZ 85724
(520) 626-7383
Fax: (520) 626-4884
Shirley N. Fahey, Ph.D., Dean, Admissions, College of Medicine, Director, Social Perspectives in Medicine

Center for Bioethics
St. Joseph Health System
440 South Batavia Street
Orange, CA 92668
(714) 997-7690
Fax: (714) 997-7907
E-mail: ethics@corp.stjoe.org
Jack Glaser, Vice President, Theology and Ethics

Department of Medical Humanities
East Caroline University
School of Medicine
2 S. 17 Brody Medical Sciences Bldg.
Greenville, NC 27858-4354
(919) 816-2618
Fax: (919) 816-2319
E-mail: kopelman@brody.med.ecu.edu
Loretta M. Kopelman, Chair
http://www.ecu.edu

University of Michigan
School of Public Health
109 Observatory
Ann Arbor, MI 48109-2029
(313) 764-5464
Fax: (313) 763-5455
E-mail: nmclark@umich.edu
Noreen Clark, Dean
http://www.sph.umch.edu

附录三　美国不同宗教组织关于器官和组织捐献的观点

非洲卫理圣公会（AME & AME Zion）

把器官和组织捐献看作是一种睦邻友爱的行动和一项慈善事业，鼓励所有成员支持捐献，把它作为一种帮助他人的方式。

安曼教派（Amish）

安曼教徒同意为了受者的健康和福祉而捐献器官和组织。如果某种捐献对自身生命健康有影响，那么他们将不愿意捐献他们的器官。不过，根据安曼派对圣经的理解，他们认为圣经中没有任何规定禁止他们利用现代医学技术，包括外科手术、住院、牙科服务、麻醉、输血或免疫接种。世界著名的安曼教派权威、费城坦普大学（Temple University）人类学教授 John Hostetler 在他的著作《安曼社会》中说："安曼人相信既然上帝创造了人体，上帝也会治愈他。"

神召会（Assembly of God）

这个教派对器官和组织捐献问题没有正式的政策。是否捐献器官由信徒自己决定。教会大力支持捐献行为。

浸礼会（Baptist）

浸礼会一般认为器官组织的捐献和移植最终属于个人良知范畴，但是美国最大的新教徒教会"南方浸礼会大会"于 1988 年通过了一个决议，鼓励医生在适当的情况下可以要求器官捐献，鼓励信徒以服务精神、同情他人的需要和缓解他人痛苦等出发点进行自发捐献。其他浸礼会组织也支持器官和组织捐献，把它看作是一种慈善事业，但是认为是否捐献由个人决定。浸礼会不赞成单纯就移植而移植，移植行为必须提供改善身体健康状况和延长生命的可能性。

弟兄派（Brethren）

弟兄派教会没有对器官捐献发表正式声明，不过根据 Mike Smith 牧师的说法，美国“全国弟兄派教会团体”对此有一致意见，即在器官和组织捐献不妨碍捐献者的生命、不加速捐献者的死亡、不是来自于胎儿的前提下，那么器官和组织捐献就是一种慈善事业。

佛教（Buddhism）

佛教徒相信器官和组织捐献是一种出于个人良知的事情，并且高度评价这种出于同情心的行为。芝加哥寺的创建人、住持 Reverend Gyomay Masao 说：“我们尊敬那些为医学科学技术进步和挽救他人生命而捐献出自己身体的人。”佛教强调了让捐献者在世的家属朋友知道自己愿望的重要性。

天主教（Catholicism）

天主教把器官和组织捐献看作是一种慈善事业，一种体现兄弟之爱和自我牺牲精神的行为。梵蒂冈（Vatican）教廷认为移植从道德上和伦理上都可以接受。芝加哥大教区负责卫生事务的主任 Leroy Wickowski 神父说：“我们鼓励捐献这种慈善事业。虽然死亡是一种悲剧，但是器官和组织的捐献行为则对这种悲剧做了一些有益的举动，家属也能从帮助他人中获得安慰。”教皇保罗二世说：“天主教会将宣扬社会需要器官捐献者这个事实。只要遵守伦理原则，基督徒应该接受这个事实，并把它作为对自己的慷慨和兄弟友爱精神的一个挑战。”

基督会（基督门徒会）Christian Church (Disciples of Christ)

基督会鼓励器官和组织捐献，声明我们是因主的光荣、为分享主的爱而被创造。1985 年全国基督会大会采纳了一项决议，鼓励：“基督会（基督门徒会）的成员去登记作为器官捐献者，并虔诚地支持那些接受了器官移植的患者。”

基督教会（独立派）Church of Christ (Independent)

器官移植不应该是一个宗教上的问题。

基督教科学教会（Christian Scientists）

基督教科学教会没有对器官移植或捐献采取一种与对待其他医学干预或外科手术不同的特别立场。信徒们可以自由选择他们所希望的任何一种医学治疗形式，包括移植手术。器官捐献是每个信徒自己的个人决定。

新教圣公会（Episcopal）

新教圣公会于1982年通过了一项决议，承认了器官、血液和组织捐献在给予他人生命方面的意义。所有教徒被鼓励成为器官、血液和组织捐献者。"……（捐献行为）是以主的名义对他人服务的一部分，正是主给了他生命，我们才可能拥有全部生命。"

希腊东正教会（Greek Orthodox）

北美和南美希腊东正教教会教堂和社会部主任 Milton Efthimiou 医生说："希腊东正教教会不反对器官捐献，前提是所涉及的器官和组织用于改善人的生命，如用于移植或研究（可能带来疾病预防和治疗方面的进步）。"器官捐献是教徒个人的决定。

吉普赛人（Gypsies）

吉普赛人是对一些同种同文化的不同民族的总称，他们没有正式的宗教信仰。他们有共同信仰的神，倾向于反对器官捐献。反对与他们对人死亡（灵魂）的生活信仰有关。传统信仰认为人死亡一年后，灵魂将折回它的脚步。尸体必须保持完整，因为灵魂保持了它的物理形状。

印度教（Hinduism）

北美印度教寺庙联合会认为印度教的宗教戒律并不禁止教徒捐献他们的器官。捐献行为属于个人的决定。《移植学报》的 H. L. Trivedi 说："印度神话中有把人体的一部分用于他人和社会福利的故事。印度教中没有任何戒律规定人活体或尸体的一部分不能用于缓解他人的苦难。"

独立保守福音会（Independent Conservative Evangelical）

福音会一般不反对器官和组织捐献。每个教会在这个问题上都有自主权，并且把是否捐献的决定留给教徒个人。

伊斯兰教（Islam）

穆斯林宗教协会起初反对器官捐献（1983年伊斯兰教信徒作出的表示），但是如果捐献者事前签署了书面同意书，那么协会将保留其立场。伊斯兰教信仰挽救他人生命的原则。A. Sachedina 在他一篇刊登于《移植学报》的文章《伊斯兰教对器官移植的观点》中说："……绝大多数分属不同的伊斯兰教规学派的穆斯林学者支持挽救他人生命是一个优先原则，因此如果器官移植是挽救他人生命的必需品，那么他们允许这种行为。”

耶和华见证会（Jehovah's Witnesses）

根据“瞭望塔组织”的说法，耶和华见证会认为是否捐献属于个人行为。由于耶和华见证会的信仰反对输血，因此人们经常以为他们也会反对捐献。不过，这种信仰只是要求必须在器官和组织的植入前把所有原来的血液去除干净。

犹太教（Judaism）

犹太教的所有四个分支（正统派、保守派、改革派、重建派）支持和鼓励捐献。纽约市 Yeshiva 大学生物学部主席、美国希伯莱语协会生物伦理学委员会主席、正统派的 Moses Tendler 说：“如果一个人处于捐献器官就能挽救他人生命的情况，那么他应该这样做，即使捐献者根本不知道受益者是谁。犹太人的基本伦理原则是‘人类的无限价值’，也包括角膜捐献，因为视力恢复也被认为是挽救生命的一种。”1991 年，美国希伯莱语协会（正统派分支）接受了器官捐献行为，即使器官是来自脑死亡患者。犹太教正统派原来要求不管从身体上分离出什么部分，都应同样被埋葬。不过，如果是为了挽救他人生命或改善他人健康而将器官植入他人身体，那么这也是被允许的。

改革派赞扬器官移植项目，美国希伯莱人集会联盟生物伦理学委员会和老年人委员会主任 Rabbi Richard Address 说：“犹太圣经提供了一种积极的方法，基本上北美改革派都赞成移植。”犹太教教导信徒挽救他人生命应凌驾于保持人体圣洁之上。

路德教（Lutheran）

1984 年，美国路德教会通过了一项决议，指出捐献行为增加了人类福祉，是“……对处于需要中的邻居的一种具有牺牲精神的爱的表示。”他们号召教徒们考虑器官捐献，并且做好必要的家庭成员说服工作和法律程序，包括签署捐赠卡。把一个从尸体身上获得的器官移植到一个活人身上的能力被认为是一种真正的医学进步。

门诺教派（Mennonite）

门诺教派对捐献没有正式意见，但是也不反对。他们相信是否捐献是个人及其家庭的决定。

摩拉维亚教派（Moravian）

摩拉维亚教派没有发表关于器官和组织捐献或移植的正式声明。美国摩拉维亚教派南部教区长者会议主席 Robert E. Sawyer 说："我们的教义或政策里没有任何条款阻止摩拉维亚教牧师协助家庭做出是否捐献器官的决定。"因此，是否捐献纯粹是个人事务。

摩门教（Mormon，Church of Jesus Christ of Latter-day Saints）

教徒是否应该在身前通过遗嘱方式在死亡后捐献其身体器官用于移植或研究，这应该由当事人根据自己的良知来决定。那些到教堂去寻求咨询的教徒也被鼓励自行评价捐献行动的利益和损失，请求上帝的灵感和指导，采取让自己感到平和与安慰的行动。

圣灵降临节集会教会（Pentecostal）

圣灵降临节集会教派相信是否捐献的决定应由个人自己做出。

长老教（Presbyterian）

长老教鼓励和支持器官捐献。他们尊重个人良知和个人处理自己身体的权力。

基督复临安息日会（Seventh-day Adventist）

基督复临安息日会教派强烈鼓励捐献和移植。他们有许多移植医院，包括加州的 Loma Linda 医院。Loma Linda 医院专门开展儿童心脏移植手术。个人和家庭有权力接受或捐赠器官，如果这些器官能延长生命或恢复官能。

神道教（Shinto）

神道教认为尸体是不纯洁和危险的，因此是具有相当影响的。E. Namihira 在他的文章《神道教对尸体的观念》中说："在神道教信仰中，伤害尸体是一种严重的罪行。到今天为止，依然很难从死者家属那里获得对尸体进行器官捐献、解剖教学或病理解剖的同意……日本人把所有这些行为看作是伤害尸体的一种行为。"通常家属很关注他们是不是伤害了"以太"，即死者和其家属之间的关系。

公谊会（教友会）（Society of Friends，Quakers）

认为器官和组织捐献是个人事务。公谊会对此没有正式声明。

神位一体派（Unitarian Universalist）

神位一体派广泛支持器官和组织捐献。他们把这种行为看作是一种爱和无私奉献的行为。

联合基督教会（United Church of Christ）

美德(aretaic)：来自于希腊语 arete（翻译为美德或卓越）。基于美德的伦理体系经常被称为美德伦理学。

真实决定(authentic decision)：真实决定是指与个人过去的选择和已知的偏好一致的决定。

自主的(autonomous)：独立的，自我管理，自我决定。

自主(autonomy)：个人的自我决定，病人参与治疗过程决定并最终做出决定的权利。

有益(beneficence)：这项准则要求执业者在所有情况下都为病人谋求利益。

善意欺骗(benevolent deception)：指为病人的利益向他们撒谎。最常被用于解释家长主义凌驾于病人自主准则之上的做法。

最佳利益标准(best-interest standard)：一种代理决定标准，要求监护人从被监护人的最佳利益出发做出决定。当个体无法自己做出自主决定的时候，经常采用这个标准。

社会生命(biographical life)：指从对事物感觉、处理关系能力的意义上而言的生命。是独一无二的人类的生命。

生物生命(biological life)：区分生命体与非生命体的概念，例如把植物与岩石区分开来。这个意义上的生命不唯独人类拥有，所有其他生命体都共用这个概念。

脑死亡(brain dead)：指全脑包括脑干功能不可逆转地停止。是一种完全无反应、不可逆转的昏迷状态。

阶级主义(classism)：认为一个特定社会阶层的人比其他人更优越、更高级的思想。

清楚的、令人信服的标准(clear and convincing evidence standard)：在出现 Nancy Cruzan 案例后，法院要求就个人是继续还是停止生命支持服务的愿望提供清楚和令人信服的证据。这个标准导致更加重视预留医疗指示。

认知清醒状态(cognitive sapient state)：指个体处于有推理能力的状态。

能力(competency)：指个体有能力为自己做出合理的真正决定。通常这意味着病人能够理解自己病情的性质、可选的治疗方案和有关风险。

孕体（单细胞合子）（conceptus，single celled zygote）：精子和卵子的结合体，在受孕时发生。

保密(confidentiality)：这项准则要求执业者保守在医疗过程中从病人那里获得的信息的私密性。

结果论体系(consequence-oriented system)：认为正确的行动是最大化益处的伦理体系。正确的事情归根究底就是那些好的事情。如果不考虑后果就无法知道什么是对的。

契约论(contractarian theory)：一种把所有权利主张都建基于来自于集体选择的公正准则的道德理论。个体的权利根据其与他人的社会契约而流动。

相对义务(correlative obligations)：权利是正当的主张，因此权利也就创造了对权利主张的相对义务；例如，病人的自主权创造了医生告知病人信息的相对义务（知情同意)。

文化休克(culture shock)：当一个人发现自己处于一种不同的文化，原来的行为模式不再有效，且无法理解社会交往中的基本程式的时候所出现的一种高度紧张状态。

贬低(disparagement)：贬低、批评其他专业人士的知识、技能或资格。

分配公正(distributive justice)：指按不同的道德、法律和文化准则和规则来看的社会中的公正分配。

显性基因(dominant gene)：只要在父母一方中存在，他们的孩子就有50%的概率会受影响。

不复苏指令(do-not-resuscitate-order，DNR)：复苏工作能延续的生命质量已经差到了某种程度，以至于开展复苏工作并不符合病人的最佳利益，这时所提出的不复苏决定称为不复苏指令。

双重效果(double effect)：当一项行动有超过一个结果，通常既有好的结果也有坏的结果的时候，用来确定一项行动在道德上是否可以得到辩护的理论。

长期委托书或预立代理人(durable power of attorney)：确定某人被授权代替你做出决定的文件，在你不在或已经没有能力表达出愿望的时候这个人可以代替你做出决定。

道义论或义务论(duty-oriented system)：一种认为正确的行为是基于已知的正确的准则而与行为结果无关的伦理体系。

平等主义(egalitarianism)：一种寻求平等地提供所有事物的分配体系。

利己主义者(egoist)：只关注自己利益和发展的人。

胚胎(embryo)：怀孕2～3周之后、8周之前，植入子宫壁的合子。

伦理学(ethics)：关于道德和道德理性分析的批判性思考。从某种意义来说，伦理学是对我们如何做出对错判断研究的总称。

种族优越感(ethnocentric)：认为自己的种族比其他种族都优越的思想。

利益的均等考量(equal consideration of interest)：所有人的利益都必须得到均等考量的原则。如果采用这项原则，将减少利他主义等伦理体系可能带来的伤害和找替罪羊的做法。

优生学(eugenics)：为了获得更优越的后代而采取的繁殖人类的做法。

安乐死(euthanasia)：一种容易的死亡；没有痛苦地杀掉某人或让某人死去的做法。

胎儿(fetus)：从孕体的脑波（第8周开始）可以被监测到出生之前的阶段被称为胎儿。

信托关系(fiduciary relationship)：病人和执业者之间的一种特殊的忠诚和责任关系。病人有权利相信，医患关系中的执业者将比其他关系中的另一方更负责任。

形式公正(formal justice)：形式公正的伦理关注是标准被平等地应用于所有类似情况中。形式公正并不告诉我们标准是否相关或伦理上是否有效，它只是强调标准应得到平等应用。

把门(gatekeeping)：保护某职业免遭误用的做法的总称。把门功能的例子之一是要求专业人士报告其他人的错误行为。

基因标记物(gene marker)：可见的或可以探测的、可在未知基因中遗传下来的特征。

遗传携带者(genetic carriers)：指带有缺陷基因的人，这种有缺陷的基因如果与来自他人的相似基因结合在一起，将可能导致遗传缺陷。携带者自身并不呈现出疾病症状。

遗传素质(genetic predisposition)：一种由遗传决定的易患某种特定疾病的体质。它本身并不引起疾病，但是如果与行为和环境因素结合，可能增加这个人患某种疾病的概率。

基因治疗(gene therapy)：通过矫正基因缺陷或缺少来治疗遗传疾病。

基因组(genome)：某个物种的完整基因组成。

有害准则(harm principle)：当执业者预见到对医患关系之外的第三者可能造成危险的时候（这种危险可能是由病人引起的），有害准则可成为执业者违背保密准则、对第三者提出警告的理由。

享乐主义(hedonism)：坚持认为人类的主要追求应该是愉悦以及避免个人痛苦的思想。

杂合的(heterozygous)：孩子从父母双方各遗传了一个等位基因。例如，当孩子只有一个镰刀细胞贫血症基因的时候，他表现仍然是正常的，我们可以说这个孩子是杂合的。

高危行为(high-risk behavior)：与艾滋病传播有关的一系列行为。

整体的(holistic)：强调整体的重要性和各个部分之间的相互依赖性。

纯合的(homozygous)：当孩子的变异基因拥有两个相同的等位基因（各来自父母一方）的时候，我们说这个孩子是纯合的。

临终关怀运动(hospice movement)：建立中心来为终末期病人提供临终关怀治疗，主要关注缓解疼痛和痛苦。

健康受损害的同事(impaired colleague)：一个不再能适当地开展本专业职能的同事。这可能是由于疾病或物质成瘾，如酒精或药物成瘾。

不完美义务(imperfect obligations)：指不带来义务的主张，如负有慈善行为的责任。我们可以把这种行为也看作是义务，但是做出这些义务的时间和地点由个人自己决定。

知情同意(informed consent)：为了能够真正的自主，病人必须理解疾病的性质、治疗选择和有关风险。这些信息构成了知情同意的基础。

机构评审委员会(institutional review boards)：分析研究计划以确保研究遵从适宜标准的评审委员会。

合作(joint venturing)：一般把卫生专业人士在一个卫生保健机构中有投资利益的情形称为合资。

公正(justice)：一项强调商品和服务分配中的公平、赏罚公正和权利的基本准则。

自由主义(libertarianism)：一般指基于商品和服务的自由市场交换的分配体系。

群众运动(mass action)：在本书中主要指中国人民能够在卫生工作方面发起令人惊讶的公共卫生行动。

实质公正(material justice)：实质公正的伦理关注是用于分配的标准应该是相关的和伦理上有效的。

重要风险(material risk)：指具有足够重要的意义，医生应该告知病人的风险或危险。确定重要风险应基于这种风险是否对病人的决定有足够重要的影响。

中间立场(mean)：中间立场，两种极端间的立场。

穷人保险(medicaid)：《社会保障法》第六章授权联邦提供匹配资金来协助各州向某些低收入人群提供卫生保健服务。

医疗自杀(medicide)：由医学专家来终结一个人的生命。

医学效用(medical utility)：把稀缺资源分配给那些预后最好的人。

熔炉(melting pot)：指移民们来到美国，他们和他们的文化与美国文化混合并被同化的概念。

仁慈杀害(mercy killing)：积极的自愿安乐死。

单基因疾病(monogenic)：由单个基因引起的疾病。

道德的(moral)：与判断人类行为和性格对错准则有关的。

道德责任(moral duty)：基于道德立场要求人们采取的行为。

道德选择(moral option)：基于道德问题在几个不同选项中选择行动的权利或权力。

道德(morality)：道德责任思想；关于行动对错的性质。

艾灸(moxibustion)：传统中国医学中的一种治疗形式。用一种草药在皮肤上的某些地方燃烧，以便可以加强身体中的能量流动。

必要条件(necessary condition)：事件要发生所必须具备的条件。

虚无主义(nihilism)：认为所有价值观都毫无意义，没有事情是可以被认知的思想。反对以前所有的道德理论。

无害(nonmaleficence)：这项准则强调避免或限制伤害病人的责任。不能给病人带来利益的执业者根据其职责必须至少避免伤害。

普通和特殊保健(ordinary and extraordinary care)：根据高费用、低效果或其他标准来确定应提供什么水平的医疗保健和什么是最优水平的医疗保健服务的区分。

初始立场(original position)：一种想像中的状态，人们在大量无知中做出选择，个体的自然特征和社会地位也卷入其中。在这种状况下，做出选择的人都不知道他们在社会中发挥什么作用——他们既可以是王子也可以是乞丐。在这种情况下，所有选择的做出应该是让处于社会中最不利地位的人也愿意接受的。

姑息治疗(palliative care)：指不是为了治愈疾病，而是为了缓解疼痛和痛苦的治疗。

国家权力(parens patria)：来自英语“一般法”，其中国王有权作为没有法律行为能力的人监护人。在美国，国家权力属于各个州。

消极安乐死(passive euthanasia)：停止延长生命的治疗，让死亡发生。

家长主义(paternalism)：出于为病人利益的考虑，限制病人的个人自主性。从最好的方面来理解，这个信念是自主和有益准则之间的冲突。

以病人为中心的标准(patient-centered standard)：该标准认为需要透露的信息仅是病人做出理性判断所要求的信息。由于一些病人并不满足假设的理性人标准，因此这种标准是非常主观的。

1990 年病人自我决定法案(patient self-determination act of 1990，PSDA)：要求所有获得联邦偿付的卫生保健服务提供者必须向每个病人提供相关信息，并告知病人关于预留医疗指示的信息。

完美义务(perfect obligations)：创造出相对义务并说明这种义务的正当合理性的主张。知情同意权利是一种完美义务，它创造了提供适宜信息的相对义务。

持续植物状态(persistent vegetative state，PVS)：一种以眼睛睁开但人无意识为特征的长久状态。

人格人(person)：有道德立场的生命个体，可能是一种生命权利（不一定就等于人类)。

人格状态(personhood)：一种被认为满足人性标准的个体状态。

安慰剂(placebos)：生物学意义上被认为没有作用的物质，但被给予病人，并让病人相信他们已经得到了药物。虽然作为研究活动来说很有用，但是临床应用安慰剂引起了诸如病人自主和告知真相的义务等方面的问题。

多基因疾病(polygenic)：由多种基因共同引起的疾病。

双重效果原则(principle of double effect)：有时被用来确定一种既有有益效果、也有有害效果行为的伦理道德性的原则。

效用准则(principle of utility)：认为正确的行为是能满足个体期望满足的愿望的行为准则。

专业自主(professional autonomy)：一旦建立了医患关系，执业者就有义务提供医疗保健服务，但是他们没有义务开展在道德上让他们厌恶的服务。在这种情况下，卫生保健服务提供者可以不承担提供服务的义务。

专业学会标准(professional community standard)：认为判定医疗服务数量或信息公开的数量是否适宜，应该根据当地本专业的其他执业者是否也会提供同等数量的服务或信息来进行的标准。

生命质量问题(quality of life issue)：关于潜在的生命质量是否应该成为决定是否采取复苏或特殊医疗保健服务的主要理由的问题。

快速发育期(quickening)：母亲开始能感觉到胎儿移动的时段。

RU 486：流产药丸，可以引起妇女的自发流产。

理性病人标准(reasonable patient standard)：指医生必须给病人提供足够的信息，能够让一个虚拟的理性病人可以理解并做出自主决定的一种标准。

隐性基因(recessive gene)：一种父母双方都必须有这个基因，子女才能得到遗传的基因。平均来说，当父母双方都是携带者的时候，孩子不得到此基因的概率是四分之一。

DNA 重组(recombinant DNA)：把一个基因片段与其他基因片段结合从而改变 DNA 的做法。

不复苏指令(red-tagged)：在本书中用来表示不复苏指令的词语。

相对主义(relativism)：认为真理不是绝对而是相对的，是相对于持这种信念的个体或群体而言的一种思想。

权利(right)：要求得到尊重的正当合理主张。

死亡权利运动(right-to-die movement)：有一群人持有这样一种概念，认为就和得到保护的生命权利、自由权利和追求幸福的权利一样，个体也有决定什么时候终止生命的权利。

隐私权(right to privacy)：不受打扰的权利；个体信息未经授权不应公开的权利。

职责忠诚(role fidelity)：卫生保健行业的每个职业都有既定的职责。职责忠诚即要求忠诚地执行某个特定职业的义务。职责忠诚构成了美德伦理学体系的基础。

规则功利主义(rule utilitarianism)：认为可以发现一些具有很高效用，即可以为最大多数人带来最大幸福的规则的理论。规则功利主义者以一些普遍准则，如“不应盗窃”准则说明一些行为的正当性，而这些普遍准则的正当性可以根据效用准则来说明。

安全港规则(safe harbor rules):在某些特殊情况下,一些有问题的行为如自我转诊可能符合病人的最佳利益,因此应该允许这种行为。

安全性行为(safe sex):在本书中,指一系列在性行为中使用预防传播AIDS的做法。这种做法的最重要的手段是使用避孕套。

执业范围(scope of practice):指一个专业执行业务的范围。通常州法律会设定各个专业在本州内的执业范围。

社会效用(social utility):把稀缺自愿分配给那些对社会最有用或最有价值的用途。

诡辩(sophistry):一种听起来可信但实际上是误导或谬误的论点;经精妙修饰旨在误导的观点。

种族主义(speciesism):只根据一个人的种族归属而实施歧视的思想。

标准预防措施(standard precautions):卫生保健提供者采用防治他们被感染AIDS的技术。这些措施是预防通过血液或体液被感染的保护性措施。

替代判断标准(substituted-judgment standard):一种代理决定标准,监护人被要求按病人生前的愿望做出决定。

治疗特权(therapeutic privilege):卫生保健执业者无需得到病人的知情同意就可以提供医疗服务的权利。一般的,这种特权适用于急诊、病人没有决定能力的情况,或者合理的医学判断显示告知病人真相会比违背病人自主准则(不告知)带来更大的伤害的情况。

第三方支付者(third-party payer):负责为病人支付卫生保健服务费用的保险公司或政府项目。

类选治疗法(triage):把病人进行分类,从而可以有效地分配医疗保健服务的一套做法。

功利主义(utilitarianism):认为道德行为的唯一标准是效用的思想;认为应给最大多数人带来最大幸福的思想。

利用评估(utilization review):对一个机构所提供的保健服务的适宜性的评估。通常旨在确保服务的适宜性和成本—效果比。

价值(value):值得的或值得追求的准则、个人标准或质量。

价值群(value cohort):经历过相同的一系列特定历史事件的群体,因这些事件他们形成了相似的价值观。例如,那些经历过美国20世纪30年代大萧条的人通常对节俭和贫穷都有相同的价值观。

诚实(veracity)：即告知真相。只有在执业者和病人真诚互信的关系下，卫生保健服务才能发挥最佳的作用。

存活能力(viability)：胎儿可以脱离母体存活的阶段。

自愿安乐死(voluntary euthanasia)：积极协助那些要求协助其死亡过程的人的做法。

世界观(world view)：个体的一系列主观价值观，来源于他的宗教背景、文化渊源和个人经历。

恐外情绪(xenophobic)：对陌生人或外国人的过度恐惧或轻视。

多细胞合子(zygote，multi-celled zygote)：受孕后 24 小时内出现，这时受精卵开始分裂，在受精卵着床于子宫壁之前都被称为合子。

策划后记

卫生保健领域已成为中国从计划经济向市场经济转型的最后阵地之一。为了尽快改变我国医院管理的落后现状，汲取国际先进的医院管理理念和运作方法。经过将近两年的努力，我们与北京大学医学出版社共同策划引进了国内第一套医院管理经典教材。

本套丛书理论体系完整、视野开阔、覆盖面广、内容丰富、案例精彩，通过理论与实践相结合的阐述，系统通俗地向读者介绍了国外卫生机构的先进管理理念、有效的运作方法和成功的经验。本套丛书的部分版本在国外已修订和再版多次，在其领域中确立了经典和权威的地位。今后，随着这套教材在国内的推广使用和国内卫生保健产业的发展，我们还会适时增加最新的内容并不断修订丛书的版本。

本套丛书不仅适用于全国各级各类医院的高中层管理者；全国各医学院校卫生管理/医院管理专业教师、学生和研究人员；全国各大学工商管理学院开设的医院院长培训班教师和学员；还适用于政府卫生保健管理机构人员、与卫生保健相关的其他产业管理者、管理咨询公司的产业分析人员、投资公司行业分析师。也是对医院管理感兴趣的广大医务工作者和社会自学者的必备参考书。

在本丛书出版的过程中，我们得到全国人大副委员长、北京大学医学部主任韩启德先生、复旦大学公共卫生学院陈洁教授、北京大学卫生政策与管理研究中心常务副主任海闻教授、北京大学医学部党委书记郭岩教授等许多专家的热情鼓励，以及北京大学医学出版社的鼎力支持，在此，谨向他们表示崇高的敬意。同时，我们还要对在本丛书前期策划和运作过程中曾经给予支持的丰佳国际企业发展有限公司总裁耿健先生和北京联智文化有限公司表示衷心的感谢。

卫生保健产业的发展，呼唤优秀人才的涌现，而人才的涌现依赖于教育。希望我们这套经典教材的出版，能填补目前国内医院管理在系统化、职业化、国际化、引进版教材的空白，为提高我国医院管理水平起到积极的推动作用。

闻洁工作室

2004 年 5 月

教辅材料说明

北京大学医学出版社出版的卫生管理经典译丛·医院管理系列之《卫生管理经济学》一书系汤姆森学习出版集团(Thomson Leaming)独家授权。汤姆森学习出版集团以“为学习者提供学习的完全解决方案”为公司的战略目标,不断为老师提供更完善的教学辅助产品。汤姆森学习出版集团出版的教材为老师提供了配套的教辅材料。如教师指导手册(Instmctom Manual)、答疑手册(Solution Manual)、习题库(Test-Bank)、演讲幻灯片(Powerpomt Presention Slides/Powerpoint)、资源指导光盘(Instructor′s ResourceCD－ROM)、学生答疑手册(Student Solutions Manual)以及学习指导(Study Guide)等。

上述教辅材料。我社特获汤姆森学习出版集团授权独家复制以上部分教辅材料。我杜可以根据老师开课的情况,在教师身份得到确认后(即填写一份随附的《教辅资料支持表》,加盖系院章)向老师提供。

另外。汤姆森学习出版集团还有以下最具有竞争优势的教学辅助产品:

1. Exam view Testing Software(考题编辑软件)

帮助教师在最短时问内完成与教材相关的并具个性化的考试题方案,此考试可以以书面、校园局域网、国际互联同等形式完成。

2. Intemet Resource Support(网上资源支持)

如果教师采用的 Thomson Learning 教材有相关的网上资源支持,在教师身份得到确认后,我们将帮助教师向美国总部申请。“Username”和“Password”。在得到“Username”和。“Password”后教师可在网上下载相关的教辅材料,包括 Powerpoint Slides 和其他辅助教学的资源;同时学生也可以上该网址去查找一些学习资源或直接连接到教材中所涉及到的实例公司的网址去获得更多的学习资料,而无需申请进入该网址的密码。但学生是不能进入为教师提供的那部分内容浏览的。

3. Web Tutor on WebCT(WebCT 平台网上助教产品)

Web Tutor 是基于网络的教学辅助工具,其目的是使教师在传统的课堂以外能够更有效地将知识传递给学生,提供给学生另外的帮助来强化和阐明复杂的概念。Web Tutor 是配合 Thomson Learning 特定教科书使用的,其内容来源于教科书的学习指南和其他可能会用到的相关教学辅导材料。Web Tutor 也可以作为网上教学课程的基础。

4. 汤姆森网上图书馆(InfoTrac College Edition)

如果采用汤姆森学习出版集团 InfoTrac 版本的原版教材,每位学生将免费获得四个月的密码,可以随时随地登陆 InfoTrac 网站,查询美国4,000多种学术期刊的全文文章。以帮助学生学术研究之用。教师的密码将免费提供。

Online Library: http://www.infotrac－college.com

or: http://infotrac.thomsonlearning.com

欲了解上述教辅更多详情. 请与汤姆森学习出版集团北京代表处联络。

随附《教辅资料支持表》, 烦请教师填写并经系主任签字盖章后寄回我们的联络地址, 以确保教辅材料仅为教师获得:

教辅资料支持表

申请教师姓名			
所在学校		所在院系	
教授课程		学生人数	
教材名称		作　　者	
是否订购教材		教材订量	
联系方式			
电　话			
传　真			
电子邮件地址			
通信地址			
邮　编			

院/系主任　　　　　　　　　　（签字）

（院/系办公室章）

年　　月　　日

我们的联系方式：

北京大学医学出版社

联系人：林强庆

电话：82802230

传真：82802551

电子邮件：booksale@bjmu. edu. cn

网址：www. pumpress. com. cn

闻洁工作室

联系人：杨景安　刘蕴莉

电话：010－62513580

传真：010－62513583

电子邮件：yunli1552@sohu. com

网址：http：//www. cbbook. com

THOMSON™

汤姆森学习出版集团北京代表处

联系人：郭咏雪

电话：010－62578027/8149

传真：010－82611924

电子邮件：China@thomsonlearaing. com. sg

网址：http：//www. thomsonlearningasia. com